患者力を引き出す作業療法

認知行動療法の応用による身体領域作業療法

大嶋伸雄【編著】

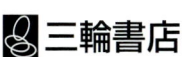

執筆者一覧

◆編集

大嶋　伸雄　首都大学東京 健康福祉学部 作業療法学科・教授，博士（医学），作業療法士

◆執筆（執筆順）

大嶋　伸雄　首都大学東京 健康福祉学部 作業療法学科・教授，博士（医学），作業療法士

宮本　礼子　首都大学東京 健康福祉学部 作業療法学科・准教授，博士（健康科学），作業療法士

高山　大輔　野田病院 総合リハビリテーションセンター・作業療法学修士，作業療法士

山本　麻子　ソフィア訪問看護ステーション東が丘・作業療法学修士，作業療法士

吉浦　輪　東洋大学 ライフデザイン学部 生活支援学科・教授，博士（社会福祉学），医療ソーシャルワーカー

望月　秀樹　杏林大学 保健学部 作業療法学科・教授，博士（作業療法学），作業療法士

下岡　隆之　帝京平成大学 健康メディカル学部 作業療法学科・講師，作業療法学修士，作業療法士

大野　彰啓　徳丸リハビリテーション病院・作業療法士

小原　朋晃　介護老人保健施設 浮間舟渡園・作業療法士

西　乙菜　訪問看護ステーション リカバリー新宿・作業療法士

小日向　洋　東京福祉専門学校 作業療法士科・教員，保健学修士，作業療法士

石原　綾乃　ガイアリハビリ訪問看護ステーション・作業療法士

熊代有希枝　柳原リハビリテーション病院 セラピスト課・作業療法士

並木　千裕　聖路加国際病院 コ・メディカル部 リハビリテーション科・作業療法学修士，作業療法士

緒　言

　2011年2月中旬，東日本大震災が起こった3月11日のほぼ1か月前の出来事である．やや大げさにいうと，まさにそのとき，本書が立ち上がった瞬間～始まりということになる．場所はイギリスのOxford市にあるOxford Brookes University．筆者が作業療法学科のSally Feaver教授に聞いたこの一言である．「**日本の作業療法では身体領域と精神科領域がくっきり分かれて機能していますが，イギリスの臨床作業療法はどうでしょう？**　具体的にどういった訓練方法の違いがありますか？」．この問い掛けに怪訝な表情を見せたFeaver教授の答えは，「**同じよ！**」．それまで筆者が抱えていた身体領域作業療法における多くの悩みと疑問が，このヒントで瞬間的に弾けて消えた．

　実際，ここから認知行動療法（CBT）の応用を思い付くまでには，まだいくつかの紆余曲折があるのだが，少なくとも筆者個人が二十数年間思い描いていた**身体領域作業療法の"わだかまり"**がここで氷解した，と考えている．

　確かに作業療法におけるこの程度の理論的意味合いについては，既に多くの方が知識として常備し，また教科書や様々な理論書にも掲載され，筆者自身も以前から認識していた．しかし，果たしてどれくらいの作業療法士（OT）がこの概念を，この意味を臨床で具現化できるのか疑問である．理屈でわかっていても，実際にそれらを裏づける「**具体的な技術～方法論を提示されるまでは，ちょっとね…**」と考える方が多いのではなかろうか．

　本書は，臨床研究の開始からわずか2年弱のプロジェクトを1冊の本にまとめたものである．当初，東京都内の病院2か所に足繁く通い，興味を持ってくれたOTたちと勉強会を行い，安全性を心がけながら徐々にCBTの利用を検討し，そして臨床応用に踏み切った．これまで，何人かの患者さんたちに協力を仰ぎ，ここまでこぎつけることができたが，これらはOTと患者さんとの貴重な協働作業でもあった．OTたちは慣れないカウンセリングに対する不安とともに，必ず**これからの作業療法に貢献できる**という確信が持てたからこそ，信念を持って意欲的に実施してきた．それまで自分たちが行っていた臨床のやり方を変える，というのは簡単にできることではない．しかし，その結果，次々と患者さんに行動変容がみられるようになり，ADL，QOLともに改善例が続くという本当に素晴らしい成果を上げることができた．今後の課題としては，成果の評価方法であるが，これは徐々に解決できるはずである．なぜなら，作業療法は様々な理論を持つ専門職であり，CBT導入とその結果に対するクリニカルリーズニングについては，今後，多くの研究者の参画が見込まれるからである．"臨床革命"ともいうべき今回の"技法"を最終的には作業療法のスタンダードとしたい．夢は膨らむばかりである．

　　　2013年3月31日

　　　　　　　　　　　　　　　　　　　　　　　　　　　　　　大嶋　伸雄

[目次]

序章　概説―認知行動療法の概略と作業療法における効果について

A. 作業療法士のアイデンティティと認知行動療法―なぜCBTなのか？（大嶋伸雄）

1. 身体領域作業療法のアイデンティティ　2
　　1）個人的作業療法経験と専門的疑問の変遷　2
　　2）比較で理解できる作業療法と理学療法の違い　3
　　3）理学療法と作業療法を一言で説明する　6
　　4）急性期の"心身機能・身体構造"でOTは何をするのか？　7

2. 身体領域作業療法の技法―"今，OTに必要なもの"　9
　　1）わが国の身体領域作業療法に"欠けているもの"　9
　　2）"OT"と"アクティビティ"と"作業療法理論"と"？"　10
　　3）認知行動療法に学ぶ"カウンセリング技術"とリスク管理　11

第1章　認知行動療法―基礎編

A. 身体領域作業療法における患者心理と対処

1. 脳卒中患者における様々な課題と現状　16
　　1）高次脳機能障害者の心理的問題（宮本礼子）　16
　　2）脳血管障害患者の心理的問題（高山大輔）　23
　　3）半側空間無視患者の語りから見えてきたもの（山本麻子）　36

2. 臨床作業療法における様々な心理的課題　46
　　1）一般的疾患の作業療法に認知・行動的介入が必要な理由（大嶋伸雄）　46
　　2）整形外科疾患における患者の心理的課題（大嶋伸雄）　50
　　3）内部障害における患者心理（大嶋伸雄）　54
　　4）地域在宅医療における患者・家族心理と多重問題（吉浦　輪）　58
　　5）高齢者における認知的課題と心理的問題（望月秀樹）　68

B. 作業療法のための認知行動療法の応用基礎

1. 身体障害のクライエントへの認知・行動的介入の意義と意味（大嶋伸雄）76
 1) ライフステージにおける認知・行動的スキーマの方向性　76
 2) リハビリテーションとスキーマの相互関係　78
 3) 身体領域作業療法における認知・行動的対応　79

2. 認知行動療法を理解する（大嶋伸雄）81
 1) 認知行動療法とは何か？　81
 2) 認知行動療法の歴史的経緯　82
 3) 様々な認知の概念　83
 4) 認知行動療法の主要な認知的変数を理解する　84
 5) 認知療法と認知行動療法　87
 6) 自己効力感とは何か？　90
 7) 自己統制感と自己効力感　91

3. 作業療法士による認知行動療法（大嶋伸雄）93
 1) 作業療法士によるカウンセリング　93
 2) 認知行動療法によるカウンセリングの基本　94
 3) ソクラテス式質問法　95
 4) 人間理解のためのCBT"応用基本モデル"　96
 5) 患者の"自動思考〜後ろ向きスキーマ"をキャッチする　98

4. 作業療法士として実際にCBTを使う（大嶋伸雄）101
 1) カウンセリング技術と作業療法士　101
 2) カウンセリングを行う作業療法士の原則　102
 3) セッションの組み立て方　104
 4) セッションにおける作業活動の用い方　106
 5) ホームワーク　107
 6) セルフアセスメントシートの利用　108

5. 発展的作業療法と認知行動療法　111
 1) 作業療法による活動と認知行動療法の用い方（下岡隆之）　111
 2) 評価としての人間作業モデルの活用（下岡隆之）　118
 3) "気づく"心理変化と認知行動療法（大嶋伸雄）　122
 4) セルフヘルプペイシェントを作る作業療法（大嶋伸雄）　124

第2章　認知行動療法の応用による作業療法の実践報告

1. CBTと作業療法の併用により障害認識が改善されたCVA患者
——一言日記で"逃避"から"目標"へ　（大野彰啓）　128

2. 明確な障害認識がもたらした好循環の失行事例——「できない」から機能を最大限に利用した「できるかも」へ　（小原朋晃）　139

3. 回復期リハ病棟に入院する患者へのCBT——患者は何を考えている？
（西　乙菜）　150

4. 脳卒中発症後に心理的変化から不安を訴えた事例　（小日向　洋）　165

5. 集団CBTの活用により行動変容した事例——他者を蹴る行動から「この人たちとできて良かった」という発言・行動の変化へ
（石原綾乃・熊代有希枝）　175

6. CBTによって歩行意欲の向上につながった整形外科的疾患の事例
（並木千裕）　187

　索引　199

序章

概説
―認知行動療法の概略と
作業療法における
効果について

A 作業療法士のアイデンティティと認知行動療法—なぜ CBT なのか？

1. 身体領域作業療法のアイデンティティ

1）個人的作業療法経験と専門的疑問の変遷

　科学的な視点が求められる研究論文では，こういった個人的体験談をなかなか公表することはできないが，どうしても認知行動療法（cognitive behavior therapy：CBT）を身体領域作業療法に応用した経緯を説明するのに必要なため，お許し願いたい。ただし，この体験はかなり多くの作業療法士（OT）諸氏に共通するため，ご賛同いただけるものと考えている。

　1989年4月から身体領域のOTとして勤務した老人病院と秋田県南部老人福祉総合エリア・診療リハセンターの後，秋田県立脳血管研究センターのリハビリテーション（リハ）科に所属した。当時としては，ある程度高いレベルの作業療法を実践していたと自負しているが，ほとんどのリハ科がそうであったように，リハといえば理学療法が表看板で，作業療法はまだエビデンスが十分ではなかったせいか，医療保険制度に擁護されている**役割と専門性の不明な**存在として周囲からみられていたのかもしれない。ただ，同センターは脳血管障害（cerebrovascular accident：CVA）の研究と医療の専門施設だったので，言語聴覚士（ST）とともにOTにもそれなりの役割と存在感があり，研究成果の発表でも積極的に参加できる機会が多かった。

　理学療法士（PT），OT，STは医師や看護師とともに切磋琢磨して勉強し，程良い緊張感の中で互いの意見を遠慮なく言い合える職場であった。ここで筆者は高次脳機能障害の基礎などを学び，さらに肩手症候群の低周波療法などで多少の成果を上げて学会発表などを行っていたが，当時はまだOTのアイデンティティが何なのか真剣に悩んでいた。

　次いで，秋田大学医学部附属病院整形外科・リハセンターに勤務した。OTとしてOT部門開設の初体験であったが，ここでは作業療法を周囲に理解し

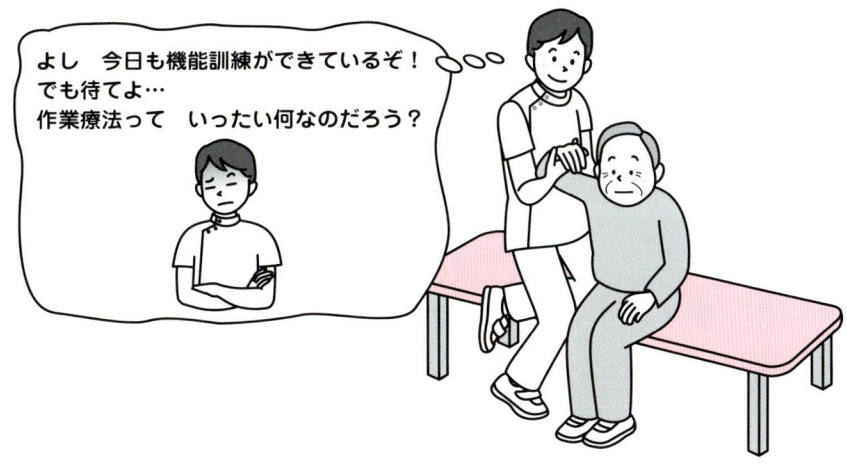

図1　OTのアイデンティティの機械論へのすり替え

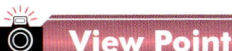

促通手技（ファシリテーションテクニック）

　脳卒中などの治療・訓練において，促通手技が理学療法主体となると，作業療法にとって促通手技は必要ではないことになるのか？それは違う。患者に促通の原理を教え，日常生活において痙性を高めない動作パターンを一緒に考えて指導しなければならない。さらに，患者自身が工夫して筋緊張を下げる方法を考案するように誘導する重要な仕事もある。

てもらうことに四苦八苦した。その一方，同僚のPTから徒手療法を学び，研修などで促通手技を学び，それなりの治療成績を上げ，得意満面だった頃だと思う。思い返せば，OT個人として非常に恥ずかしい時代であった。その結果，OTとして院内の他専門職に対し作業療法の真の専門性を周知する業務を放棄し，ひたすらPT業務に勤しんでいた。**全くPT助手もどきの機械論主義に陥ったのである**。当時はY先生が大学敷地内の医療技術短期大学部におり，人間作業モデルを学ぶ機会にも恵まれていたが，そうした理論を臨床現場で応用する術どころか臨床との距離感を感じて，あまり興味を持てなかった。当時はあらゆる作業療法理論をすべて拒否していた。かなり恥ずかしい状況なのだが，当時は，全く意に介さない状態だったように思われる。

　大学病院における急性期の作業療法では，診療報酬がOTとして生きるための基盤であるが，それには治療成績〜結果を示すことがすべてだった。つまり，OTとして患者への治療結果をわかりやすく整形外科医たちに証明することが仕事のすべてであった。病院の臨床では患者の方向を向いていたことは間違いないが，それもせいぜい退院までの範疇でしかなかった。ここでは**OTのアイデンティティをほかの医学的機械論にすり替えて，自分の自己効力感を満足させていた**（図1）。つまり，うまく自分と周囲をごまかしていたのだ。

2) 比較で理解できる作業療法と理学療法の違い

　その後，教員になるため臨床を離れて大学院に進み，いくつかの作業療法理論を学びながら，徐々に自分のアイデンティティ問題と再び向き合いはじめた。

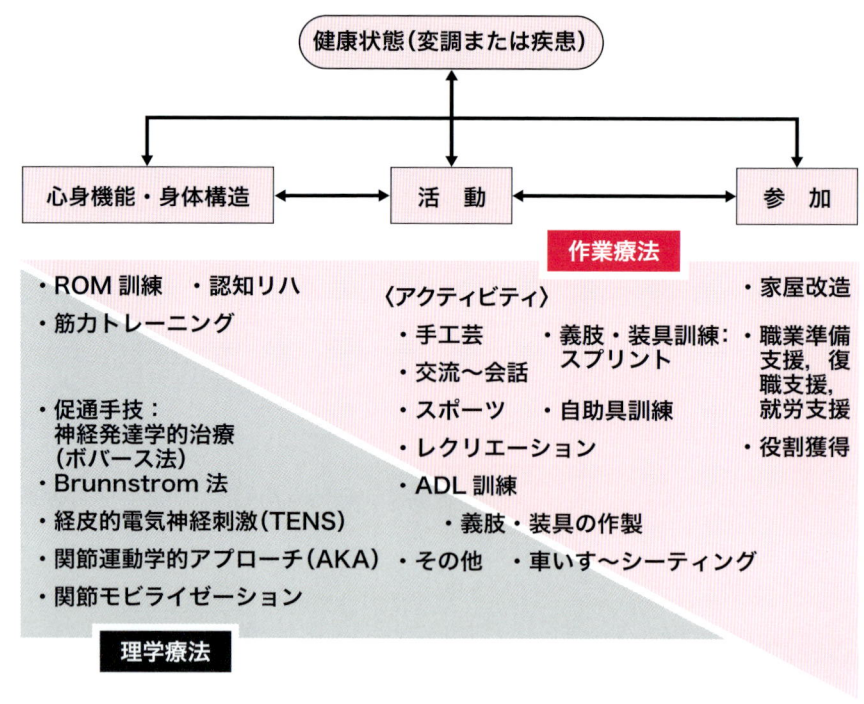

図2　ICFでみる理学療法と作業療法の治療・訓練の位置付け

「なぜ，作業療法理論と現実の臨床がしっくりこないのか？」

考えてみると"作業療法には自分たちの理論が存在するが，理学療法には（技術理論は存在するが）それに相当する理論はないのではないか"。身体領域作業療法の治療技術体系を国際生活機能分類（ICF）[1]で考えてみると図2のようになる。

図2を見れば，理学療法は治療・訓練が専門領域で，かつ理学療法教員がICFをなかなか授業で使いたがらない理由は理解できる。**生活の場へ移行する患者を概念的にカバーする専門的な理論的背景が存在しないこと**，そして"参加（participation）"部分で，もし問題が一つでもあれば，"心身機能・身体構造（body functions and structures）"部分では大変な数の問題点が生じてしまうことから，PT学生として限られた修業年限内でICFを教育に使うことは混乱のもとになる（図3）。つまり，多少誤解を招くかもしれないが，"心身機能・身体構造"に対処する技術の学習でPT学生は手いっぱいなのである。

また，元を返せばICFの"心身機能・身体構造"のエリアはPTのアイデンティティの本拠地なのだから，学生教育で無理にエリアを広げる必要はない。学生自身が将来，臨床経験の中で獲得すべきものなのかもしれない。

図3は，例としてICF上に理学療法患者の問題点を配置したものである[3]。"参加"部分に"復職支援"という課題を一つ配置するだけで，その課題は"活動"，そして"心身機能・身体構造"部分で倍々ゲーム的に対処すべき問題点が増えてくる。PTはこれをすべてクリアしなければ"復職支援"につ

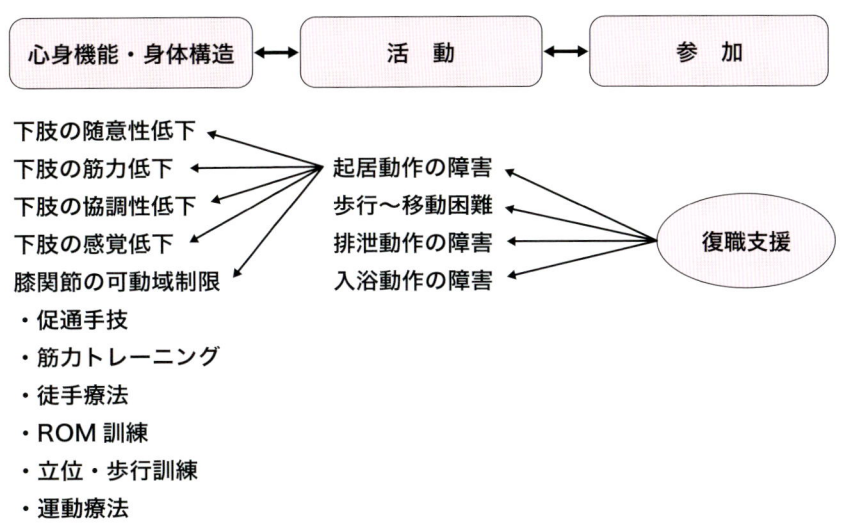

図3 ICFにおける理学療法患者の問題点の連続性

ながらない，と考える論理になってしまう．OTが考える復職支援の方法とは全く異なる思考なのである．こうした観点からも，作業療法と理学療法の違いを更に正確に，そして多方向的に理解する必要がある．

一方，OTと比較すると，PTは自分の専門領域とアイデンティティがかなり明確に確立していて，本来の役割が明快な専門職である．逆説的にいえば，PTは自分の専門性を探求したり，議論したりする必要性がほとんどないが，OTは自分の専門性と役割を追い求めるフロンティア精神が要求される，ということなのであろう．この専門性を同様にICFに反映すると図4のようになる．

図4はICFに各専門職の役割をわかりやすく配置したものである．専門領域と専門性の起点，対象者に働きかけるベクトルで成り立っている．

医師とPTは"心身機能・身体構造"を中心に対象の"参加"へ働きかける．それと全く対照的なのが，医療ソーシャルワーカーである．対象者の生活の視点，"参加"から医療としての"心身機能・身体構造"を捉えていることがわかる．OTは本来であれば，"活動"を起点に"心身機能・身体構造"と"参加"へ働きかけるところであるが，残念ながら現状はそうでない．PTとほぼ同様の領域で自己効力感を感じているOTが多いのではないだろうか．これは，先に筆者自身の臨床体験を例に述べたとおりである．

さて，ここまでの経験から筆者なりに考えた結論は，"病院OTのPT化が常態化した状況"と"地域リハにおいてOT化しつつあるPTの状況"が同時に進んでいる事態である[2]．

これは数年前に北欧の国で，PTとOTの棲み分けを見たとき，ますます確信するに至った．多くの病院には大勢のPTが存在するが，地域には少数のPTしかいない．逆に，OTは病院でこそ少数派（発達系や手外科などの特定専門領域のみ）だが，地域に行けばOTが大勢働いている．特に認知症

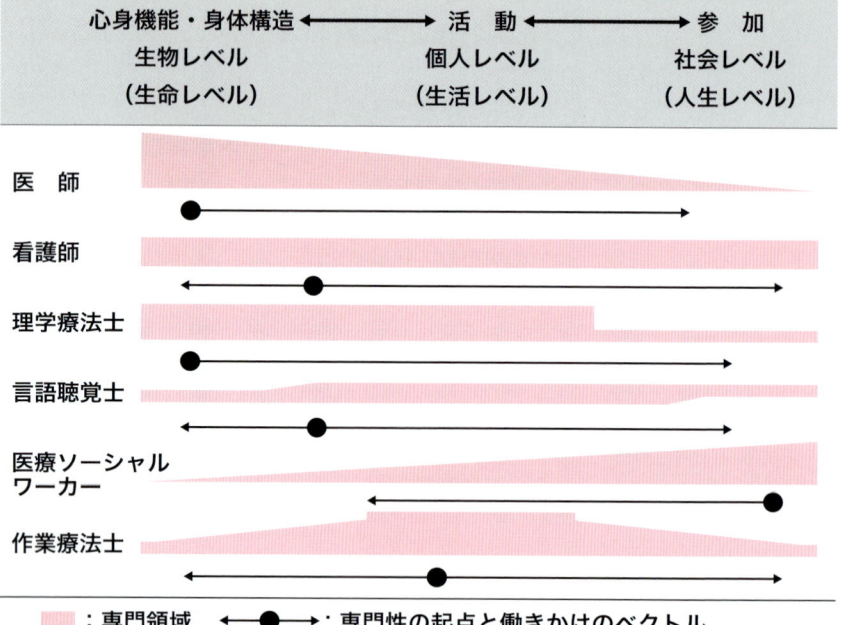

図4　ICFにおける各専門職の専門性の起点と働きかけおよび専門領域—回復期リハ病棟の例（文献3を改変）

関係ではOTがケア全体のマネジメントまでしている場面が見られた。現在の日本におけるPTとOTの棲み分け，役割分担は医療保険制度による仕切りであり，もしかするととても不合理な面が存在するかもしれない。

3）理学療法と作業療法を一言で説明する

　これは本当に難しいことであるが，大学などのOT養成校では年中必須のアイテムである。なぜなら，高校生を対象としたオープンキャンパスや，大学説明会で必ずといって良いほど聞かれる質問であり，また最重要説明項目の一つだからである。

　筆者自身，数年前まで回りくどい説明を行っていたが，最近になって作業療法関連の書籍から素晴らしい文言をいただいた。いわゆる，「**心が動けば，身体（からだ）も動く**」である。

　図5は，一般の人に対して，簡単な説明により明確なOT像を持ってもらうために使っているイメージ図である。「PTは治療・訓練」を主体としたリハを行い，OTは，認知面，心理面に働きかけながら生活機能を回復させるため，その専門性は"セルフヘルプペイシェント（self-help patients，自助患者）"を作ることである。つまり，「OTの役割とはその半分が，心理面に働きかける心理職である」ことを説明している。大方の参加者（高校生と

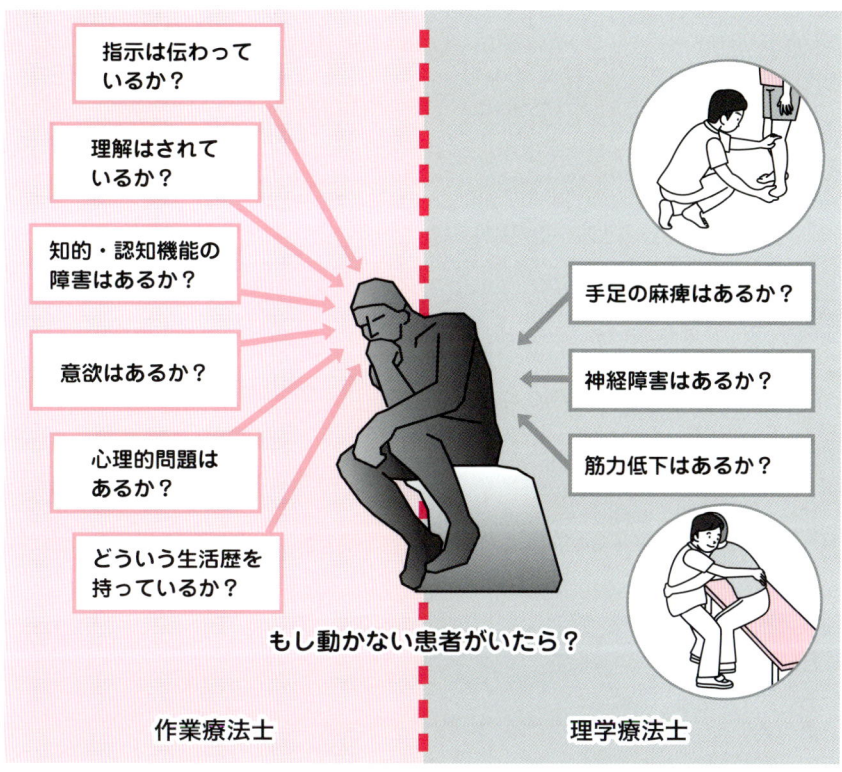

図5　一般の人に対する作業療法と理学療法の概念の違いの説明

教員）はこれで納得してくれる．むしろ，納得してくれないのは，現在，身体機能訓練を最も重視して，機械論主義で作業療法を行っているOTなのかもしれない．これについては様々な意見があると思う．

4) 急性期の"心身機能・身体構造"でOTは何をするのか？

　集中治療室（ICU）や冠疾患集中治療室（CCU）など，超急性期から幅広い疾患にOTがかかわるようになってきた．そこでもやはりOTのアイデンティティが問題となる．しかし，その概念はもはや明白だと考える．手の受傷をはじめ，単純な整形外科疾患などで，きれいさっぱり完治が見込まれる患者ならば，そのまま作業療法の治療・訓練の範囲で対処すれば良いし，経過が長引くようであれば，中途のADLや家事動作をどううまくこなすか，また，仕事上の不自由さにはどう対処すれば良いかを援助する業務が存在する．しかし，そういった事例はそれほど多くなく，ほとんどは意識障害を含め，重篤な場合が多いだろう．以下に2つの急性期の事例と作業療法による専門性の考え方を示す．

(1) 脳卒中または頭部外傷などの急性期の事例

ほとんどの症例が意識レベルの問題から始まる。身体機能～麻痺の問題に続いて，注意障害をはじめ，高次脳機能障害が徐々に明らかになってくる。入院当初，ICUなどでの治療を経てリハ病棟に来るまで，OTは予後予測の情報になるようなデータ収集と，簡単なベッドサイドでの訓練しか対応できない（PTもほぼ同様である）。しかし，ここで重要なのは少し先の訓練を見越した対応である。運動機能も大事だが，課題は「患者が自分の身体を，身体機能をどう感じているのか？」なのである。ここからOTによる"患者教育"が始まる。つまり，将来の"セルフヘルプペイシェント"作りに向けた第一歩である。まず，心理的安定を図るように配慮して意識レベルを上げる方向に持っていくなど，今後の本格的な訓練に向けた予備段階といえる。

(2) 心筋梗塞または冠動脈バイパス術後の急性期の事例

心筋梗塞や類似疾患の患者の早期離床プログラムは，CCUなどでクリティカルパスとしてシステム化されている[4]。ここでのPTの役割は明確であるが，残念ながらOTの専門性は特に挙げられていないのが現状だ。しかし，急性期の心疾患者ほど安心感と情緒的な安定が必要である。ここでのOTによる"患者教育"は，自分の体調を客観的にモニタリングできて，冷静に対処できる能力を育むことにある。将来的には，クリティカルパスの後半で，作業療法により患者の耐久性に応じた作業活動～生活行為の実践項目などが配置されれば良い。さらに，OTによるカウンセリング＋活動などで，元の生活に対する自信と活力を徐々に取り戻すことができれば，役割と生きがいの再獲得につなげることが可能となるはずだ。

View Point

患者教育

イギリスの地域医療などで盛んに実践されている"patient education"を訳したものである。実際には，患者自身が健康のことを客観的に考え，ある行動を実践するよう"促通する"または"働きかける"といった意味合いが強い。福祉系の専門職を中心に"患者教育"という言葉そのものに対するアレルギーが強い場合もある。しかし，現在のところ，これに置き換わるより良い用語が存在しないため，当面，医療系の専門職の中でのみ使用するしかないように思われる。

文　献

1) 厚生労働省：「国際生活機能分類―国際障害分類改訂版―」（日本語版）の厚生労働省ホームページ掲載について〈http://www.mhlw.go.jp/houdou/2002/08/h0805-1.html〉（2012年12月25日アクセス）
2) 大嶋伸雄：訪問リハビリテーション．in 保健医療福祉キーワード研究会：保健医療福祉 くせものキーワード事典．医学書院，2008，p124
3) 大嶋伸雄：作業療法教育におけるInter-Professional Education（IPE）．OTジャーナル　41：971-979，2007
4) 大嶋伸雄編：身体障害領域の作業療法．クリニカル作業療法シリーズ．中央法規出版，2010

2. 身体領域作業療法の技法
― "今，OT に必要なもの"

1）わが国の身体領域作業療法に "欠けているもの"

（1）イギリスの Oxford 大学医学部附属病院における作業療法訓練

　既に緒言で述べたが，「イギリスの作業療法の臨床では，身体領域も精神科領域も同じよ！」といわれたが，それを実際に見るまで，さすがに信じることはできなかった。そこで，実際に見学させていただくことになった。場所は Oxford 大学医学部附属 John Radcliffe 病院のリハ部門であった。

　まず，案内されたのは，評価室のような個室で，さながら言語聴覚訓練のように CVA 患者と OT が机を挟んで向き合い，閉眼した患者が自分の身体図式について説明していた。これは認知運動療法の一種だと思われるが，感心させられたのは，イギリス人 OT の会話技術である。ここではカウンセリングまでいくかどうかわからないが，30 分ほどかけて患者の言葉をうまく引き出していた。

　次に，CVA 患者による "デジカメ療法" を見学した。このネーミングは筆者が勝手に付けたものであるが，まさに打って付けだと思われる。CVA 患者のみ 4 人によるグループ訓練であったが，手順は以下のとおりである。

①オリエンテーション

　全員にデジタルカメラを配布し，それぞれが病院内の好きな場所で好きな風景・人物などの写真を撮影するように OT が説明する。

②撮影

　CVA 患者 1 人にそれぞれリハスタッフ 1 人が付いて（車いすなどの介助を行いながら）院内を散策し，気に入った場面で撮影を行う。

③発表会

　撮影した画像を持ち寄り，1 人 2〜3 点ずつ選んだ写真を大きめのモニターで鑑賞する。その際，写真の意図や意味を各自が説明し，お互いに感想を出し合う。

View Point

精神科作業療法に必要なもの
身体領域作業療法は"患者の精神～心理に対する具体的な働きかけ"が必要で，他方の精神科領域作業療法も"患者の身体～運動機能に対する具体的な働きかけ"が更に必要だと思われる。その結果，身体領域と精神科領域における作業療法が"同じもの"となる。もともと作業療法は一つのものだが，医療保険制度と OT の中にだけ"区別"が存在している。

この中には身体図式の障害や，視空間失認などの CVA 患者が含まれていたと思われる。患者らは院内の庭園で撮影した花の写真 1 枚についても真剣に話し合ったり評価し合ったりすることで，自分の意図とかけ離れた結果（写真）を見る場合もある。それを患者同士で討論することにより，恐らく"気づき"が生じるのではないだろうか。そうした患者の"気づき"こそ，CVA 患者にとって最も必要な機能であり，物理的な介入だけでは決して得ることができない"改善の証"なのである。

そうなのである。もうここまで来れば，われわれのような"アイデンティティを探し求めていた OT"は理解できる。二十数年前に筆者自身が行ってきた身体領域作業療法に欠けていた（忘れていた？）ものとは，"患者の精神～心理に対する，より具体的で効果的な働きかけ"なのである。つまり，コミュニケーション技術→会話技術→カウンセリング技術の要素を含む効果的な心理療法とその理論的裏づけ，これが現代における作業療法の底辺を支えるために，必要欠くべからざる技術なのである。

2）"OT"と"アクティビティ"と"作業療法理論"と"？"

View Point

カウンセリングにより患者は心を動かし，やがて意味のあるアクティビティを自ら行う
CVA 患者の多くは退院後，通常の作業療法訓練を意味のあるリハとして認識していない。それはなぜか？アクティビティも作業療法訓練もやる意味を理解しないまま，終わっているからである。つまり，患者は作業療法訓練を"やらされている"のであって，"自分のために進んでやっている"のではないからである。患者が自分の身体・精神状態を少しでも把握し，その改善のためには何をどうすれば良いか？と考える姿勢を打ち出さないと，セルフヘルプペイシェントには到底近づけない。

現在の作業療法が置かれた状況を単純な概念でイラストにすれば図 1 のような感じであろうか？

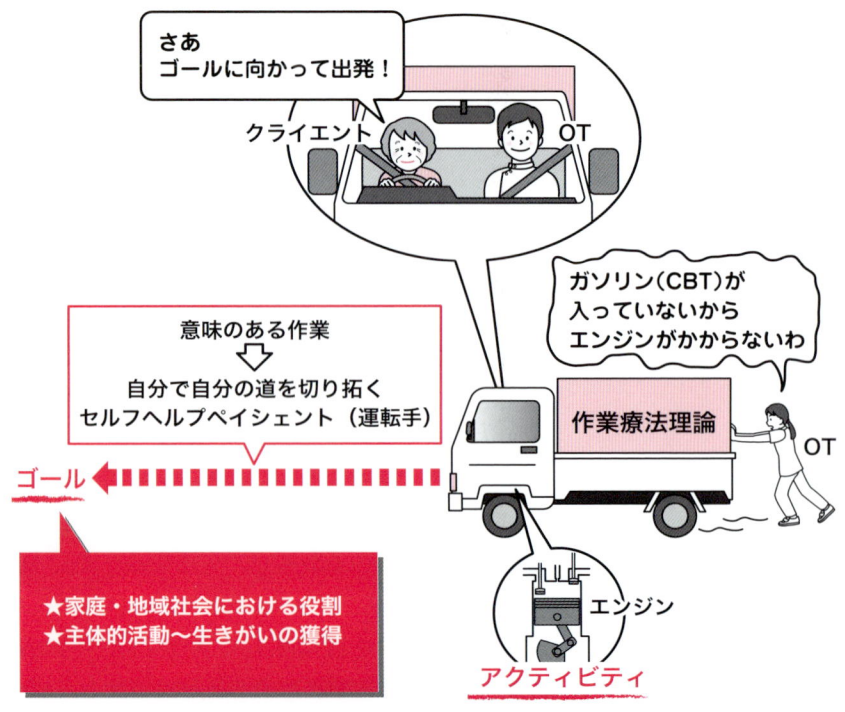

図 1　現在の作業療法が置かれた状況

自分の車（作業療法）に運転手（患者，クライエント）は助手（OT）を乗せて，ゴール（長期・短期目標）まで行こうとしている。積み荷は"様々な作業療法理論"で，車のエンジンは"アクティビティ"と"具体的援助手段"である。

　助手は，この状態で運転手が望む方向に進ませようとするが，なかなかエンジンがうまく掛けられない。しょうがないので，別の助手が車を後ろから押してゴールまで行こうとしている。隣で仲間の運転手（PT）が同じ方向へ先に行こうとしているときには，引っ張ってもらうこともある。PTの車のエンジンはなかなか強力だ。"運動療法"と"物理療法"のハイブリッドエンジンなのかもしれない。どうしてOTのエンジンである"アクティビティ"はこうも掛かりが悪いのだろうか？

　そうなのである。この車には"ガソリンがない！"ことをOTは失念していたのかもしれない。**重要なコミュニケーションのためのカウンセリングやCBT，そういった心理療法にかかわる技術をOTは長年置き去りにしてきているのだ。**"カウンセリングはカウンセラーのもの""CBTは医師，臨床心理士のもの"，といった固定観念がOT心理の奥底にある。さらに，医療保険制度で守られているぬるま湯のような職場環境がそういった危機感からOTを遠ざけているのかもしれない。また，「海外の作業療法はこうだから…」といった最新の技術のみを尊重する固定観念が作業療法の新境地を開拓する障害になっているのかもしれない。

3) 認知行動療法に学ぶ"カウンセリング技術"とリスク管理

(1) 認知行動療法と作業療法

　認知行動療法（CBT）は"うつ病"の治療のために発展してきた心理学的技法である。基本的には，患者（クライエント）自身が自分の"認知の歪み"に気づいて，行動変容することを促す心理療法として知られている。最近では，うつ病以外の精神障害にも適用範囲が拡大し，一般企業や教育の現場などでも頻繁に活用されるようになってきた[1]。

　一方，作業療法も様々な理論背景を基盤とし，人間そのものが生活行為を行う作業的存在であると捉え，自ら選択して行う活動こそが健康と生活の原点であるとして，それらを援助・支援するための専門性をOTに与えている[2]。この作業療法の方向性と考え方はCBTの理論である認知・行動的介入と非常に良く適合し，あたかも二人三脚で従来からやっていたかのような親和性を感じることができる。そうした詳細は不明であるが，もしかするとどこかにおいて，熟練したOTがごく自然な作業療法の流れの中でCBTと同じ技法を用いて行っていた可能性も高い。

（2） なぜ認知行動療法が必要なのか？

CBTはクライエントが自分の誤り（歪んだ認知）に"気づく"ことを促進し，自分の行動を客観的にモニタリングし，解決策を自ら探し求める方向性を目指したカウンセリングである．

作業療法において最も重要なことは，クライエントが主体の作業選択→役割の獲得→生きがいに最も深くかかわる部分の行動変容を促すことであるが，残念ながら，**作業療法はそのための直接的介入技法を選択してこなかった**．Rogersの"クライエント中心療法"による影響も考えられるが，**"クライエントの自然な気づきを待つこと"** により，その長すぎる期間の待ちの姿勢が，**結局は何も変わらない"不作為の作業療法"** を形作ってきた可能性もある．

今回，OTは"患者教育"の有力な武器を手に入れたのかも知れない．しかし，それは元々OT自身が潜在力として持っていた可能性があった技法，持ち合わせていたかもしれない技法でもある．そのルーツを探る作業はほかの機会に譲るとして，今回はその強力な武器を作業療法上でうまく展開するための戦略を考えることにしたい．その結果，一人でも多くの患者が"セルフヘルプペイシェント"となって意味のある作業を行い，最終的には意義のある人生を送ってほしい．

（3） 身体障害者に対する認知行動療法のリスク管理

CBTを実際に作業療法へ応用する際に気をつけたいのは，"うつ病患者"のような精神障害と身体障害の違いである．動作，行為として"できる""できない"を抱えた場合には，必然的に"障害受容"の問題がクローズアップされることになる[1]．急性期〜回復期リハの施設では，なかなか心理的なフォローにまで踏み込めないため，退院後の外来，または在宅ケアで，そういった問題が焦点化される場合が多いのかもしれない．しかし，既にそうした退院後の患者では，"回復願望""心身機能・身体構造に対するリハの意欲"を持ち，それらが自分を支える唯一の生きがい〜自己効力感（やや歪んだ認知）になる可能性が高い．それは"others help patients"であり，本来の作業療法を行うための状態に戻すには大変な時間と労力が必要になる．

ところが，**早期の心理介入にはそれなりのリスクを伴うことも事実である**．うっかり"できる可能性"を示し忘れ，自己効力感を育むことを怠った状態で，性急に"気づき"のみを促してしまうと，**クライエントは頑なな"逃避"や"防衛機制"で抵抗したり，うつ状態が悪化してしまったりする**[1]．つまり，生半可なCBTの知識と経験ではなかなか難しい場合もある．しかし，そこはOTという専門性で対応できる．精神科実習を経験していないOTはとても少ないはずである．また，心理学の知識がないOTは皆無である．

そして，CBTが必要になり，少ないリスクで無難な形で始めたい場合には，

まず，OTがクライエントと確かな信頼関係を育んでから取り組むべきである。その場合でも徐々に質問を開始しながら，慎重に相手の心理的・認知的反応を確認して進めるべきだ。

文 献

1) Ling J, Catling J : *Cognitive Psychology*. Psychology Express. Pearson, Harlow, 2012
2) 大嶋伸雄編：身体障害領域の作業療法．クリニカル作業療法シリーズ．中央法規出版, 2010

第1章

認知行動療法―基礎編

A 身体領域作業療法における患者心理と対処

1. 脳卒中患者における様々な課題と現状

1) 高次脳機能障害者の心理的問題

(1) 心理的問題のタイプ

　高次脳機能障害は，記憶障害，注意障害，遂行機能障害，社会的行動障害などの様々な認知機能障害に起因する[1]。わが国の高次脳機能障害に対する取り組みについては，この障害に対する理解が進むにつれ，心理・社会的側面への対応が注目されている。

　入院・退院・通院している高次脳機能障害者の原因疾患の8割以上がCVAであり，障害の内容は"行動と感情の障害""記憶障害""注意障害""失語症""遂行機能障害"が多くを占めている[2]。特に通院患者における"行動と感情の障害"では，意欲の障害，抑うつ症状，不安が多い[2]。高次脳機能障害者が抱えるこれらの問題は，(a) 高次脳機能障害特有の症状として起こる場合だけでなく，(b) 高次脳機能障害の結果として二次的に生じる場合も考えられる。本稿では (a) と (b) の両側面から心理的問題を整理した (表1)。

　図1[3]のように，行動はこれらを取り巻く精神状態に支えられている。つまり"ある行動ができない"ということは，その行動を引き起こすほどの関心が持てない，意味がわからない，考えることができない，動機付けられない，決断ができないなどの精神状態に影響された結果と捉えられる[3]。"行動ができない"現実が，上記の (a) と (b) のいずれによるものか区別することは難しいが (あるいは重複している場合もある)，アセスメントをする際にその知的機能・認知機能のみならず，どのような精神状態が行動を停滞させているのかを捉えていくことが重要である。

表1 高次脳機能障害による心理的問題

	高次脳機能障害特有の症状	二次的症状
障害認識のずれ	・自分の障害に気づきにくく,「大丈夫」「困っていない」と楽観的 ・リスクを考えない行動に出る	・受障による日常生活の喪失とそれに伴う落ち込みで「何もできなくなった」と悲観的
	共通するのは"自身の現在の能力を適切に認識できていない"点	
意欲障害	アパシー[※1,†1] ・感受性・感情・関心の欠如 ・病識欠如がある ・意欲低下,認知障害とは異なる	・障害による自信の低下 ・自己尊重の状況的低下
うつ状態[※2] {第1章 A-1-2)を参照}	・認知機能障害 ・精神運動制止 ・罪業感などのうつ思考の乏しさ ・無力感	・障害受容過程での反応性のうつ状態 ・適応障害に起因する不安からくるうつ状態 ・今後の生活に対する不安からくるうつ状態
怒り	・些細なことで怒る ・きっかけなく怒る (挿話性脱抑制症候群)	・絶望感からくる怒り
引きこもり[※3]	意欲障害や器質的に生じるうつ状態の結果,引きこもる。 特有の症状により社会参加が阻害されるため,引きこもる。 ・失語症によるコミュニケーションの難しさ ・社会的行動障害による問題行動の頻発	

※1:アパシーは厳密には複数の病態があることが明らかになっているが,本稿では主に CVA に伴い出現するものの一つとしてまとめた。
※2:うつ状態はアパシーと異なる症状である。アパシーでは意欲低下に対する病識が欠如しているが,うつ状態では病識が認められる。しかし,脳血管性うつ病ではアパシーが合併することが多く,鑑別が困難なことも多い。
※3:高次脳機能障害特有の症状であれ,二次的症状であれ,各症状が影響した結果"引きこもり"となるため,この項は心理的問題の結果として出現するものを扱った。

(2) 心理的問題に介入する職種

　高次脳機能障害に対するサポートには,医師,看護師,理学療法士,作業療法士(OT),言語聴覚士,臨床心理士など,多くの専門家がかかわる。特に心理的問題に介入する機会が多いのは,看護師,臨床心理士,言語聴覚士,

Key Word

†1 アパシー[4,5]

　アパシーは,「自発的な行動の欠如で特徴付けられ,刺激に対する反応の減弱した状態」「意識障害,認知障害,そして情動的苦悩に寄らない動機付けの欠如ないしは減弱した状態」などと説明される。アパシーはその語源から,単なる動機付けの障害のみならず,意欲障害における情動障害の関与,特に情動的な反応や情動の喚起障害に基礎付けられた意欲低下の状態を指していると思われる。

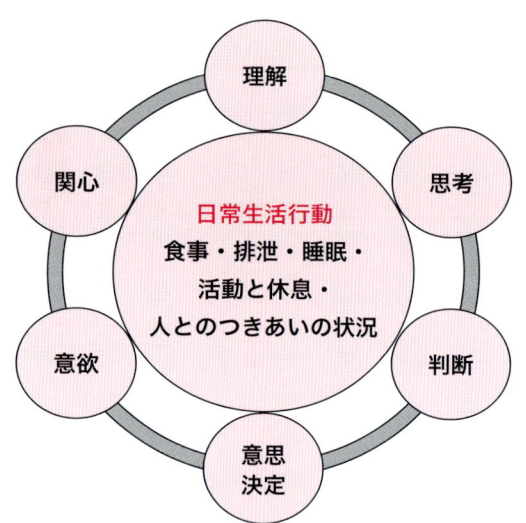

図1　生活行動を引き起こすセルフケア能力のアセスメント情報
(粟生田友子：リハビリテーション看護におけるメンタルアセスメント．石鍋圭子，他編集代表：専門性を高める継続教育 リハビリテーション看護実践テキスト．医歯薬出版，2008のp72より転載)

OTだろう。

　臨床心理士は，高次脳機能障害の症状の評価，心理面の評価，環境の影響などを包含した総合的な評価と心理的サポートを中心に関与する。高次脳機能障害支援モデル事業報告書によれば，臨床心理士の患者への業務関与時間はカウンセリングが最も多く[6]，このことは高次脳機能障害者への心理的サポートの重要性を示すものと考えられる。

　看護師は，入院中の患者と最も多く接する機会があり，院内生活をサポートする役割を持つ。患者の認知機能の問題を環境の面のみならず，本人の病識を確認し，スタッフ間でも一貫性のあるかかわりを持つことを重視している。また，障害認識に伴う葛藤と悲嘆，ストレスを抱えた患者への日常的なケアを通し，心理面の評価を行う役割を持つ[7]。

　言語聴覚士は，コミュニケーションの問題を中心に据えたサポートを展開する。たとえば，失語症者では就労を強く希望してもかなわず，孤独，意思決定や活動の制限，役割の変化などを経験する。種村[8]はこうした患者の社会参加を促すためには，コミュニケーションによって本人の心理・社会的ニーズを満たそうとする働きかけが重要であると述べている。

　OTは，患者の生活や社会参加まで幅広くサポートを行う職種であるため，次の(3)に述べるように，介入時期によって多彩に変化する患者の心理的問題に対応していく。患者の生活場面で，実際の作業を使って心理面に介入することができるため，実用的で患者自身も納得のいくサポートを提供しやすい立場といえる。

(3) 作業療法士の介入方法

①入院中の介入

入院中は意識・見当識障害が改善し患者の症状が明確になるのにつれて，各症状へのアプローチを身体的アプローチと併せて実施していく。発症直後は身体的な麻痺や感覚障害が自覚される一方，高次脳機能障害は患者自身がその存在に気づかないか，うまく行動できない原因が何であるか，どのように対応すべきかが釈然としない事例が多い。半側空間無視はその代表例である｛第1章A-1-3）を参照｝。自分の呈している症状に気づかない"病識欠如"は，自己に対する認識（self-awareness）の低下といわれている[9]。

自己に対する認識の低下は，自己効力感の低下によって引き起こされる側面もある。その場合には，"問題点が見えない"状態ではなく，自信がなく問題点と向き合うことに消極的となり，いわば"問題点に背を向けている"状態であると捉えることができる[10]。問題点に背を向けて正しく認識していない患者に，問題点の直接的な指摘をすることは，怒りや悲しみを誘発するばかりで，行動変容には至らない。したがって，OTは，手本を見せ，選択肢を提示し，患者の価値を尊重しながら問題点を整理し，患者の自然で望ましい行動を引き出していく必要がある[10]。

"行動と感情の障害"は，退院後の患者の生活にまで影響を与え，病院側よりも家族が実際の症状に気づく事例が多い[11]。家族は"いつか改善する"と信じて試行錯誤を繰り返すものの，期待や時間・労力に見合う結果をいっこうに示さない患者への苛立ち，落胆，戸惑いに加え，自身の無力感や家庭生活の閉塞感を感じることもある[11]。家族の負担と心理状態の不安定さは患者自身の心理状態にも影響するため，入院中から長期的な展望を持って患者支援を行うとともに，退院に向けた家族支援が重要である。家族支援では，繁野[12]が提唱した以下の5点を考慮し，家族が患者支援に主体的にかかわることができるよう介入する。

・家族の訴えをじっくり聞く
・障害の理解を促す
・生活上の悩みや困りごとに対してはタイムリーで具体的なアドバイスを行う
・金銭面のトラブルなど社会的な問題行動については関係機関と連携する
・社会参加の場につなげる

障害理解の促進を支援する方法として，患者自身の認識と家族側の認識の差を明らかにすることができる評価を用いる｛例：リバーミード行動記憶検査の"生活健忘チェックリスト"や，日本版遂行機能障害症候群の行動評価[†2]（BADS）の"遂行機能障害の質問表"など｝。これらは患者の現状と障害認識を把握するには非常に有用である一方，患者自身が自分の問題へどのよう

Key Word

†2 遂行機能障害症候群の行動評価

遂行機能障害症候群の行動評価（Behavioural Assessment of the Dysexecutive Syndrome：BADS）は，1996年にWilsonらによって開発されたテストバッテリーである。6種類の遂行機能検査と遂行機能に関する質問表（Dysexecutive Questionnaire：DEX）から構成されている。質問表は"感情，人格の変化""動機付け""行動の変化""認知の変化"の4領域に関する20項目の質問からなる。

に対処すべきかをガイドするものではないため，介入方略はセラピストが自らの視点を持って構築する必要がある。

②外来での介入

　退院後の高次脳機能障害者に対する課題として，就労支援や自動車運転支援が取り上げられている[13〜15]。中でも就労は，高次脳機能障害に対する世間の認識が広まるにつれ，支援の必要性が高まっていると思われる。たとえば，社会的行動障害を持つ患者は問題行動を起こす，職場環境へ適応できない，円滑なコミュニケーションを図れないなどにより就労に至らない事例が多い[16]。このような患者に対しCBTを用いて自己認識を促し[17,18]，患者自身の心理面が変化することにより，就労への道を切り開くことができる場合もある[19]。

　入院中でも外来でも共通しているのは，自分が日常的に置かれている状況や困難場面に対峙する際，患者の自己認識を中心に据え，場面ごとに実作業を介して関与していくことが有効な結果をもたらし得るという点である。

③集団か個別か

　高次脳機能障害に対するリハでは，障害を抱えた個人のそれぞれの環境に応じた対処が求められており，一般的に院内では身体的アプローチと併わせて個別で対応する機会が多い。だが，一方で集団的アプローチの有用性に関する報告もある。石川ら[10]は，高次脳機能障害者に集団的アプローチを適用する利点を以下のように述べている。

・ピアカウンセリング効果があり，当事者同士のみならず家族同士にも影響がある。
・他の高次脳機能障害者の成功体験およびその前後の変化を見ることにより自己効力感を促すこともできる。
・他者の失敗体験やその行動がもたらす社会的不利を見ることで病識も促すことができる。
・集団から得られる情報は多く，同じ状況の者同士のためその意見から情動的に喚起されるものが大きい。

　このように，支援を行う際に集団の効果を応用するか，個別の対応をとるのかは，患者の背景や性格，認知症状の程度や心理的問題の大きさといった多くの側面から判断する必要があるだろう。個別・集団介入の実際は，第2章の実践報告を参照してほしい。

(4) 高次脳機能障害の心理的問題に対する新たな取り組み

　近年，高次脳機能障害者に対するCBTの有用性が示されている[10,20,21]が，OTによる報告数は十分ではない．だが，患者への行動支援の過程で，OTは"気づき"を促すアプローチ[22]の重要性を認識している．有用性の示されている方法に基づき，効果的な行動支援を実践していくためには，OTによる報告が今後増加していくことが求められる（第1章Bを参照）．

文　献

1) 橋本優花里，澤田　梢，鈴木伸一：高次脳機能障害における認知行動療法の適用について．福山大学人間文化学部紀要　**6**：23-29，2006
2) 東京都高次脳機能障害者実態調査検討委員会：高次脳機能障害者実態調査報告書概要版．東京都福祉保健局，2008〈http://www.metro.tokyo.jp/INET/CHOUSA/2008/05/DATA/60i5f300.pdf〉（2012年5月18日アクセス）
3) 粟生田友子：リハビリテーション看護におけるメンタルアセスメント．石鍋圭子，野々村典子編集代表：専門性を高める継続教育 リハビリテーション看護実践テキスト．医歯薬出版，2008，pp72，74
4) 山口修平：アパシー（意欲障害）とは―神経内科の立場から．in 小林祥泰編：脳疾患によるアパシー（意欲障害）の臨床．新興医学出版社，2008，pp3-8
5) 加藤元一郎：アパシー（意欲障害）とは―精神科の立場から．in 小林祥泰編：脳疾患によるアパシー（意欲障害）の臨床．新興医学出版社，2008，pp9-16
6) 長岡正範：医学的リハビリテーション・プログラム（概要版）．高次脳機能障害標準的訓練プログラム．高次脳機能障害支援モデル事業報告書―平成13年度〜平成15年度のまとめ．国立身体障害者リハビリテーションセンター，2004
7) 今城博子：脳卒中患者の精神心理的問題への対応．看護技術　**55**（12）：101-113，2009
8) 種村　純：言語コミュニケーション障害者への医療福祉．川崎医療福祉学会誌　**21**：409-417，2012
9) Zangwill OL：Psychological aspects of rehabilitation in cases of brain injury. *Br J Psychol* **37**：60-69，1947
10) 石川　篤，梗間　剛，安保雅博：作業療法における認知行動療法―高次脳機能障害に対する集団を用いたセルフ・エフィカシーへのアプローチ．*MB Med Reha*（138）：91-97，2011
11) 佐野恭子：高次脳機能障害者の家族に対する支援―感情の表出に注目して．OTジャーナル　**45**：36-40，2011
12) 繁野玖美：高次脳機能障害者の家族が抱える問題と対応．精神認知とOT　**2**：196-200，2005
13) 成田句生，石井陽子，野田美保子，他：脳卒中片麻痺者の自動車運転状況．均衡生活学　**7**：1-7，2011
14) 加藤貴志，鈴木　舞，末綱隆史，他：高次脳機能障害者に対するドライブレコーダーを用いた実生活上の運転状況評価．総合リハ　**37**：961-965，2009
15) 小倉雄一，池田恭敏，仲平安佐，他：高次脳機能障害患者のための自動車運転能力評価法の検討．茨城県立医療大学付属病院研究誌ひろき　（10）：59-64，2007
16) 自賠責保険における高次脳機能障害認定システム検討委員会：自賠責保険における高

次脳機能障害認定システムの充実について（報告書）2007〈http://www.nliro.or.jp/service/jibaiseki/tyousa/houkokusyo200702.pdf〉（2012年7月31日アクセス）
17) Wilson BA, Gracey F, Evans JJ, et al：*Neuropsychological Rehabilitation*. Cambridge University Press, Cambridge, 2009, p1, 15
18) 馬屋原誠司：社会的行動障害を呈する高次脳機能障害への認知行動療法．*MB Med Reha*（138）：83-90, 2011
19) 柳沢君夫：自立訓練を利用する高次脳機能障害が疑われた男性の就労への取り組み．社会福祉学 **49**（2）：163-175, 2008
20) Anson K, Ponsford J：Who benefits? Outcome following a coping skills group intervention for traumatically brain injured individuals. *Brain Inj* **20**：1-13, 2006
21) 三村 將：社会的行動障害への介入法—精神医学的観点からの整理．高次脳機能研究 **29**：26-33, 2009
22) 西 則彦, 山崎文子：高次脳機能障害に対する「気づき」へのアプローチ—ノートにより,「気づき」が深まった一症例から．OTジャーナル **46**：188-193, 2012

2）脳血管障害患者の心理的問題

(1) はじめに

　CVAのうち脳梗塞や脳出血などの脳卒中は，突然の発症により，身体・認知機能に急激な変化を及ぼし，結果として行為や動作の障害をきたすばかりではなく，社会的にも大きな影響を及ぼす。このことは患者の心理面に大きな影響を与える。患者は過去・現在・未来の自分と向き合うように医療スタッフに求められる。そのうえで，セラピストが考えるリハメニューをこなすように促される。セラピストは身体・ADL能力の向上を"がんばっている患者"として評価していないだろうか。目に見える能力の向上の影で，不安な気持ちや，先の見えない未来に押しつぶされそうな患者の気持ちにどれだけ寄り添うことができているだろうか。「あの患者は意欲がない」などと，簡単な言葉で患者の現象を片づけてはいけない。OTが考えなければならない問題はまだまだたくさんある。この項ではそのうちの一つとして，脳卒中後うつを中心に，CVA患者の抱える心理的問題に着目する。

(2) 臨床を見てみよう

　病院で図1のようなCVA患者を見たら，何を考えるだろうか。「意欲低下？」「自発性の低下？」「意識レベルが低いのかな？」「失語症だからかな？」「栄養状態が悪いのかな？」「認知症の影響かな？」「不安があるのかな？」など，OTとしていろいろなことを考える。はっきりとした要因や出来事がな

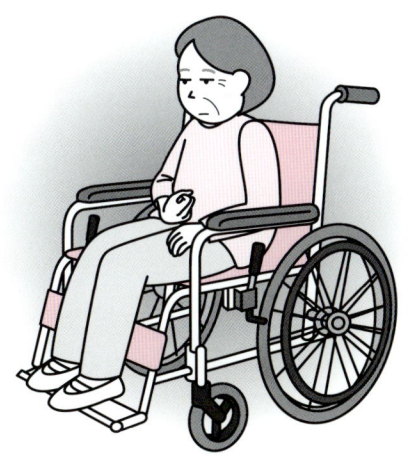

図1　脳卒中後うつの患者

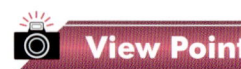

PSDとアパシー

　PSDと類似した症候にアパシーが挙げられる。同じように意欲が障害されるが、病態や対応などには違いがみられる。PSDのようなうつは悲哀感情や不安といった情動の問題がみられる。アパシーは無感情や無為といった自身のおかれた状況に対しての無関心が現れる。そのため、診断にはうつ状態でみられる悲しみ、絶望、無価値感などの有無が大切となる。

　アパシーへの対応については、患者自身の意欲向上を待つだけでなく、積極的な声かけや動作の促しなどが必要な場合がある。生活の予定を立て、生活リズムを整えていく必要がある。

　症状が重複している場合もあるが、細やかな視点で両者を見極めていく必要性がありそうだ。

ければ、何となく「意欲低下」として自分を納得させ、患者のリハを毎日していないだろうか。本当に「意欲低下」というには何を根拠にしているのだろうか。意欲がなさそうなのは病院だからではないか。いろいろなことを考えながら、複合的に患者の理解を進めていく必要がある。

　現在の身体領域のリハは、身体機能やADL能力の向上に重点が置かれ、一定の期間で自宅に帰ることだけが目標とされがちである。しかし、自宅に障害を持った身体で帰り、自立した生活をするためには、患者自身が前向きに自分の未来について考え、そのうえでリハに取り組んでいけなければ、真の意味で効果的なリハが行えているとはいえない。入院時から患者の心理面や"気持ち"にも目を向けて介入しなければ、自宅に帰ったあとで充実した生活が送れないだろう。そのため、CVA後に生じる心理的問題について、OTとして理解を深め、その対応について考える必要がある。

(3) 脳卒中後うつとは

　脳卒中後うつ（post-stroke depression：PSD）は、CVAの発症後に生じるうつのことを指す。アメリカ精神医学会の診断基準であるDSM-Ⅳ-TR[1]においては、一般身体疾患による気分障害に分類される。「一般身体疾患の直接的な生理学的作用によると判断される著明で持続性の気分の障害」が特徴とされ、"うつ気分"や"興味・喜びの減退"などを含む大うつ病様エピソードが診断のポイントとなる。PSD研究の第一人者である精神科医のRobinson[2,3]は「DSM-Ⅳの診断基準を用いると脳卒中後の患者はほとんどがPSDに当てはまる」としている。

　PSDと脳病変の関係性については、左半球損傷にて優位にPSDが生じやすいとの報告がある[3]。特に左前頭極に近い病変との関連が示されている[4]。しかし、慢性期に生じるPSDに関しては右後頭葉との関連が示されている報告もある[5]。また、基底核病変、皮質大病変、皮質下病変との関連も報告され[6]、はっきりとした機能局在は判明していない。心因性に発症することも考えると、CVAの損傷部位にこだわらず、患者の心理面をPSDを含めて捉えておくことが大切である。

　PSDの有病率は20〜60％と報告者によってかなりの差がみられる[7]。DSM-Ⅳに則った報告では平均40％の患者にPSDがみられると考えられている。

　PSDの原因に関する研究では、急性期には"ADL障害"、発症1年後には"社会的因子"、3年後には"脳萎縮"との関連が示されている[8]。患者は発症の初期段階で、片麻痺などの身体障害により、動けない自分と向き合わなければならず、その心因反応として不安や落胆が生じる。そして、徐々に生活能力を獲得し、自宅退院や社会復帰を考える時期になると、周囲の人間関係や社会とのつながりにおいて不具合を感じ、積極性を失ったり、引きこもりがちになったりしてしまう。そうした状況に対する社会的支援も十分に活用できなければ、さらに社会との接点が失われ、うつ状態が悪化することも考えられる。こうした経過を辿りながら、徐々に脳の萎縮が生じ、認知機能低

下も伴いながら精神症状が顕在化してしまう．もちろん，すべてのPSD患者がこの経過を辿ることはないが，臨床で出会う患者のうち，この経過に当てはまる患者も少なくない．個々の患者で「今，何に困っているのか」「今，何が不安なのか」を理解し，この経過と照らし合わせて心理面を理解していくことが望ましい．

PSD患者は非PSD患者に比べ，ADL能力の回復が遅延するとの報告がある[9]．認知機能に関しても，PSD患者は非PSD患者に比べ障害が重度であるとされる[10]．うつ状態であれば，意欲は減退し，リハは進まない．OTとして，心理的問題を管理することが患者の身体機能や生活動作能力の向上と等しく重要であり，心理的問題の解決なくして，患者の能力の向上が図れないという考えを持つ必要がある．

筆者[11]はCVA患者13人を対象にPSDについての調査を行った．調査は入院時と退院時のうつ状態の評価，ADL能力の評価，統制感を示す指数を用い，心理面が患者に与える影響について検討を行った．

入院時にうつ状態を示した患者は3人（23％）であった．注目すべき点はその推移である（図2）．ADL能力を示すBarthel indexは全患者で80点以上に向上して自宅退院となったにもかかわらず，自己評価式抑うつ性尺度（self rating depression scale：SDS）[12]の得点にはばらつきがみられた．精神状態の変化を捉えてみると，5点以上のうつ状態の悪化が4人，5点以上のうつ状態の軽快が4人，5点以内の変動が5人であった．このことは，①ADL能力の向上やそれに伴う自宅退院が必ずしもうつ状態を軽快させるとは限らない，②何らかの要因によって心理面が悪化する患者がいることを示している．

コラム

うつ病の診断基準（DSM-Ⅳ-TR）[1]

①強いうつ気分
②活動における興味，喜びの著しい減退
③著しい体重減少あるいは体重増加または食欲の減退あるいは増加
④不眠または過眠
⑤精神運動性の焦燥または制止
⑥易疲労性または気力の減退
⑦無価値感または過剰か不適切な罪責感
⑧思考力，集中力の減退または決断困難
⑨死についての反復思考，自殺念慮，自殺企図または自殺の計画

①～⑨のうち少なくとも①，②のどちらかを含み，5つ以上の症状がほぼ毎日一日中2週間以上持続すると大うつ病に分類される．

①～⑨のうち少なくとも①，②のどちらかを含み，2つ以上の症状がほぼ毎日一日中2週間以上持続すると小うつ病に分類される．

患者	入院時	退院時
A	42	37
B	30	49
C	44	43
D	39	45
E	34	27
F	35	39
G	55	45
H	38	43
I	51	59
J	47	45
K	46	48
L	47	35
M	53	49

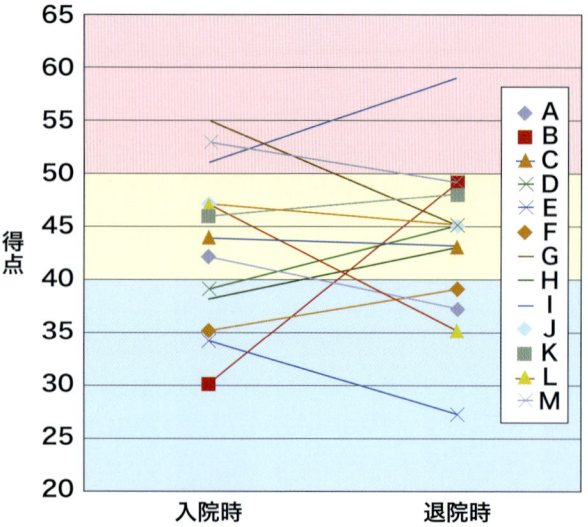

自己評価式抑うつ性尺度

患者	入院時	退院時
A	75	100
B	60	90
C	100	100
D	60	90
E	70	85
F	60	95
G	40	100
H	100	100
I	15	80
J	95	100
K	55	100
L	60	95
M	55	95

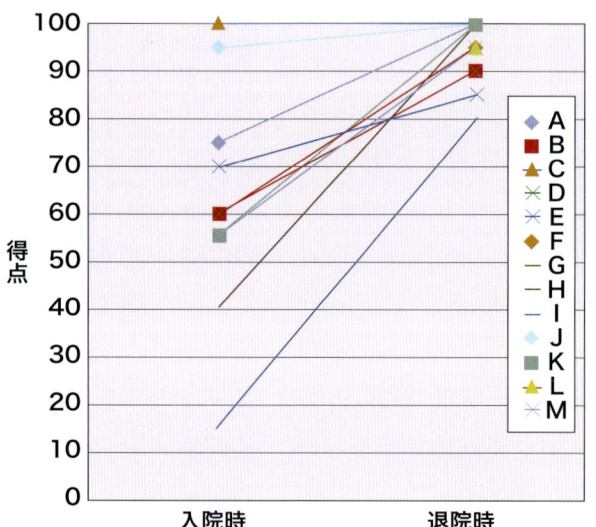

Barthel index

図2　脳血管障害患者のうつ状態とADL能力の推移

ADL能力は全患者で向上しているが，SDS得点で表されるうつ状態に関しては改善した者，悪化した者，状態変化のない者がみられた．この結果は，ADL能力の向上だけが対象者の心理面を必ずしも良い方向に導くとは限らないことを示している．

　　　また，PSDと統制感については関連性があることがわかった．うつ状態の悪化と外的統制傾向には関係があるようである．統制感は人格構造要素として，個人の育った環境や社会情勢などにも影響を受けるが，個性の一つとして捉えられるような比較的安定したものと考えられている．しかし，CVAのような人生にとって大きな出来事は，個性や信念のような個人の"核"にまで影響を及ぼす可能性があることを示している．もしくは日本人として受容的な文化，特に医療機関における医療者と患者という立場の違いから，患者

コラム

統制感[13,14]

　ある行動をするとき，行動を引き起こす動機と行動の結果は密接な関係にある。行動を引き起こすために必要な動機や結果の期待について，行動者自身がどの程度まで統制可能という信念を持っているかどうかは，行動を予測するうえで重要な人格変数であると考えられている。この変数を統制の所在（locus of control：LOC）と呼んでいる。人は極端な内的統制（internal control）から極端な外的統制（external control）までの連続体のどこかに位置付けられ，成人用一般的 Locus of Control 尺度（一般的 LOC 尺度）とは，それを測定するためのものである。内的統制型では自分自身に起こることを自分の行動や態度の結果であると信じる傾向にあり，外的統制型では運や機会・他者の力によって自分自身に生じる結果に左右されると考える傾向を持つと定義されている。

　LOC は，行動の生起がどこからかを知る際に役立つ。内的統制傾向を示す人は，他者の意見を参考にしながら自分で考えて行動するかもしれない。外的統制傾向を示す人は，行動の生起に何らかの道しるべを必要とし，探しているかもしれない。リハの場面においても，対象者がどのような傾向を持って問題解決にあたるかを観察や会話から評価し，統制感にあった介入をしていくことが大切である。

役割を無意識のうちに演じ，その結果が LOC や多次元的健康統制尺度（Multidimensional Health Locus of Control：MHLC）の得点に影響していることも考えられる。どちらにしても，患者自身が未来に向けてリハに取り組んでくれることを期待している OT にとって，このことは無視できない結果である。単に身体機能や ADL 能力の向上のための訓練を行っているだけでは，患者の心理面の賦活は図れない可能性がある。もちろん，身体機能や ADL 能力が向上することは重要であるが，そのことと同じくらいに心理面へのかかわりや，アイデンティティを守れるかが重要なポイントとなってくる。

(4) PSD の評価

　入院患者の場合には，様々な日常生活上の変化で心理面の変化を捉えるチャンスが存在する。たとえば，「食事量が減少した」「眠れなくなった」「表情が暗くなった」「リハに積極的でなくなった」「会話が弾まなくなった」などの変化を認めた場合には心理面にも注目し，OT として評価を進める必要がある。もちろん，薬剤の副作用や内科的な各種データも十分に参考にしておく必要がある。

　『脳卒中治療ガイドライン 2009』[15]では，PSD は「日常生活動作（ADL）や認知機能の改善を阻害するため，十分な評価を行い，治療を行うことが勧められる」とされており，PSD の状態を把握し，適切な対応を考えていくことが大切である。

表1 自己評価式抑うつ性尺度（文献12を改変）

	めったにない	ときどき	しばしば	いつも
1 気が沈んで憂うつだ				
2 朝がたは　いちばん気分が良い				
3 泣いたり　泣きたくなる				
4 夜よく眠れない				
5 食欲は　ふつうだ				
6 まだ性欲がある（独身者の場合）異性に対する関心がある				
7 やせてきたことに　気がつく				
8 便秘している				
9 ふだんよりも　動悸がする				
10 何となく　疲れる				
11 気持ちは　いつもさっぱりしている				
12 いつもとかわりなく　仕事をやれる				
13 落ち着かず　じっとしていられない				
14 将来に　希望がある				
15 いつもより　いらいらする				
16 たやすく　決断できる				
17 役に立つ　働ける人間だと思う				
18 生活は　かなり充実している				
19 自分が死んだほうが　ほかの者は楽に暮らせると思う				
20 日頃していることに　満足している				

逆転項目：2, 5, 6, 11, 12, 14, 16～18, 20
40点未満：抑うつ状態はほとんどなし，40点台：軽度の抑うつ性あり，50点以上：中等度の抑うつ性あり

　PSDの評価バッテリーとしては，一般的なうつ状態の評価に用いられているSDS（**表1**）を利用している場合が多い．この評価バッテリーは質問紙形式の評価法であり，うつ状態をカットオフポイントを用いて判断できる評価法である．利用する際の注意点として，精神科領域でみられるうつ病の評価で用いられている評価法であり，CVA後の薬物療法の影響や身体機能上の

表2 日本脳卒中学会・脳卒中うつスケール（Japan Stroke Scale, Depression Scale：JSS-D）（文献16のp211より引用）

[1] 気分
- A：気分爽快やうつ気分はなく，普通にみえる　☐ A＝−0.98
- B：気分がふさいでいる様子がある　☐ B＝−0.54
- C：気分が沈む，寂しい，悲しいという明らかな訴えや素ぶりがある　☐ C＝ 1.52

[2] 罪責感，絶望感，悲観的考え，自殺念慮
- A：特に自分を責める気持ちはなく，将来に希望がある　☐ A＝−2.32
- B：自分は価値がない人間だと思い，将来に希望をなくしている　☐ B＝−0.88
- C：明らかな罪責感をもつ（過去に過ちをした，罪深い行為をしたなどと考える）ないしは死にたいという気持ちを持つ　☐ C＝ 3.19

[3] 日常活動（仕事，趣味，娯楽）への興味，楽しみ
- A：仕事ないしは趣味・娯楽に対して，生き生きと取り組める　☐ A＝−1.17
- B：仕事ないしは趣味・娯楽に対して，気乗りがしない　☐ B＝−0.94
- C：仕事ないしは趣味・娯楽に対して完全に興味を喪失し，活動に取り組まない　☐ C＝ 2.11

[4] 精神運動抑制または思考制止
- A：十分な活気があり自発的な会話や活動が普通にできる　☐ A＝−0.84
- B：やや生気や意欲に欠け，集中力も鈍い　☐ B＝−0.53
- C：全く無気力で，ぼんやりしている　☐ C＝ 1.37

[5] 不安・焦燥
- A：不安感やいらいら感はない　☐ A＝−1.11
- B：不安感やいらいら感が認められる　☐ B＝−0.64
- C：いらいら感をコントロールできず，落ち着きない動作・行動がしばしばみられる　☐ C＝ 1.75

[6] 睡眠障害
- A：よく眠れる　☐ A＝−1.83
- B：よく眠れない（入眠障害，熟眠障害ないしは早朝覚醒）　☐ B＝−0.64
- C：夜間の不穏（せん妄をふくむ）がある　☐ C＝ 2.47

　※付加情報：Bを選択した場合，以下のうち認められるものに○をする。複数選択可。
　　入眠障害（　）　途中覚醒・熟眠障害（　）　早朝覚醒（　）

[7] 表情
- A：表情は豊かで，明るい　☐ A＝−0.52
- B：表情が乏しく，暗い　☐ B＝−0.79
- C：不適切な感情表現（情動失禁など）がある　☐ C＝ 1.31

Total	
Constant	+9.50
Total score＝	

問題で得点が増減してしまう点に配慮しなければならない。別の評価法としては，日本脳卒中学会が作成した『脳卒中うつスケール』（表2）がある。医療スタッフの観察と患者の主観的判断から，うつ状態を評価することが可能である。どちらの評価法も，失語などの自分の考えを伝えられない患者の場合には，評価が困難となってしまうことを頭に入れておく必要がある。

ここで大切なのは，OT として，PSD を診断する必要性ではなく，患者の精神状態を広く捉えていく重要性を忘れてはいけないということである．患者の身体機能や ADL 能力，高次脳機能といった身体領域の評価だけでなく，患者の語りから得られる訴え・悩み・希望・現状認識といった本人の心理状態を理解し，患者を取り巻く様々な環境や人間関係などの情報を他職種と連携しながら収集し，患者が現在置かれている状況を理解する．こうした総合的なかかわりの中で心理面の評価・判断をしなければ，その後の治療介入で良好な関係が築けず，患者が前向きに未来に向けて歩みを進める手助けができなくなってしまうことも考えられる．

(5) 心理的問題を抱える患者への対応

PSD のような心理的問題を抱えている CVA 患者は多く，作業療法場面のみならず，ほかのリハ場面や病棟などの生活場面においてもケアや対応をしっかり行う必要がある．多職種間で対応に違いがあれば，患者に気分・気持ちの波を与えることになり，さらに状況が悪化してしまうことも考えられる．注意深く患者を観察するだけでなく，他職種の言動にも気を配り，チームで患者を支えていく必要がある．OT はそのカリキュラムで精神障害についての基礎とその対応を学んでいる．チームにおいて率先して患者への対応を考えていくことが望ましい．

CVA の心理的ケアの基本的なスタンスは受容と共感であるが，さらにもう一つの重要な要素として，「ともに目標を達成しよう」というパートナーシップを患者に示すことである（図3）．マラソンの伴走者のように，常に励ましつつも，ペース配分に十分に注意しながら，ともにゴールを目指す姿勢が必要となる．

(6) 具体的対応策は

①休養も大切なことを認識する

運動療法や動作練習の強度を調節し，身体的に休養することが大切な場合もある．うつ状態で不安が強いときなどは，ゆっくりと話を聞くことに重点を置き，身体と精神の両方を休めることが必要である．また，本人の好きなことやレクリエーション，レジャーなどがPSDに対して効果的との報告もあり，心の休養としてアクティビティを選択し，その中で楽しみや作業に対する親しみを見いだしてもらうことを試みる．

②患者自身が選択して動くことのできる環境を整える

病院内では患者は受け身の生活が続きやすい．医療者にいわれるがままの行動では，達成感が得られにくく，「自分では何もさせてもらえない」というストレスも溜まりやすいため，充実感がない．患者自身が選択して動くことのできる環境を整えることで，自ら考えて問題解決をしていく姿勢を引き出

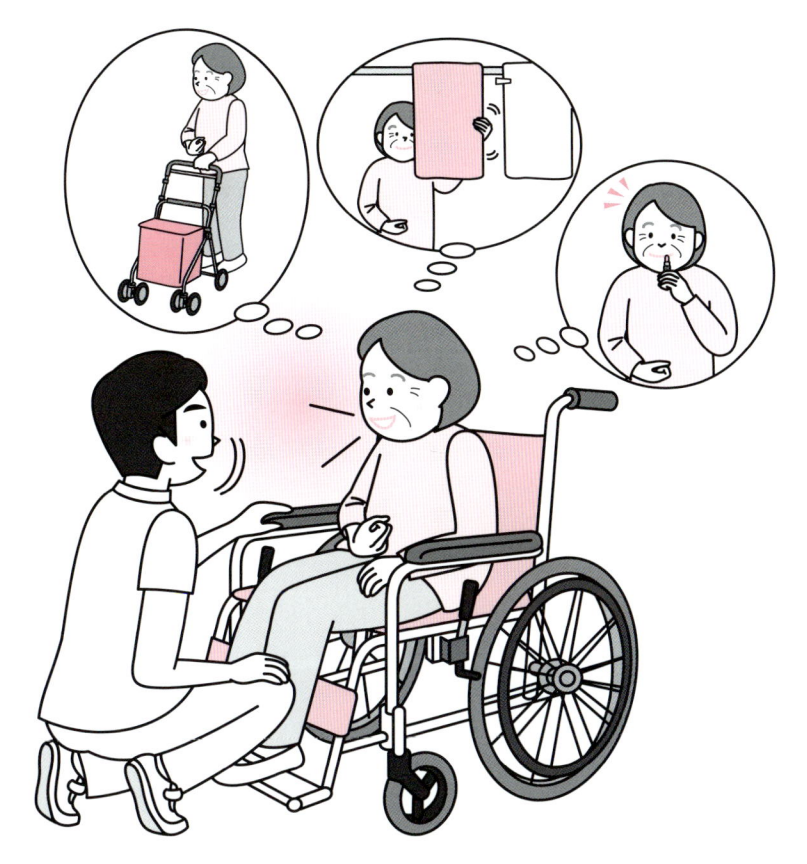

図3　患者とのパートナーシップ

すことができる．中には丁寧に援助をする必要のある患者もいるが，そのような場合でも患者自身が選択し，その結果として問題を解決できたと感じられることが，気持ちの整理を図るうえで重要である．

③適度な運動を行う

　うつ状態には軽い運動が有効との報告[17]がある．『脳卒中治療ガイドライン2009』[15]でも運動はPSDの発生を減少させるために勧められている．また，有酸素運動やパワーリハも有効との見方もある．

　気持ちが乗らず，全く動いてくれない患者にはセラピストが手伝って身体を動かしてみることも大切である．身体を動かすことが脳の淡蒼球の働きに影響し，"やる気"が起こるとの報告[17]もある．また，大げさになりすぎないように褒めることで，脳の報酬系に作用して淡蒼球が賦活し，やる気が起こる，行為の習慣化が促されるとの考えもある．

④「PSDかなあ」と考えたら報告を

チームで患者に介入している場合には，チームにPSDの存在を伝えることが大切である。医師は抗うつ薬などを処方し，看護師は日々のケアの計画を再考するなど，適切な対応の手助けとなるはずである。リハスタッフもPSDの存在を知ったうえで介入を行うことで，対応を適切なものにすることができる。チームで情報を常に共有し，心理的問題をチームの共通認識とすることで，より効果的な対応を行うことができるはずである。

⑤患者の不安や気分・感情を理解する

PSDは不安やうつ気分・感情が問題となる。そうした心理的問題の解決に向けて働く必要がある。CBTは精神科領域の"うつ"に広く使用されている。CBTを使用することで，今抱えている不安が何なのかを具体的に捉えることが可能となり，具体的なサポートにつなげやすい。また，目標は共同作業で決定して共有することで，参加レベルからトップダウンで決定しやすい。さらに，自らの語りから決めた目標であるため，自らの指針となりやすく，動機付けも保ちやすい。

コラム

PSDに対する薬物療法

PSDに対するリハは薬物療法との併用にてより高い効果を示す可能性がある。簡単にPSDで用いられる薬剤について紹介する。頭の片隅に覚えておくと良い。

表3 PSDに対する薬物療法

分類	一般名
選択的セロトニン再取り込み阻害薬（SSRI）	パロキセチン，セルトラリン，フルボキサミン
セロトニン・ノルアドレナリン再取り込み阻害薬（SNRI）	ミルナシプラン
ノルアドレナリン作動性・特異的セロトニン作動性抗うつ薬	ミルタザピン

(7) やっぱり重要なコミュニケーション

　PSDをはじめとする心理的問題を抱えている患者と接する際には，単に傾聴し，共感を示すだけでは不十分である。患者はPSDのようにうつ状態を示していたり，意欲低下や不安を抱えたりしているため，セラピストは受容や共感を示したうえで，患者がリハに参加し，目標に向けて自ら問題解決する気持ちを持ち，具体的に行動できるようにしなければならない。そのためには，受容や共感的コミュニケーションだけでなく，双方向的コミュニケーションが求められる。双方向的コミュニケーションはCBTの中でも取り入れられている方法である。単に聞き手として傾聴するだけでなく，患者の言葉に対して，積極的に反応し患者の語りを促していく。そして，患者の抱えている心理的問題を患者自身に語らせ，セラピストはその問題を共有する必要がある。このコミュニケーション技術は，作業療法場面においても活用できる。不安を単に受け止めるだけでなく，どうすれば問題解決に向かうことができるかを，セラピストもともに考えることは，患者の自立心を育てていく。具体的なコミュニケーションのポイントは，以下の①～③である。

①親切に対応する

　基本的な態度である。どんなに忙しい中でも，患者の言葉にはしっかりと対応する必要がある。患者が「このセラピストは私の言葉をしっかり聞いてくれないな」と感じれば，双方向的コミュニケーションが成り立たないばかりか，リハもうまくいかないだろう。

②先読みせずにわからないことは質問していく

　これは，患者の言葉によって患者の考えを語ってもらうことにつながる。自分の考えをうまく伝えることができない患者であっても，セラピストはその語りのすべてを代弁してはいけない。むしろさらに質問をし，患者自身が考えをまとめて自分の言葉で述べることができるように援助する必要がある。このことは患者とセラピストとの関係をより良いものにするためにも重要である。患者は「このセラピストは私の話を真剣に理解しようとしてくれる」と感じることができ，関係性の成熟に近づくことができる。

③ソクラテス式質問法

　内容をある程度限定した開かれた質問（open question）の一種であり，患者の具体的な語りを引き出すための質問のことを指す（**表4**）。伊藤[18]はソクラテス式質問法のポイントとして以下の4つを挙げている。
・患者が自問し，自ら発見できるように誘導する。
・適度に制約を設けたオープンクエスチョンを用いる。
・相手の意見を尊重する。
・相手の発言に関心を示す。

表4 ソクラテス式質問法の例（文献18を改変）

通常の質問	適度に制約のあるソクラテス式質問
調子はいかがですか？	この1週間，どんな気分になることが多かったですか？
あなたの好きなことは何ですか？	どんな活動をしているときに楽しいと感じますか？
困っていることはありますか？	何をしているときに難しいと感じますか？

　これらのポイントを用いて患者の語りを促し，自身の抱える不安やこれからの人生に対する考え方などを探索していくことが大切である。

　CVA患者は身体機能障害やADL能力の低下とともに心理的問題を抱えている。それには様々な要因が関連している。OTは患者を支えるチームの一員として，この問題に立ち向かわなければならない。身体機能と認知機能，精神機能，心理面などのすべてが一人の人間を表し，影響していることをOTは知っている。五感を研ぎ澄まして患者のすべての現象を観察し，その分析をしなければならない。そのために観察の視点を鍛え，コミュニケーション技術を身に付け，情報を統合できる知識と思考力がOTには求められる。また，経験豊富なOTは心理面にも自然に介入しているはずである。是非，そうした諸先輩の臨床場面に目を向け，話を聞いて学んでほしい。

　OTがCVA患者の心理面に目を向けることの重要性を再度理解し，対応することは，今後の身体領域作業療法の新たなアイデンティティの一つとなるはずである。

文　献

1) American Psychiatric Association：*Diagnostic and Statistical Manual of Mental Disorders*, 4th ed, text revision(DSM-IV-TR®). American Psychiatric Publishing, 2000 |高橋三郎，大野　裕，染谷俊幸訳：DSM-IV-TR 精神疾患の診断・統計マニュアル（新訂版）．医学書院，2004|

2) Robinson RG, Starr LB, Kubos KL, et al：A two-year longitudinal study of post-stroke mood disorders：findings during the initial evaluation. *Stroke*　14：736-741, 1983

3) Robinson RG：*The Clinical Neuropsychiatry of Stroke：Cognitive, Behavioral and Emotional Disorders Following Vascular Brain Injury*. Cambridge University Press, Cambridge, 1998（遠藤俊吉，木村真人監訳：脳卒中における臨床神経精神医学―脳血管障害後の認知・行動・情動の障害．星和書店，2002）

4) Robinson RG, Starr LB, Lipsey JR, et al：A two-year longitudinal study of post-stroke mood disorders：dynamic changes in associated variables over the first six months of follow-up. *Stroke*　15：510-517, 1984

5) Shimoda K, Robinson RG：The relationship between poststroke depression and lesion location in long-term follow-up. *Biol Psychiatry*　45：187-192, 1999

6) Strakstein SE, Robinson RG, Berthier ML：Differential mood changes following basal

ganglia versus thalamic lesions. *Arch Neurol* **45**：723-730, 1988
7) 小林祥泰：脳梗塞慢性期の病態と最近の進歩―脳卒中後うつ．*Clin Neurosci* **21**：35-37, 2003
8) Åström M, Adolfsson R, Asplund K：Major depression in stroke patients. A 3-year longitudinal study. *Stroke* **24**：976-982, 1993
9) 片山泰朗，西山康裕：脳卒中後うつ病の疫学．こころの臨床アラカルト **21**：325-328, 2002
10) 木村真人：脳卒中後うつ病と認知障害との関連．こころの臨床アラカルト **21**：341-344, 2002
11) 高山大輔：脳血管障害者における人格構造の変化と心理的要因が日常生活活動に与える影響．首都大学東京大学院人間健康科学研究科平成21年度修士論文．2009
12) Zung WW：A self-rating depression scale. *Arch Gen Phychiatry* **12**：63-70, 1965
13) Rotter JB：Generalized expectancies for internal versus external control of reinforcement. *Psychol Monogr* **80**：1-28, 1966
14) 石井良和：内的―外的統制について．作業行動研究 **1**：44-52, 1993
15) 篠原幸人，小川 彰，鈴木則宏，他編：脳卒中治療ガイドライン2009．協和企画，2009，p388〈http://www.jsts.gr.jp/main08.html〉(2013年1月24日アクセス)
16) 日本脳卒中学会Stroke Scale委員会（感情障害スケール作成委員会）：日本脳卒中学会・脳卒中感情障害（うつ・情動障害）スケール．脳卒中 **25**：206-214, 2003〈www.jsts.gr.jp/img/jss-d.pdf〉(2013年1月24日アクセス)
17) 上大岡トメ，池谷裕二：のうだま―やる気の秘密．幻冬舎，2008
18) 伊藤絵美：認知療法・認知行動療法カウンセリング．星和書店，2005

3）半側空間無視患者の語りから見えてきたもの

OT「病院で車いすをこいでいたときに左にぶつかったことはありましたか？」
Aさん「左はちょっとぶつけそうですね。あのね，あの車いすは何だか知らないけど，あのボール紙の筒か何か，左のほうにあって，それが長くってね。ぶつけそうになるんです」
OT「それが長いからですか？」
Aさん「ただそれだけです」

回復期リハ病棟から自宅退院したばかりのAさん〔70代，男性，右中大脳動脈梗塞，左片麻痺重度，左半側空間無視（unilateral spatial neglect：USN）中等度，MMSE：29/30点〕との会話である。

　身体領域のOTであれば，左USN患者の乗る車いすの左ブレーキに一度は食品用ラップフィルムの芯を取り付けたことがあるのではないかと思う。これには，左ブレーキを延長し，非麻痺側の右手でブレーキをかけやすくすると同時に，左へ注意を向けやすくし，左ブレーキのかけ忘れを防ぐという目的がある。取り付ける際に，「左のブレーキをかけやすくするためにこれを付けますね」などと簡単な説明もしているであろう。しかし，当の患者がその食品用ラップフィルムの芯がついているがために左にぶつかると感じているとしたらどうだろう。われわれが繰り返す「左に気をつけてください」の声は患者に届いているのだろうか（図1）。改めて聞くUSN患者の語りは驚きに満ちていた。

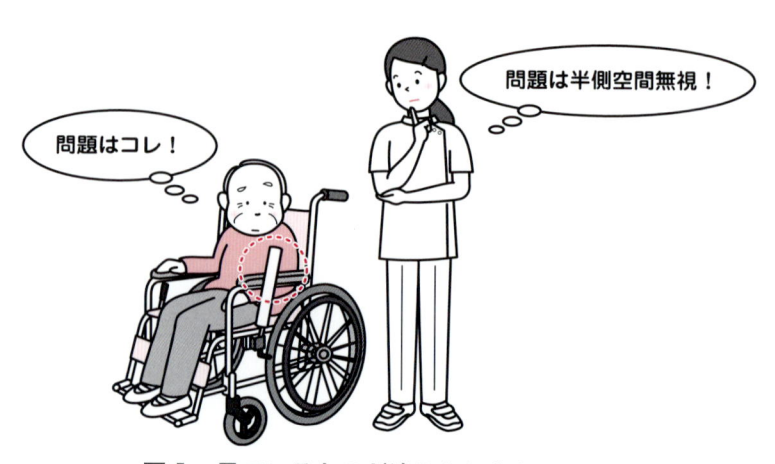

図1　見ているものが違うとしたら

(1) 半側空間無視と気づき

　USNとは，大脳半球病巣の対側の刺激を発見し，応答・反応することの障害[1]であり，CVAによる右半球損傷患者の約4割に認められるとされている[2]。USN症状があると目標物や障害物に気づけず生活上で支障が出るだけでなく，危険を回避することも困難となるために監視や介助が必要となることが多い。また，USNはリハの阻害因子となることも知られており，様々なアプローチが試みられているものの訓練として確立されたものはないのが現状である。

　視力には問題がなく"見えているのに無視してしまう"このUSNという症状は，筆者にとって養成校で習ったときから不思議で仕方がないものであり，実際に臨床で接するUSN患者の言動もやはり不思議なものだった。たとえば，自分の左手を「これは自分の手ではない，先生の手」と表現する，食事の際に左側にある白飯に気づかずに右側にあるおかずだけを食べる，人物画を描かせると左の目や耳・手足を描かない，右の靴だけを履いて左を履かない，車いすで左側の壁にぶつかり続けるなど，挙げればきりがない。USN患者は，食事の際にたいてい白飯とおかずがセットで出ることも，人間には左右対になって目や耳・手足があることも知っている。そのような概念は壊れていないのである。ならば，なぜそのような言動をとるのだろうか。USN患者は何かとても不思議な世界を見ているのだろうか。

　USNはそれ自体が見落としに対する病識の欠如と一体[3]であるといわれ，患者自身はその障害に気づきにくく自覚に乏しい[4]，洞察の障害があるとされている[5]。一方で，患者が障害に気づくと生活の中で工夫をして代償戦略を使い始めるともいわれている[6]。

　USN患者にとって気づき（awareness）の出現は重要だと考えられ，筆者も臨床場面で患者の気づきを促そうと取り組んでいた。たとえば，車いすの移乗場面で左ブレーキをかけ忘れている患者には「何か忘れていることありませんか？」と声をかけたり，あえて失敗させてその原因を考えてもらったりした。服が乱れていたり，姿勢が傾いていたりする患者には，鏡を見せて自分で修正してもらった。しかし，改めて思い返してみると，患者に「どうして左ブレーキをかけ忘れたのですか？」と聞いたことはなかったし，感覚検査はしたが，「自分の手足をどんなふうに感じているのですか？」とは聞かなかった。視野検査はしたが，「物の見え方は以前と違いますか？」とは聞かなかったのだ。

　聞いてみないとわからない，ということに筆者自身が気づいたきっかけがある。それは3度の脳出血により左片麻痺と左USNを含む高次脳機能障害を呈した医師の山田規畝子の『壊れた脳 生存する知』[7]の中に出てくる和式トイレでのエピソードである。

　看護師さんに支えられて個室のドアを開け，中に入った私はじっと足元を見つめた。黒っぽいタイル張りの床は狭苦しかった。まわりにはトイレにお

表1　対象者の基本情報

患者	性別	年齢	発症からの期間*	USN重症度**	HDS-R(点)	視野障害	感覚障害	病前の生活
A	男	73	6か月	中等度	29/30	なし	重度	町内会，趣味
B	男	69	5か月	軽度	25/30	なし	中等度	販売員
C	男	66	22年9か月	軽度	30/30	左半盲	軽度	会社員
D	男	77	6か月	中等度	30/30	なし	軽度	趣味，町内会
E	男	58	2か月	中等度	26/30	なし	重度	卸売業
F	男	64	2か月	軽度	29/30	なし	軽度	運輸業

＊：インタビュー開始時点，＊＊：Ishiaiら[11]の判定
HDS-R：長谷川式簡易知能評価スケール改訂版

決まりのものが置かれていた．ごく当たり前の風景．
「さて，どこに立とうか」と考えた．答えは出なかった．とりあえず，ここがいちばん安定していそうだ，と感じたところに足を置いてみた．
それは便器の中の平坦な水たまりだった．看護師さんは私が踏みはずしたのかと思い，あわてて抱え上げてくれた．そうではない．私はある種の確信を持ってそこを選択したのだ．

物の凹凸が認識できず，輪郭はぼんやりとわかるものの，それが示す意味がわからないという視空間失認による失敗だった．もし私が付き添っていたとしても，この看護師同様に足を踏み外したと思って「危ないですよ．よく見てください」などと注意したのではないか．患者自身は確信をもってそこに足を置いたというのに．

USN患者の気づきに関する研究には，Thamら[8]によるものがある．この研究では4人の左USN患者へのインタビューから，USN患者が自分の障害を自覚し，自ら代償戦略を用いるようになるまでの7段階にわたる内的経験のプロセスを示している．また，気づきに関するほかの研究では文化の違いが気づきの質に影響する[10]という示唆もみられるが，国内でのUSN患者の気づきに関する研究は事例報告にとどまっていた．そこで，筆者はUSN患者が自分の身体や自分の取り巻く世界をどう感じているのか知るため，インタビューを実施した．

インタビューの対象としたのは，CVAによる右半球損傷を有する左USN患者のうち，30分～1時間程度のインタビュー実施が可能な耐久性を有し，重度の意識障害と認知症の既往，重度の記憶障害がなく，言語でのコミュニケーションが可能な者とした．条件に該当した6人の左USN患者（表1）がインタビューの主旨を理解し協力に同意してくれた．Cさん以外の5人はインタビュー開始時には回復期リハ病棟に入院中だった．感じ方がどう変化していくのかを知るため，Thamらの研究に倣い複数回（2～6回）のインタビューを実施した．所要時間は1回あたり10～80分だった．インタビュー内容としては「左半身をどのように感じるか」「物の見え方に以前と違いはある

View Point
Thamらによる研究

対象者はスウェーデンの58～76歳の女性4人だった[8,9]．データ収集は16週間にわたって行われ，そのうち4週間は障害への気づきを促すプログラムが行われた[8]．プログラムの中で患者は料理や園芸などの強い興味を持つ課題を選択し，徐々に自分の障害を理解し，試行錯誤の中から新しい戦略を見いだしていった[8,9]．Thamら[8]は意味のある作業に従事する機会がなければ，障害に気づいていくプロセスはうまくいかなかった可能性があるとしている．

A. 身体領域作業療法における患者心理と対処

Key Word

†1 Catherine Bergego Scale（CBS）[12,13]

フランスの神経内科医Catherine Bergegoらによって開発されたUSN患者のADL上での問題点を抽出する評価法である。患者による自己評価とOTなどによる観察評価の2通りの使用方法があり，自己評価と観察評価の得点差を見ることで患者の病識の程度がわかるとされている。

View Point

気づきの3つのレベル（Crossonら[14]）

1. 知的気づき：障害が存在していることを理解する能力
2. 体験的気づき：実際に起こった問題を認識する能力
3. 予測的気づき：行動する前に問題が起こると予測する能力

Key Word

†2 修正版グラウンデッド・セオリー・アプローチ（M-GTA）[15]

1960年代にGlaserとStraussによって考案されたグラウンデッド・セオリー・アプローチ（GTA）を，木下が臨床研究に応用しやすいように修正した質的研究法の一つである。GTAの基本特性を継承しつつ，深い解釈を可能とする独自の分析方法を提示したものであり，ヒューマンサービス領域で，対象とする現象がプロセス的特性をもつ研究に適するとされる。

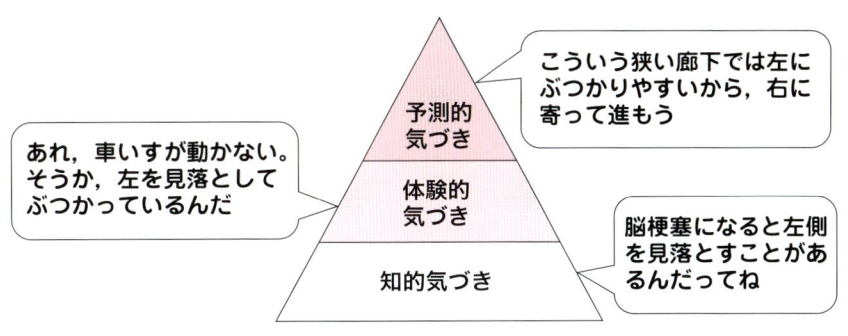

図2　気づきの3つのレベル（文献14を改変）

か」「最近，日常生活やリハで行ったことで，うまくできたことと難しかったことは何か」「左への注意がおろそかになると感じることはあるか」「生活の中で工夫していることは何かあるか」などの質問を用意した。初回は病前の生活や趣味，病気になって苦労したことなどについて語ってもらった。左USNに関するエピソードが出た際には，「そのときどう感じたか」「どうしてそうなったと思うか」「今後どのようにしたら良いと思うか」などの質問を投げかけ，なるべく患者自身が感じていることを引き出すように心がけた。また，Catherine Bergego Scale（CBS）[†1]自己評価を実施し，「どうしてその点数を付けたか」などを質問した。実際に担当しているOTからも話を聞き，患者の基本情報やUSN重症度，精神機能，問題点，目標，プログラムなどについての情報を得た。

Crossonら[14]は気づきには，①知的気づき（intellectual awareness），②体験的気づき（emergent awareness），③予測的気づき（anticipatory awareness）の3つのレベルがあるとし，図2のようなピラミッド型で表した。知的気づきは体験的気づきや予測的気づきの基礎であり，体験的気づきがある程度出現していることが予測的気づきの出現に必要だとしている。Thamら[8]の研究では4人の対象者全員がUSNを自己認識し，うまくいかないときには左を見るという対策や，左USNにより問題が起こりそうな場面で事前にそれに対処するといった予測的気づきによる代償戦略をとるようになっていった。しかし，筆者の実施したインタビューからは自己認識できた患者と自己認識できない患者の2群に分かれるという結果となった。C，Fさんの2人はUSNにより問題が起こりそうな場面でそれを予期して代償戦略を使用する予測的気づきが出現していたため"自己認識できた患者"とした。また，A，B，D，Eさんの4人は予測的気づきがみられず，知的気づきや体験的気づきが不十分ながらみられる程度だったため"自己認識できない患者"とした。

インタビュー結果を修正版グラウンデッド・セオリー・アプローチ（M-GTA）[†2]に準ずる方法で分析し，障害に対する気づきのプロセスを導き出した（図3）。以下にそのプロセスを示す。〈　　〉は分析により生成されたカテゴリーを示している。

図3 気づきのプロセス

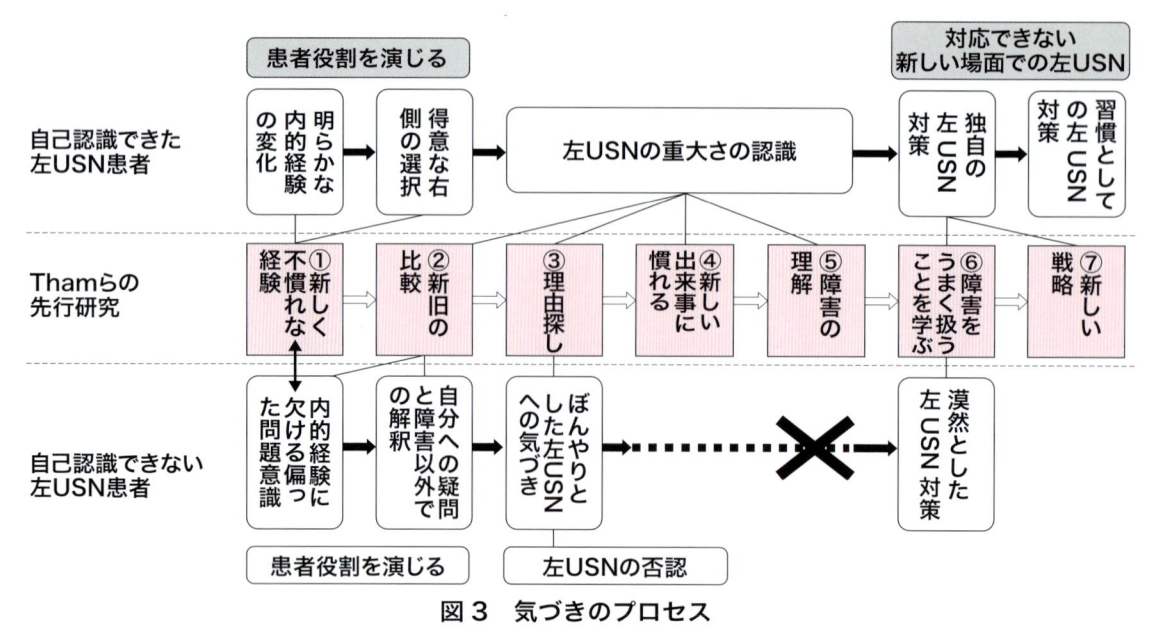

自己認識できた患者、できない患者の気づきのプロセスをThamら[8]の先行研究のプロセスと対比させた図である。

Key Word

†3 内的経験（inner experience）

ここでは運動・感覚障害や高次脳機能障害に伴う主観的な感じ方を内的経験としている。たとえば、自己認識できた患者は自分の左手を「丸太ん棒みたいな感じ」「この手は誰のだろうという感じ」と表現した。Thamら[8]の研究では自分の指を「そこに転がっている5本のソーセージ」「右腕は優しくてあたたかくて素敵なのに、左腕はいつも冷たくてよそよそしい」と表現する者がいた。これに対し、自己認識できない患者は「何かつかもうとか、つまんでいくとかっていうのはできないですね」と運動機能のみを語った。

自己認識できた患者は、まず〈明らかな内的経験†3の変化〉を体験し、一度は〈得意な右側の選択〉を行うものの、失敗経験などを経て〈左USNの重大さの認識〉をし、次第に〈独自の左USN対策〉を立てるようになり、最終的には〈習慣としての左USN対策〉をとるようになるという流れがみられた。最初の頃にはいわれたことをやるといった受け身的な〈患者役割を演じる〉様子が認められたが、独自の左USN対策を立てる頃には主体的になっていく様子もみられた。また、最終的に〈対応できない新しい場面での左USN〉があるという課題もみられた。障害に気づいていくプロセスとしてはThamらの先行研究と同様のプロセスを辿っていたといえる。

自己認識できない患者は初めの段階で〈内的経験に欠ける偏った問題意識〉が認められた。これは患者らが左半身を物のように感じたり、不快に感じると語った先行研究の第一段階"新しく不慣れな経験"とはかなり異なる状態だった。その後〈自分への疑問と障害以外での解釈〉を持つ様子がみられ、指摘を受ける中で〈ぼんやりとした左USNへの気づき〉が出てくるものの〈左USNの否認〉との間で揺れ動く様子がみられた。ぼんやりとした左USNへの気づきの中から〈漠然とした左USN対策〉を語るようになるが、それは障害の理解がないままに出てきたものであり、実感を伴わないものだった。

(2) 無視することは本人にとって失敗か？

自己認識できた患者の一人のCさんは、病院内で自主的に歩行訓練を行っているときに迷子となり、その原因がUSNであることに気づいた。「人に聞

Prigatano[16] は self-awareness を「外界の現実と内的経験の両方からの情報の統合を必要とするプロセス」としている。内的経験の有無が気づきのプロセスを左右する要因の一つであることが考えられる。

View Point
"患者役割"を演じる

インタビューをして驚いたことの一つが，自己認識できた患者・できない患者に共通して"患者役割"を演じる様子が見られたことである。これは患者が持つ「病院では職員の指示に従うべき」という暗黙の了解や，医療従事者の心のどこかにある「素直な患者は良い」という意識の両者が作り出しているものなのではないか。

いたりして自分の病棟に戻る間に，向こうから来たときに，左側にあるこの廊下を見落としちゃったから自分が迷子になったんだということで，左側が見えないということを，すごく自覚した例ですね」と語り，焦りや悔しさから強い印象を残しているエピソードのようだった。そして，「これがもし外だったら大変なことになったんだろうなあ」「よほど注意しないと大きな問題を引き起こすなあ」とUSNが今後の生活にも影響することを予測し，「常に左側を注意しようという意識を持つ」といった対策を立てるようになった。次第に「常に左側から物事が始まり，テレビを見るにしてもテレビの位置を左側にして席に座るっていうような」行動を自然にとるようになったと語った。

Cさんは復職しているが，そのように注意しているにもかかわらず，現在でもUSNによるミスは起きているという。「データを読み取る業務があるんですね。たとえば，コード化された番号が，数字がこう並んでますね。その左側の最初の1文字2文字を見落としてコードを読み取ってしまって，それを打ち込むと全く別のデータが出てきてしまうというようなエラーが再三起きて，もうあいつには正確な打ち込みができないからっていうことで仕事もどんどん減らされてしまう状況です」。

Cさんは，入院中OTから結んだネクタイにループ状のゴムがついたものをすすめられたが，片手でネクタイを締める技を自ら習得した努力家で，インタビュー中も笑顔が絶えなかった。「まあ，家庭生活だったらそんなに大変なことはないけれど，仕事をしているときにそういうことがあると大事に至るんで，常に左側を注意しようという意識を自分自身に持つようにしています」。Cさんにとって，なぜ仕事がそんなに大切なのか，その理由も語ってくれた。脳梗塞を発症したばかりの頃は「底辺にいたときには動けない自分が動けるようになることで子供たちが喜んでくれるだろうと思っていた」が，自宅退院を果たし「何もしない失業者並みになって家庭生活を営み始めたときに，これじゃ理想の父親像には程遠いもんだ」と感じ，「少なくとも無事に出勤していく後ろ姿を子供たちに見せてやることが父親の責任」と考えるようになったという。Cさんにとっては，家族にとっての理想の父親でいることに価値があり，そのための復職，そのための左USN対策という流れがあったことがわかる。

自己認識できない患者の一人のAさんは初回のインタビュー後に自宅退院した。初回で自身のUSNについては否定していたAさんだったが，2回目のインタビューで自宅を訪れると，何か面白いものを発見したように語ってくれた。

Aさん「友達の追悼文を少し書いたんですよ。女房が笑うんですけどね，鉛筆で書いていくと文章がずーっとこう片方へ寄っていくんですよね。左から右へ」。

OT「それはどうしてなんでしょう？ なぜ寄って行ってしまうのですか？」

Aさん「ひとりでにそうなっちゃうだけの話。これは今までも，発症する前

もこんな感じだったんだけどね。脳梗塞があったのかな」
　USNの結果として起こった出来事には気づけたが，その原因にはあまり関心がないように見えた。しかし，3回目のインタビューで訪れると，Aさんはまた新たな発見をしていた。

Aさん「デイサービスで，結構休み時間，囲碁を打ってるんですよ」
OT「碁を打ったのは病気をされてから初めてですか？」
Aさん「そうですね。まあ，まともに打ったのは。やっぱり左のほうの関心がね，ちょっとポカなんかやりますね」
OT「それはやっている最中にご自分で気づかれましたか」
Aさん「うん。ちょっとね，碁で左の場面ね，やっぱりミスが出ちゃうんですね。左のほうがね，読めない，よく読めない」
OT「やっぱり……それは左のほうに注意が行かない感じがしますか？」
Aさん「そうですね。…右の方はわりと読めるけれどね」
OT「その辺はどんなふうにしたらうまくいきそうですか？」
Aさん「まあ，慣れですから。左のほうもよく見るようにね」

　「左のほうもよく見る」という左USN対策を語ってくれたが，その言葉は深刻味が全く感じられず，漠然としている印象を受けた。恐らくAさんは囲碁の場面になれば同じことを繰り返すのではないか。Cさんの「家庭生活だったらそんなに大変なことはないけれど，仕事をしているときにそういうことがあると大事に至るんで」という言葉を思い出した。Aさんは入院中にADL場面での左USNに気づいた発言がみられなかったが，自宅退院してやりたかった作業である追悼文や囲碁の場面で左USNの結果への気づきを得た。自分らしい作業はAさんにUSNの結果への気づきをもたらしたが，それはAさんにとって「そんなに大変なこと」ではなく，変える必要を感じないのかもしれない。そう考えるとAさんにとって，USNの結果として起こることは"失敗"ではないのかもしれない。
　山田規畝子も『壊れた脳も学習する』[17]でこんなふうに書いている。

　私もよく，スカートがめくれたまま歩く，なんてことをします。でも，それは失敗でしょうか。当事者としては恥ずかしいことではありますが。「めくれてますよ」と注意してくださる方がいて，私も素直に「ありがとうございます」と言うのですが，じつは「だから何か？」とか思っている，ひねくれた自分もいるのです。
　～中略～下着が見えそうな程短いスカートをはいている女子高生に向かって「下着，見えますよ」とは注意しないのと，そう変わりはないように思うのです。とくに障害者にしてみれば，今日一日を死なないように生きている生活の中では，スカートがめくれているくらい，どれほどのことでもないのです。

USNの結果として起こる出来事は，OTからは失敗に見えるが，もし患者にとっては失敗ではないとしたらどうだろうか．何度注意しても同じことが繰り返される理由は，そういったところにもあるのかもしれない．

(3) 心の中のリハに対する疑問

Cさんは，「今のままの身体で社会復帰をする，順応するって訓練を一生懸命させられているけれども，そんなことよりもここは病院なんだから，この動かない身体を動かすように，指が使えるような，そのマッサージとか機能訓練とか，そういうふうな訓練をしてほしいという要望が強くて，それをしてくれない先生方に反発心を内心持っておりましたね」と語り，自分の要望とリハの内容が一致した理学療法には一生懸命に取り組んでいたが，一致しなかった作業療法には一生懸命になれず，内心ふざけながら取り組んだと話した．しかし，パソコンの練習に関しては「憧れでもあったわけ，パソコンを使うってことね．自分にとって意義があるから，これを一生懸命教えてくれっていう気持ちが強かったよね．だけど，エクセルまでは入らなかったからね」と語り，もしMicrosoft® Excel®の指導があったならばもっと作業療法にまじめに取り組んだだろうと話した．しかし，そのような気持ちは「言いにくかった．口には出せなかったよ．気持ちの中にはあった」と語った．

Dさんは言語療法について「書類を真正面に置きなさいっていうわけ．それで計算するときも真正面に置きなさいっていったってさ，今まで真正面に置いて計算したことなんてないんですよ．たいてい右手中心主義だから．そうすると少し斜めになるでしょ．それがいけないって注意されたの．書きづらいけど仕方ない，時間かかっても．だから何をやってるのかなあと思って」と語った．実際にDさんが病前にどうだったかはわからない．しかし，本人がこう考えているかぎり，左側の見落としもそのせいだと考えてしまうことが予想できる．

Dさんは車いす駆動については次のように語った．

Dさん「車いすのときはよく左にぶつかってたよ．右足でこいでたから，左のことは全然考えなかったから．そうすると左をもう少し見てね，ぶつからないようにしてくださいってことはよくいわれた」

OT「そういわれてどう思いましたか？」

Dさん「そんなにね，私に……応じてじゃないなあと思って」

OT「応じてないってどういう意味ですか？」

Dさん「要するに，自分は左のほうが目が利かないってことでそこにぶつかっちゃうんじゃない．こぎ方が下手だっていうだけで（左側へ）行っちゃったんじゃないかな」

以前ならば，この発言を聞いて"病識がない"と感じただけかもしれないが，これはDさんの中では筋が通っていることだ．「右足でこいでたから，左のことは全然考えなかった」という発言は，片麻痺患者の車いす駆動の真実を表しているのだ．実際，Dさん以外からも，車いすでの左側へのぶつかり

を問題視する発言は少なかった。車いすは入院して初めて使う道具であり，また今後もずっと使うとは思っていないため，うまく操作できなくても問題意識を持ちにくいと考えられた。

Aさんはリハに関する話の中でこう語った。「歩いているときね，OTの女性が手をつないできたわけですよ，左手をね。それをやるとさ，歩いているのに一生懸命だけど左のほうに注意が行っちゃうでしょ。だから歩くのが怖いんですよね。その辺がやっぱり嫌だったですね」。

同じようなことを山田規畝子も『壊れた脳も学習する』[17]で書いている。

> セラピストが左からアプローチしてくるのを非常に不快なものに感じるんです。右なら分かるのに，なぜ左からこの大事なことをやらせようとするんだという感じで，嫌な気持ちがするんです。

筆者自身，患者の注意を左側に向けるために行う麻痺側への感覚入力や，左側からの声かけは，USNアプローチの基本という意識があり，これまで疑問を抱くことがなかった。しかし，もしかすると筆者が接してきたUSN患者たちも"嫌だな""怖い"と思っていたのかもしれない。左側からのアプローチが恐怖感や嫌悪感を引き起こしていたとしたら，左の空間自体が嫌な印象になってしまうこともあり得ることだ。

これらの話から浮かび上がってくるのは患者の思いとOTの意図とのズレである。これらの介入も，時期や導入方法が異なっていれば有効な介入になっていたはずである。また，"患者役割"を演じようとする患者たちの姿も見える。Bさんは「今は出されたこと，命令をそのままやっているだけですから」と語ったが，患者たちは一様にOTの指示に従う姿勢でいた。皆，OTに対する感謝の気持ちを持っており，だからこそ介入に対し疑問や恐怖感を抱くことがあっても，それを伝えることはできなかった様子である。

View Point
感謝しているから…いえない

リハに対する疑問を口にした患者も，スタッフに対しては感謝の思いだけを語った。スタッフが自分のために一生懸命やってくれていることがわかっているからこそ，疑問や要望を直接にいえないという問題があることがわかった。患者からの率直な意見の汲み上げという視点で，チーム内での情報交換や代行制度を活用していく必要が感じられた。

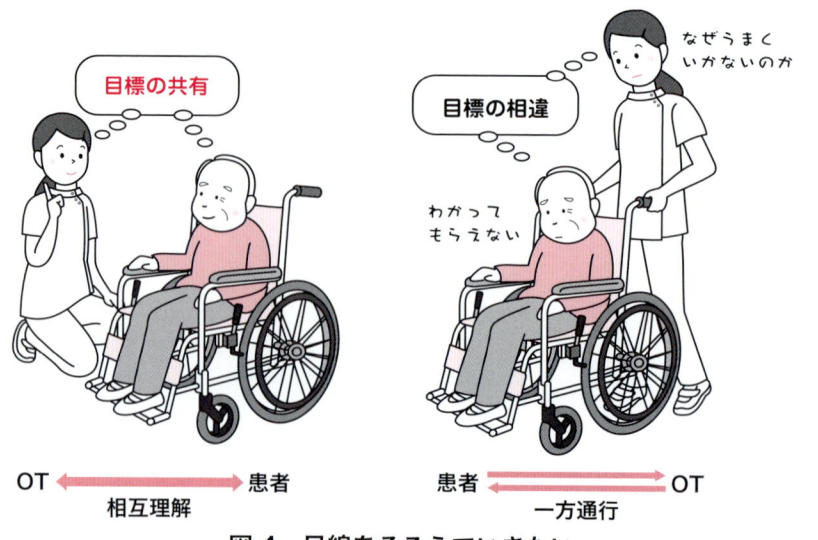

図4 目線をそろえていきたい

View Point
上から目線

「この患者さんは病識がなくて」．こう口にするとき，無意識に上から目線になっていることに気づいた．"病識"のような言葉を安易に使わないようにすることから，患者に寄り添うことが始まるのではないか．

　今回のインタビューを通じて感じたことは，本当の意味で患者の目線に立つことの大切さである．OTは基本的に"患者中心"で"目標を共有"したリハをこれまでも心がけてきたと思う．しかし，どこかで"上から目線"で教科書的な正解を患者に押し付けようとしてきた部分もあったのではないか．本当の意味で目標を共有するためには，セラピストが患者の目線に立つこと，患者自身にも"患者役割"を演じる受け身的な姿勢ではなく自分で考えることを学んでもらうことが必要なのではないかと感じた（図4）．

文　献

1) Heilman KM, Valenstein E (eds)：*Clinical Neuropsychology*, 3rd ed. Oxford University Press, New York, 1993（武田克彦，坂下康雄：半側空間無視とその関連する障害．in 杉下守弘監訳：臨床神経心理学．朝倉書店，1995，pp185-216）
2) Diller L, Gordon W：Interventions for cognitive deficits in brain-injured adults. *J Consult Clin Psychol* **49**：822-834, 1981
3) 石合純夫：半側空間無視．臨床リハ **18**：782-789, 2009
4) 安藤徳彦，林　恵子，梅村文子，他：高次脳機能障害によるADL障害への対応―半側無視・注意障害．総合リハ **20**：921-926, 1992
5) Werth R：*Neglect nach Hirnschädigung：Unilaterale Verminderung der Aufmerksamkeit und Raumrepräsentation*. Springer, Berlin, 1988（濱中淑彦監訳，波多野和夫訳：半側無視の神経心理学．シュプリンガー・フェアラーク東京，1991，pp5-28）
6) 石合純夫：半側空間無視の代償と回復．失語症研究 **16**：134-142, 1996
7) 山田規畝子：壊れた脳 生存する知．角川学芸出版，2009, p50
8) Tham K, Borell L, Gustavsson A：The discovery of disability：a phenomenological study of unilateral neglect. *Am J Occup Ther* **54**：398-405, 2000
9) Tham K, Ginsburg E, Fisher AG, et al：Training to improve awareness of disabilities in clients with unilateral neglect. *Am J Occup Ther* **55**：46-54, 2001
10) Katz N, Fleming J, Keren N, et al：Unawareness and/or denial of disability：implications for occupational therapy intervention. *Can J Occup Ther* **68**：281-292, 2002
11) Ishiai S, Furukawa T, Tsukagoshi H：Visuospatial processes of line bisection and the mechanisms underlying unilateral spatial neglect. *Brain* **112**：1485-1502, 1989
12) Azouvi P, Olivier S, de Montety G, et al：Behavioral assessment of unilateral neglect：Study of the psychometric properties of the Catherine Bergego Scale. *Arch Phys Med Rehabil* **84**：51-57, 2003
13) 長山洋史，水野勝広，中村祐子，他：日常生活上での半側無視評価法Catherine Bergego Scaleの信頼性，妥当性の検討．総合リハ **39**：373-380, 2011
14) Crosson B, Barco PP, Velozo CA, et al：Awareness and compensation in post-acute head injury rehabilitation. *J Head Trauma Rehabil* **9**(3)：46-54, 1989
15) 木下康仁：ライブ講義M-GTA―実践的質的研究法 修正版グラウンデッド・セオリー・アプローチのすべて．弘文堂，2007
16) Prigatano GP, Schacter DL (eds)：*Awareness of Deficit after Brain Injury：Clinical and Theoretical Issues*. Oxford University Press, New York, 1991（中村隆一監訳：脳損傷後の欠損についての意識性―臨床的・理論的論点．医歯薬出版，1996）
17) 山田規畝子：壊れた脳も学習する．角川学芸出版，2011, pp167-168, 285

2. 臨床作業療法における様々な心理的課題

1）一般的疾患の作業療法に認知・行動的介入が必要な理由

(1) 作業療法士が行うべき役割の再認識

　一般的疾患において，OTが日常的に関与する割合はどれくらいだろうか？　この項では，"うつ"に焦点を当てて，認知・行動的介入の必要性を検討してみたい。

　まず，"うつ病"単独の疾患治療にOTが関与している割合は，実際にはそんなに多くないものと考えられる。作業療法の対象疾患としての"うつ病"はとても重要であるが，作業療法の実践的取り組みとしては，まだ十分とはいえない現状が『作業療法白書2010』[1]などの統計資料から明らかとなっている。最近では，日本作業療法士協会が各地で"うつ"の研修会を企画して，その普及に努めているくらいである。そして，病院施設において作業療法の対象となっている一般的疾患患者の中には，"うつ病"または"うつ状態"を呈する割合が相当数にのぼるといわれている。

(2) うつ病における動向[2]

　近年，わが国のうつ病患者数は増加傾向にあり，特に男女共，働き盛りの20〜50代で増えている。内科，神経内科などの一般外来を受診したうつ病の頻度は5.4％という報告がある[2]。また，身体疾患を持つ外来患者の12％，入院患者の24％にうつ症状をみられるという調査結果がある[2]。

　しかし，身体疾患による入院患者といっても脳機能障害などで意識障害を持ち，はっきりとした自己認識や客観的状況把握が困難な事例では，うつ症状が早期から顕在化することは少ない。したがって，うつ症状がほかの症状に置き換えられてしまう場合が多いため，潜在的なうつの患者数はさらに多いと予測される。また，整形外科疾患などでは，四肢の変形や慢性痛など，うつ症状を誘発する原因が起きやすく，こちらも潜在的なうつの患者数は推計値より多いと予測される。

View Point

「身体領域作業療法で"うつ病の治療はできません"。診療報酬点数が付いていませんから」

そういったOTのA氏がいる。恐らくA氏だけではなく，かなり多くのOTがそう考えているだろう。これは患者の不幸に通じるOTの"誤った信念"である。実際，それは作業療法とはいえない。本書の読者ならば，もう既に気づいているはずである。"うつ症状（心）が改善すれば（動けば），生活行為が変わる（身体が動く）"。作業療法で"身体機能だけ"というカテゴリーの区切りはかなり限定的で時代錯誤なのである。身体と心を同時にみることができる専門職とは一体誰のことなのか？

表 1　うつ病が無視されて診断されやすい病名（文献 2 を改変）

自律神経失調症	慢性胃炎
更年期障害	肝機能障害，慢性肝炎
低血圧，起立性低血圧	頸肩腕症候群
高血圧	神経性食欲不振症
狭心症，不整脈	神経症（心気症，不安障害，強迫性障害）
めまい症	貧血
脳動脈硬化症	
甲状腺機能低下症	

　一方，外来での初診時に「うつ病」「神経症」などの精神障害と診断される割合は2割弱とされ，約8割が別の診断名を付けられる[3]。**表1**はうつ病が無視されて診断されやすい病名である[2]。うつ病の診断に熟練した精神科医・心療内科医の数は少なく，一般外来を担当する一般医は根拠のない診断名を付けたがらず，うつ病の明確な診断を避ける傾向がある。さらに，この診断基準自体が極めて明確とはいいにくい面もある。特に"うつ状態"と"うつ病"，"うつ病"と"心身症"の境界についての明らかな判断基準が不明瞭であり，うつ病の周辺では，そういった背景も存在するからである。

(3) うつ病の診断

　うつ病の診断基準については，ICD-10のうつ病エピソード診断が有用である（**表2**）。"軽症""中等症""重症"に区分され，大項目と小項目の数で診断される。軽症では日常生活や就労が可能であるが，中等症以上になると"社会的・職業的・家庭的活動"は困難とされる。ただし，この区分での線引きは極めて曖昧であり，実際には様々な状況が予測される。また，重症では自殺念慮も視野に入れた対応が不可欠であり，このレベルでは身辺処理動作も困難なことが予測され，医師をはじめ複数の専門職の連携・協働による対応が不可欠となる。

(4) 身体領域作業療法における"うつ"への取り組み

　これまで，身体領域作業療法において，患者の心理面への介入がいかに必要かということを論じてきた。実際のリハの場において，心理・身体の専門職である身体領域のOTとして，対象者の"うつ"などの症状を早期に見いだし，治療・訓練にCBTなどの技術を生かすことがいかに必要かについては，既にわかるであろう。

　実際に脳卒中や整形外科疾患，内部障害などを発症して入院した作業療法訓練対象者で，うつ症状を呈する患者がどの程度いるかという資料は，極めて少ない。筆者ら[5]の研究室で32施設を対象にアンケート調査を行ったところ，興味深い結果が得られた。

表2　うつ病エピソードの診断基準の概要（ICD-10）[4]

症状評価項目	軽症うつ病	中等症うつ病	重症うつ病
大項目 うつ気分 興味と喜びの喪失 易疲労感の増大，活動性の低下	2項目	2項目	3項目
小項目 集中力と注意力の減退 自己評価と自信の低下 罪責感と無価値感 将来に対する希望のない悲観的な見方 自傷あるいは自殺の観念あるいは行為 睡眠障害 食欲不振	2項目	3～4項目	4項目
参考項目 社会的・職業的・家庭的活動	可	困難	ほぼ不可，自殺危険性

　訓練対象者のうち，うつ症状を持つ患者の割合は，0～20％の施設が全体の18件（56％），20～40％が8件（25％），40～60％が5件（16％）であり，さらに1件（3％）では60～80％という高い発生率であった。また，「身体領域においてうつ症状への取り組みの必要性を感じているか」という質問では，「感じる」が20件（62.5％），「多少なりとも感じる」が9件（28.1％），「どちらでもない」が2件（6.3％），「感じない」が1件（3.1％）であった。

　「"うつ"への介入がどの程度必要であると思うか」という質問では，「運動機能やADLの向上も必要であるが，場合によって最重要課題になる」が21件，「運動機能やADL訓練以外の時間で行う」が1件，その他10件であった。その他の意見では，「急性期では服薬コントロールや症状の経過観察が多く，作業療法として具体的に尺度などを用いた評価は行っていない。また，OT個人として大いに関心があるが，病院や医師がその必要性を感じているかがわからない」「当院は急性期病院のため，原因疾患の治療が最優先。意識障害やせん妄を併発することも多く，うつ症状単体の改善を目的に作業療法が関与するということは少ない」「作業遂行上の問題点となるのであれば，もちろん身体機能も精神機能も並列関係だと思う。どの程度，作業遂行上の問題となっているかにより介入の優先順位は変わると考える」「リハ部門としては，運動を行うことや改善を図りそのフィードバックを行うことが，すなわち，うつに対するアプローチであるという面があり，運動やADL訓練とは単純に相反するものではない」というような意見であった。

　「作業療法部門として，患者のうつ症状に対してどの程度認識があるのか」という質問では，「各個人レベルで認識している」が18件（60.0％），「認識のあるOTと認識のないOTが混在」が8件（26.7％），「作業療法部門とし

ての認識は非常に高い」が3件（10.0％），「認識しているOTはとても少ない」が1件（3.3％）であった。

以上が，身体領域の病院施設における作業療法部門へのアンケート調査結果である．恐らく，これは全国的にも平均的な作業療法の現状を現しているものと思われる．結果の解釈については読者諸氏に委ねたいが，今後，OTが何から改善していかなければならないか，大きな示唆が含まれている．

文　献

1) 日本作業療法士協会企画調整委員会編：作業療法白書2010. 日本作業療法士協会, 2012
2) 前久保邦昭：プライマリ・ケアにおける軽症うつ病の臨床. 世界一般医・家庭医学会2005年アジア太平洋学術会議ランチョンセミナー記録集. 2005
3) 三木　治：プライマリーケアでみるうつ病. 最新精神医学　1：157-164, 1996
4) World Health Organization：The ICD-10 Classification of Mental and Behavioural Disorders：Clinical Descriptions and Diagnostic Guidelines, 1992 〈http://www.who.int/classifications/icd/en/bluebook.pdf〉（2013年4月10日アクセス）[融　道男, 中根允文, 小見山　実, 他監訳：ICD-10 精神および行動の障害―臨床記述と診断ガイドライン（新訂版）. 医学書院, 2005]
5) 大嶋伸雄編：身体領域作業療法におけるうつへの取り組み首都圏調査―1―. 平成24年12月 首都大学東京・大嶋研究室調査資料. 2012

2）整形外科疾患における患者の心理的課題

(1) 疾患分類と"痛み"の心理的課題

　整形外科疾患のリハにおいて，対象となる疾患の種類や重症度，治療方針などによって変化する患者の心理面へのフォローがほかの何よりも重要となる場合がある[1]。特に慢性疼痛や，関節リウマチ，重度骨関節疾患，脊椎脊髄疾患に伴う重度神経障害，四肢切断などにより様々な葛藤を抱えた患者には，物理的な治療・訓練と同時並行的に心理的介入・心理療法を必要とする者が多数存在する。そうした患者と作業療法において真正面から向き合うために当然用いるべき手段として，OT は CBT の基礎知識を学んでおく必要がある。

　整形外科疾患では，四肢の変形，四肢の機能障害・不全，四肢・手指欠損など，その問題点が多数存在するが，この項では最も重篤な障害の一つである"痛み"と心理的課題について考えてみたい。

　表1は，整形外科疾患にかかわる痛みの原因の分類である。身体領域の OT にとって，高頻度でみられるのは，頚肩腕症候群や肩の腱板断裂関節症，手外科関連の障害であるコーレス骨折などであるが，その他にも肩手症候群などの反射性交感神経性ジストロフィー（RSD，複合性局所疼痛症候群タイプⅠ：CRPS typeⅠ）などもある。これらの原因は様々であるが，当然，治療・訓練でほぼ完治するものも含めて，すべて患者にとって大きな心理的負担要因となる。

　何らかの原因により発生した痛みは，やがて極度の筋緊張，筋けいれん，過剰反射などを引き起こして循環機能の不全状態につながり，浮腫や様々な神経障害，自律神経障害などを誘発する悪循環に陥る（図1）。また，痛みに対する個人個人の反応は実に様々であり，中には考えられないような過剰反応を示したり，気質的または性格的な思考の偏り，柔軟性の欠如などから想像以上に悲嘆したり自己効力感を極端に低下させてしまったりする場合がある。その結果，実際の身体機能レベルよりも極度に低いレベルでの日常生活や社会生活に陥り，こうした悪循環サイクルを余儀なくされてしまう場合がある。

(2) 慢性疼痛と CBT

　慢性疼痛は症状を抱えて長期的に生活をしていかなければならない例の一つである。現在まで有効な治療法が確立されておらず，長期的に，あるいは生涯にわたって，その症状に順応しなければならない場合もある。

　神経生理学的な視点から，痛みとは障害や疾患の一症状として治療対象で

表1　整形外科疾患（特に肩周囲）に関連した痛みの原因（文献2を改変）

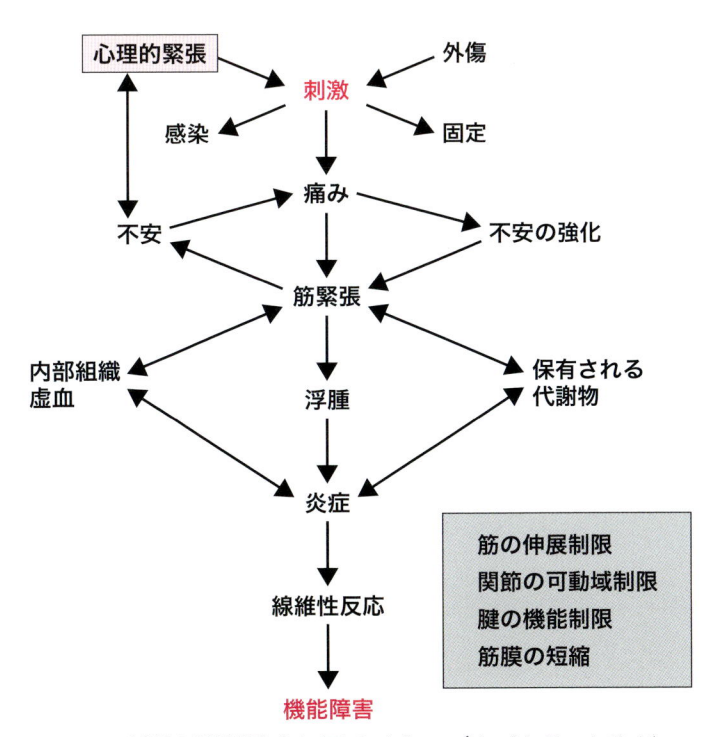

I．筋骨格系	（2）椎間板ヘルニア	a．塞栓性
A．退行変性	（3）外傷性	b．血管攣縮性
1．腱炎	（a）骨折	c．外傷性
2．腱板断裂関節症	（b）脱臼	d．動脈粥状硬化性
B．外傷性	b．髄外腫瘍	2．動脈病または瘻孔
1．骨折	2．上腕神経叢	B．静脈系
2．脱臼	a．機械的	1．静脈炎
3．肩鎖関節解離	（1）胸郭出口症候群	C．リンパ系
4．上腕二頭筋腱断裂	b．外傷	1．リンパ腫
C．炎症性	（1）牽引または貫通損傷	IV．関連性内臓痛
1．リウマチ性関節炎	c．炎症性	A．心臓
2．痛風	（1）上腕神経叢炎	B．胆嚢
3．感染性関節炎	d．腫瘍	C．横隔膜
D．腫瘍性	（1）パンコースト症候群	D．内臓破裂
1．骨	（2）腺炎	V．関節系
2．軟部組織	B．中枢神経系	A．変形性
II．神経系	1．髄内腫瘍	B．炎症性
A．末梢神経	2．脊髄空洞症	C．感染性
1．神経根	III．血管系	D．代謝性
a．脊椎管	A．動脈系	
（1）変形性関節症	1．閉塞性：急性および慢性	

```
                心理的緊張 ──→ 刺激 ←── 外傷
                   ↑         ↓  ↘
                   │    感染     固定
                   ↓         ↓
                  不安 ──→ 痛み ←── 不安の強化
                        ↓
                       筋緊張
                    ↙    ↓    ↘
              内部組織        保有される
               虚血   ←  浮腫  →  代謝物
                    ↘    ↓    ↙
                       炎症
                        ↓               ┌─────────────┐
                     線維性反応          │ 筋の伸展制限   │
                        ↓               │ 関節の可動域制限│
                      機能障害           │ 腱の機能制限   │
                                        │ 筋膜の短縮     │
                                        └─────────────┘
```

図1　刺激が機能障害に至るメカニズム（文献3を改変）

あり，特に急性の組織損傷と関連した感覚的現象とされていた。しかし，これは"急性疼痛"の実用的なパラダイムなのかもしれないが，あまりにも狭義であり，慢性疼痛を含む複雑な様相を捉えることができない。結果的に，慢性疼痛を管理するための戦略としては神経生理学から，心理社会学的アプローチに発展させ，その理論を取り入れる必要があった[4]。

慢性疼痛患者は多くの感情体験をする。共通している感情に怒り，心配，気分の落ち込み，うつ状態などが報告されている。慢性疼痛患者の多くは，下記のような回帰的考え方を持つことも報告されている[1]。
①なぜ自分に起こったのか？ → 不運による外的統制感の強化
②この痛みはいつ終わるのか？ → 事態の見通しのなさ
③自分にはもうこの痛みは制御できない → 自己効力感の喪失
④なぜ自分はこの状態に至るまで何も対処できなかったか → 視野の狭小化〜自我の矮小化

これらの考え方は非常に習慣化されており，慢性疼痛患者は現在進行して起こっていること，現状をよく把握できていない。すべて悲観的な考え方・感情であり，慢性疼痛患者では痛みはなくならないかぎり継続的な問題点となる。悲観的な考えは更なる悲観的な感情を導き，悲観的な感情は更なる悲観的な考えを導くことで重大な問題点となっていく。悲観的な考え方・感情は，慢性疼痛患者に，ネガティブな方向性（不活動や攻撃性，破壊的な行為など），社会的交流〜他者との接触などに対してマイナスな方向へ働きかけるのである。

一方で，考え，感情，行為の間の関係性を再認識するのに，慢性疼痛の管理が認知・行動的な原理によって既に実証され，積極的な考えに変われることが明らかとなっている[5,6]。

Beckは，"うつ状態"に焦点を当て，症状が軽くなるように悲観的な考え方・行為に対し再教育を実施することを提案した。一方，Banduraらは，何かするときの可能性に対する自信に関連した，自己効力感について見解を述べた。これらと類似した説明は慢性疼痛の健康管理とも関連している。

以下は，慢性疼痛患者を助けるCBTの具体的な目的である[1]。
①悲観的な考え方・感情の再構築を図る。
②悲観的な考え方・感情が内在している問題点を理解する。
③悲観的な考え方・感情へ挑戦する。
④リラクセーション，日常における活動と休憩の時間のペース配分，目標設定ができる力を高める自己肯定的な方法を発展させる。

OTとして慢性疼痛患者に行う最初の役割は，健康状態と問題点を把握し，ほかの専門職らと一緒にチームとして取り組むことで，臨床的な解決方法を提案することである。続いて用いられるCBTでは，健康状態を改善するため，何事にも活動的な参加者になれるよう促進する。方向性としては，クライエント自身が痛みをできるだけ抑えようとするより，むしろ慢性疼痛の制御のための基礎知識をどうやって獲得できるかを思考できるよう促通するこ

とになる[7]。そこから徐々に痛みの自己管理～自助を行える患者へとクライエントは行動変容していくことになる。

文　献

1) Donaghy M, Nicol M, Davidson K：*Cognitive Behavioural Interventions in Physiotherapy and Occupational Therapy*. Butterworth-Heinemann, Oxford, 2008
2) Cailliet R：*Shoulder Pain*, 3rd ed. Pain Series. FA Davis, Philadelphia, 1991（荻島秀男訳：肩の痛み，第3版．医歯薬出版，1992，pp54-56）
3) Cailliet R：*Shoulder Pain*, 3rd ed. Pain Series. FA Davis, Philadelphia, 1991（荻島秀男訳：肩の痛み，第3版．医歯薬出版，1992，p77）
4) Keefe FJ, Rumble ME, Scipio CD, et al：Psychological aspects of persistent pain：current state of the science. *J Pain*　**5**：195-211, 2004
5) Harding V, Williams AC：Extending physiotherapy skills using a psychological approach：Cognitive-bahavioural management of chronic pain. *Physiotherapy*　**81**：681-688, 1995
6) Morley S：Process and change in cognitive behaviour therapy for chronic pain. *Pain*　**109**：205-206, 2004
7) Taylor RR：*Cognitive Behavioral Therapy for Chronic Illness and Disability*. Springer, New York, 2006

3）内部障害における患者心理

（1）内部障害の変遷

　高齢化の進行とともに，作業療法においても内部障害患者を扱う例が増えている．とはいえ，内部障害のリハも現在進行形で発展途上にあるように，内部障害の作業療法そのものがまだ確立されておらず，手探りの部分が多いといえる．

　図1は『平成18年身体障害児・者実態調査結果』[1]のうち，身体障害者の障害の種別である．内部障害患者数は徐々に増加傾向にあり，平成18年で約107万人，過去15年で2倍以上増加している．同時にほかの障害との重複においても内部障害は大きな割合となっている（図2）．特に肢体不自由との重複では，91,000人（29.4％）となり，今後もわが国の高齢化と並行して増加傾向にあることから，CVAはもちろん，整形外科疾患などとの重複障害など，これまでにないリハの基本戦略が必要とされる．

（2）内部障害と作業療法の現状

　作業療法の対象となる疾患と訓練の概要について以下に述べる．

①呼吸機能障害

　呼吸不全をきたす疾患には，肺気腫・慢性気管支炎・びまん性汎細気管支炎などの慢性閉塞性肺疾患（chronic obstructive pulmonary disease：COPD），気管支喘息，特発性間質性肺炎（肺線維症）などがある[2]．これらの疾患における生命予後の延長，生活の質（QOL）の改善のための援助を行う．具体的には在宅酸素療法（home oxygen therapy：HOT）によるADLの改善，活動範囲の拡大における指導などが挙げられる[3]．

②循環機能障害

　大きく分類すると"うっ血性心不全"と"虚血性心疾患"の2つに分かれる．後者の代表である狭心症や心筋梗塞などは，高血圧症や肥満，高脂血症，糖尿病など，ほかの生活習慣病と密接な関係にあり，訓練対象としての全体像を捉える必要がある．作業療法では，ADLの改善・向上から社会生活への復帰，そして就労支援まで，幅広い援助を行う[3]．

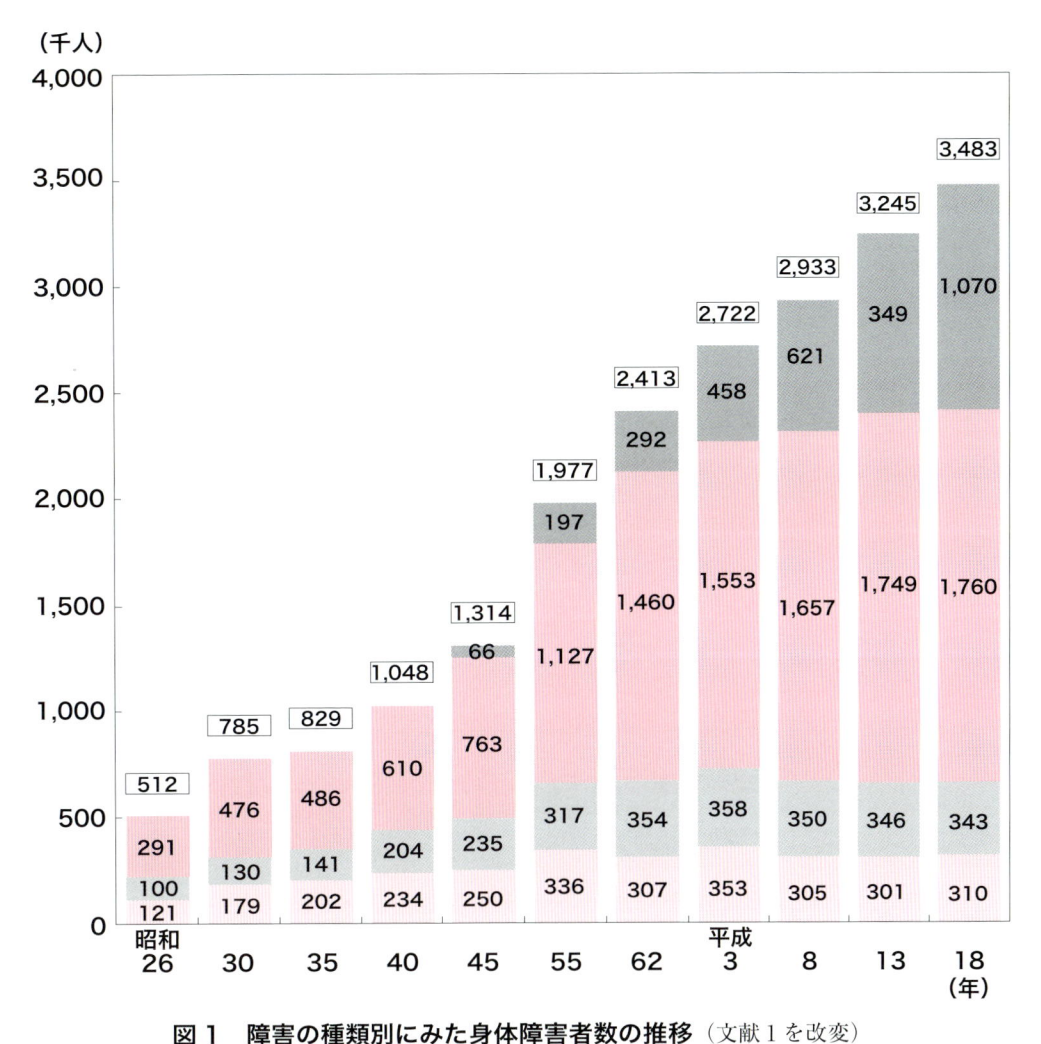

図1　障害の種類別にみた身体障害者数の推移（文献1を改変）
▢：視覚障害，▢：聴覚・言語障害，▢：肢体不自由，▢：内部障害。

③泌尿器系障害（腎機能障害，神経因性膀胱，排尿障害）

　腎機能障害患者に対して運動強度の強い負荷を与えることは長らくタブー視されてきた[2]。糖尿病性の腎機能障害患者数の増加により，腎透析患者が急激に増加しているが，適度な運動や作業活動が運動耐用能やQOLの向上，糖や脂質の代謝の改善などの効果をもたらす可能性がある。

　腎機能障害患者へのリハは，体重調整，水分管理と食事療法，運動療法，作業活動などの包括的リハとして実施される。一方，脳卒中などによる排尿障害では，神経因性膀胱や前立腺肥大などの器質的疾患を合併し，病態は複雑である。その存在は低いADLレベルと密接に関連し，リハの遅延，在宅生活復帰への重大な障害となる場合がある。作業療法では，トイレの改造，便座・手すりの調整からトイレ全般の環境調整のほか，尿意のはっきりしない患者に対し，行動療法を応用した訓練などを行う。

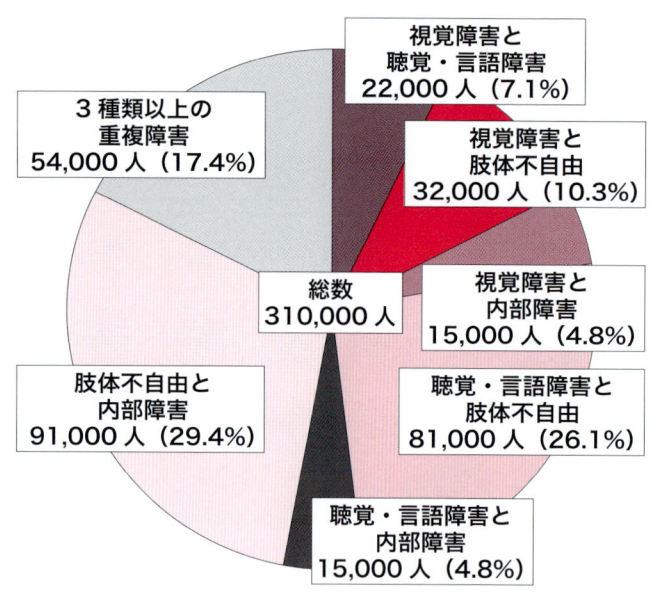

図2 身体障害者の障害の組み合わせ別にみた重複障害の状況
（文献1を改変）

- 視覚障害と聴覚・言語障害 22,000人（7.1%）
- 視覚障害と肢体不自由 32,000人（10.3%）
- 視覚障害と内部障害 15,000人（4.8%）
- 聴覚・言語障害と肢体不自由 81,000人（26.1%）
- 聴覚・言語障害と内部障害 15,000人（4.8%）
- 肢体不自由と内部障害 91,000人（29.4%）
- 3種類以上の重複障害 54,000人（17.4%）
- 総数 310,000人

④生活習慣病（糖尿病，高血圧，高脂血症，肥満）

糖尿病には網膜症，神経障害，腎症の三大合併症が存在する[2]。また，合併症である閉塞性動脈硬化症は，下肢の循環障害，感覚障害，壊疽〜下肢切断などをもたらす。高血圧の患者数は約4,000万人といわれるが，そのうち90%が本態性高血圧である[4]。そして，高脂血症は冠動脈疾患の独立した危険因子になる。一方，肥満は高血圧，糖尿病，高脂血症などを合併しやすく，これらの慢性疾患と深く関連する。こうした生活習慣病は，その名のとおり個人の生活環境・習慣と密接なかかわりを持つ病態を意味する。生活習慣病の治療では，薬物療法と並行して肥満の是正を図るため，食事指導（栄養士），そしてリハに共通した対処方法として運動・活動の処方が行われる。しかし，多くの運動指導場面における経験例が示すように，生活習慣を変えて継続させることは容易でない。

⑤悪性腫瘍

わが国でがん治療を終えた，あるいは受けつつあるがん生存者数は2015年で533万人に達すると予測されており[5]，がんが"不治の病"であった時代から，"共存する時代"になってきた。がんのリハの分類では，Dietz[6]の分類が有名である。予防的，回復的，維持的，緩和的の各段階におけるリハの役割を主に機能面からフォローするためのものである。しかし，患者はがん自体に対する不安がもちろんあるが，がんの直接的影響や手術，化学療法，放射線治療などによる身体障害に対する不安も大きいのである。以下は，が

んのリハの実際についてである。
①がん自体による局所・全身への影響，治療の副作用，臥床や悪液質に伴う身体障害に大きく左右される。
②生命予後などの観点から，患者ニーズに合ったより具体的なプログラムを立てることが原則となる。
③身体面のみならず，心理面，社会面などへ同時にアプローチする。
④病状の変化に対して，プログラム変更を伴う臨機応変な対応が必要になる。

以上のように，がんを抱えて生きていく時代に対応した，新たなリハの概念の構築と手段を提示することが求められている。

(3) 内部障害患者に対するCBT

これまで概観したように，内部障害の作業療法は今後発展する領域であり，OTの専門性をどうやって発揮できるか，エビデンスに基づく作業療法を積み上げていかなければならない。その際に忘れてはならないのが"患者中心の作業療法"であり，さらに複数の専門性を視野に入れた"チーム医療の中の作業療法"である。ほかの専門性を尊重しながら，いかに作業療法の特性を生かせるかを考慮した場合には，やはり最初に心理面への介入とその基盤につながる自己効力感が得られるような活動の選択，意欲の維持・向上を目指さなければならない。その際，CBTは説得力のある強力な選択肢であり，特に長年の慢性疾患に悩む患者，さらには患者家族への積極的援助手段になるはずである。また，同時に不安を基盤に持つこうした患者・家族への取り組みは，傾聴と言語的介入のみでは効果が得られない場合が多い。その際，活動をうまく組み合わせることで，QOLの改善と行動変容につながる事例が増えるのではないかと期待される。

文 献

1) 厚生労働省：平成18年身体障害児・者実態調査結果〈http://www.mhlw.go.jp/toukei/saikin/hw/shintai/06/index.html〉（2013年3月14日アクセス）
2) 千野直一，安藤徳彦（編集主幹）：内部障害のリハビリテーション．リハビリテーションMOOK 14．金原出版，2006
3) 大嶋伸雄編：身体障害領域の作業療法．クリニカル作業療法シリーズ．中央法規出版，2010
4) 日本高血圧学会高血圧治療ガイドライン作成委員会編：高血圧治療ガイドライン2009．ライフサイエンス出版，2009
5) がん生存者の社会的適応に関する研究班：厚生労働省がん研究助成金による研究報告集　平成14年度．2002
6) Dietz JH：*Rehabilitation Oncology*．John Wiley & Sons，New York，1981

4）地域在宅医療における患者・家族心理と多重問題

（1）患者・家族の心理をどう理解するか
――多重問題家族の理解を手がかりにして

① 多重問題家族への着目

　地域医療において患者・家族心理の理解が課題として浮上するのは，何らかの業務上の困難を専門職が感じているケースについてであることが多い。したがって，本項では日本の地域医療福祉の現場で"処遇困難ケース"と呼ばれている，いわゆる多重問題家族を念頭に置き，その家族力動の原理と人格や心理的過程の特性について取り上げる。

　多重問題家族とは，精神疾患，低所得，虐待など，家族内に多数の生活問題が重層的に形成されているケースを総称したものである。アメリカにおいては1940年代後半〜1960年代に指摘され始めた。背景に第二次世界大戦とベトナム戦争の後の精神病理を伴う家族問題の大量発生があり，地域における多職種協同の実験的チームアプローチの開発につながっている[1]。日本では，1970年代以降，特に高度経済成長以降の，雇用形態，地域社会と家族の変貌を契機に，地域医療福祉の現場から指摘され始めた。いずれも極めて強い社会経済的背景を持ち，高度な専門的・組織的アプローチが長期間にわたって提供される必要がある。

　地域医療福祉の現場では，専門職の介入に拒否的である一方で，専門職を振り回す傾向があり，その真意を汲み取ることが難しいと受け止められている。そのため，この問題はしばしばケアマネジメントの事例検討などの場において登場する。近年，地域医療の現場でも，児童・高齢者の虐待，ドメスティック・バイオレンス（DV），家庭内暴力など，家庭を舞台にした家族問題が大きく取り上げられるようになったが，こうしたケースは多重問題家族の典型である。

　従来から，多重問題家族の問題の核心には，多くの場合で，後述するようにアルコールをはじめとする嗜癖（アディクション）関連問題がある。したがって，その家族力動や個々の家族員の心理的過程の理解，そして，その問題解決に向けたアプローチについては，アルコール依存症者とその家族を対象とした方法論が有効であることが，福祉臨床研究[†1]者から指摘されている[3]。近年，地域医療福祉の現場において，専門職が家族とのかかわりの中で苦悩するケースが数多くみられるようになり，有効なアプローチが模索されている。多重問題家族に関する知見は，今日の地域医療における家族への臨床的アプローチに対して多くの示唆を提供している。

Key Word

†1　福祉臨床（研究）
　福祉援助の臨床（研究）とも呼ばれる。臨床とは一般に，心理・医療専門職による行為とその場を意味する語として用いられている。そうした専門職側からの一方向的概念に従うと，専門職ごとの関心から問題を抽出しがちであり，人間や生活などの全体性が欠落しやすい。窪田[2]は臨床を「対象の多義性を十分考慮しながら，それとの交流のなかで事象をとらえる」認識方法を基本とする援助行為であるとしている。そして，そのような認識に基づく包括的対人支援の断面を"福祉援助の臨床""福祉（の）臨床"と表現し，それを意識的に研究する必要性を訴えている。

コラム
親業教育と認知行動療法

　アメリカでは，一般の親だけでなく，専門職，虐待などの問題を抱える親への教育プログラムとして親業教育が活用されている。家族問題を抱える親は，誤った家族観，教育観を持っていることが多く，グループワークを通し，その修正が図られる。プログラムには，随所にCBTの技術が組み込まれている。

②家族全体を捉える

　多重問題家族へのアプローチの最も本質的な要素は，患者を単独ではなく，家族全体の中で捉えようとする点にある。したがって，その心理的理解も家族力動の中で行うことが基本である。

　近年，患者の治療との関係からみても，家族の人間関係と家庭生活の状況に起因して患者の疾患が発生もしくは増悪している場合や，患者の病状や障害によって容易に家族関係や生活が崩壊の危機に陥ってしまうようなケースが増大している。これらのケースは，心理的にも社会経済的にも脆弱な基盤の上に日常生活が成り立っており，患者の治療効果を上げるうえでも，家族への何らかの支援・介入は不可欠である。

　家族への介入にあたっては，家族の抱える問題状況によって，患者の治療に，患者本人を含めて家族内で最も高いプライオリティが選択されているとは限らない。また，主観的な意志の問題のみならず，客観的な問題状況としてもほかの家族員の問題の解決・緩和がなされなければ患者のQOLが上がらない，といった家族問題のメカニズムが存在する場合もあり，必ずしも患者の問題解決のための手段としてのみ家族を位置付けることはできない。あくまでも，家族の状況を全体的に捉える中で，患者本人のQOLの水準も見通さなければならない。

　家族を各専門領域から患者個人の単位でバラバラに分解して捉えるのではなく，全体として捉える試みは，家族システム論の影響を受け，一部の精神医療や家族療法の中で，既に取り組まれてきた。しかし，その方法論は，地域医療における家族アプローチにまで展開されてはおらず，従来の知見を基にして，臨床的な一般化が求められている。したがって，特異な家族への対処方法としてだけではなく，困難を抱える家族の一つの典型像として，"多重問題家族"，その内的葛藤や力動を捉えることは，二重の意味で，地域医療福祉にかかわるすべての専門職にとって不可欠な要素である。

(2) 嗜癖と家族に関する基礎的理解

①共依存と機能不全家族

　多重問題家族には，共通に，家族機能不全があることが指摘されており，この点に介入せず，単に患者に対して精神医学的アプローチを行うだけでは問題は解決に向かわない。

　家族機能とは，家族の状態を家事や育児，教育といった家族に本来備わっている役割の遂行状況から捉えようとするものであり，心理学的な家族理解の一つの要素である。アルコール依存症者の家族関係には，必ずといっていいほど，問題性の強い二者関係（多くの場合には夫婦）がある。その二者関係を軸にして，家族内に，抑圧・支配—被支配の力動関係が形成されることにより，家族全体が機能不全に陥ると考えられている。

　非行や薬物依存などの社会的な逸脱行為，摂食障害，引きこもりなどの子供の心理的問題も，基本的にはこの二者関係に起因するものと捉えられている。この二者関係は"共依存"といわれ，人格的な独立性が乏しく，個人としての自律的な自己決定力が弱い。ただし，この二者関係は対等・平等ではなく，力動の主導権を握っているキーパーソンが存在する。そして，キーパーソンは，家族全体の力動をも支配している。

　たとえば，アルコール依存症者の家庭には必ずといっていいほど"共依存"が存在する。共依存とは，"必要とされる必要"のことである。"酒を飲んで妻に手を上げる夫は，酒を飲むことで，妻に自分の面倒をみてもらいたがっている"と捉えられ，逆に"妻は酒を飲んだ夫の面倒をみることによって，自分の生きがいを見いだしている"といった関係である。妻が夫の飲酒による問題行動の面倒をみることをやめないかぎり，夫は問題を自覚できない。つまり，家族がアルコールで問題を起こしたときに助けようとすることは，本人が現実に直面化することを妨げているのである。このようにして，家族は二者関係の共依存に巻き込まれ，家族としての機能を発揮できなくなるのである。今日では，アルコール問題のない家族においても，同様な家族力動がみられることがカウンセリングの現場から指摘されはじめ，問題は共依存を軸とした家族機能不全にあり，アルコールは依存対象物の一つに過ぎないと考えられている。このように機能を遂行できていない状態にある家族は"機能不全家族"と呼ばれ，主としてアルコール依存，薬物依存，摂食障害，不登校，DVをはじめとする家庭内暴力の問題に取り組む臨床家によって，一つの概念装置として用いられている。依存は，物質嗜癖，行為過程嗜癖，人間関係嗜癖から構成される。そして，人間関係嗜癖を基礎として，依存対象は，様々な形で変化・併存する。アルコール以外では，買い物やギャンブル，また仕事への過度な没頭なども依存として捉えられる。

　ただし，地域医療福祉の現場においては，家族機能の状況が直ちに，家族の生活能力や認識の評価につながるものではない。機能論的家族理解は，現

View Point

キーパーソン

　キーパーソンは，専門職がアプローチするうえで"最も頼りになる家族員"という意味で用いられがちだが，これでは，それぞれの家族員にそれぞれの専門職がかかわることにもなり，意味をなさない。本来，キーパーソンは，家族の中に既にいる力動を支配している人である。専門職によって決定されるものではない。

時点での家族の状況を横断的に把握するための一つの認識方法論であるといえるだろう。

　現実的には，たとえば，母親が疾患により育児が困難な状況であれば，遠方から親族が駆け付けて支援に入り，育児を補完することはよく見られることであるし，家族内でも役割が見直され，家族は相互にカバーし合うものである。家族機能不全があれば，外部からの支援を投入したり，家族内の役割を調整したりするなどして，問題が極限化しないよう，内外の対処システムを連動するのが通例である。

　このように，家族の能力だけでなく，家族以外からの支援の状況や社会関係の有無を含めて，総合的に生活能力や家族機能はアセスメントされなければならない。したがって，機能から家族を捉えるということは，それ自体が一つの測定指標となるものではなく，家族の多面的な状況を具体的に捉えようとする際の一つの切り口であり，手がかりである。ゆえに，家族の考え方や価値観，関係や力動，対処行動の特性などの家族機能では推し量れない全体論的な理解へと展開していくことが重要となる。

②依存の心理的反応

　アルコールに限らず，嗜癖にとらわれ，困難を抱える人には，共通の心理的特性がみられる。以下，治療上の病理性という観点ではなく，支援のための人間理解として，生活支援に関連する主要な点について説明する。

・**不安，恐怖，怒り**

　依存の根源的な心理は不安と恐怖である。それらを回避するために，何かに依存し，自分を安心させようとするのである。したがって，あらゆる依存行為とそれに基づく反応は，すべて不安・恐怖との関連で説明することができる。そして，怒りや暴力は，自分の不安を増強させ脅威となる物事から自己の内的世界を守るための防衛反応として捉えることができる。

・**現状否認**

　依存症者は，何かに依存することによって自身を慰め，それによって心身と生活を成り立たせている。しかし，自身が嗜癖にとらわれている現状を強く否認する。「自分がその気になればいつだって止められる」「自分は好きでやっている」というのである。なぜなら，依存を認めてしまえば，援助専門職を含めて他者から制止されるに違いない。それは，自己否定的なメッセージであり，それ自体が辛いことである。また，依存を認めることは，自分の力で生きられないことを意味し，何よりも辛く恐ろしい現実だからである。

・**現実逃避，その場その時暮らし**

　依存症者は，援助専門職の介入を拒絶する。わかってはいるが認めたくないという面と，依存によって，現実逃避を続けてきたため，周囲の環境を具体的に認知できていないという面がある。依存の悪循環の中で徐々に，人間関係と生活は崩壊の一途を辿ることになる。一般に依存症者は「現実が見え

ていないから続けていられる」と考えられていることが多いが、「このまま依存を続けていたら自分はどうなってしまうのだろう」という不安があるからこそ、現実から逃避し、今が良ければ良いという行動をとる。

・自立（自律）と依存の間での揺らぎ（両価性[†2]）

"依存症者は自立心が弱い"という理解は部分的に誤解である。依存症者は常に対人関係や自分の人生に不安を感じている。それが依存を生み出す契機となっている。不安を感じているということは、裏返せば自立を意識しているということであり、常にそのはざまで揺らいでいる。「しっかりしなくては」「自分で生きなければ」などと考えてもいる。しかし、自立できない自分がいる。その認識と情緒のはざまで、いらだちや自己否定などを感じており、そのことが次なる依存への誘いになる。

これら4つの特徴は、存在自体が病理なのではない。程度の差こそあれ、依存症ではないわれわれにも同様の心理的傾向はみられるものである。そこをよりどころにして、援助専門職は依存性の強い人や家族に対して接近しなければ、専門職の介入に対して拒否的な多重問題家族と向き合うことは困難である。

③アディクションアプローチの限界

このように嗜癖行動の問題を否定されると、援助専門職は「病識がない」「まだ底を突いていない」などと表現し、本人の自己認識が弱いことを指摘する。"底を突く"とは、依存症者が、ぎりぎりまで追い詰められた状態に陥ったときに初めて、心から依存のない自分に変わりたいと願い、他者からの援助を受け入れる、というアプローチの前提となる考え方である。したがって、そのような状態になるまで、スタッフは、依存を助長するような余計な支援はせず、突き放した対応を取るのが原則とされている。このような考え方に基づく支援方法は、アディクションアプローチと呼ばれる[4]。このアプローチは、精神科の中でも、アルコール依存症を専門とする機関を中心にして、長らく取り組まれてきた方法論である。

しかし、この考え方は、一方で限界もある。突き放している間に虐待などによって家族が被害を受けることにも注意が払われなければならない。また、本人の持病の悪化や自殺などにより、生命に危険が及ぶ場合もある。一口に否認といっても、その程度により段階があり、全く認識がない段階から、言葉では否認していても自分の限界をある程度認識している段階もある。自分が抱えている問題のあまりの深刻さに恐怖を抱き、認めたくないのである。このような状況で過度に突き放した対応を取ることは、本人を追い詰める結果となりやすく、自殺や虐待など様々な形の二次的問題を発生させることになりやすい。地域医療においては、本人だけでなく、家族支援も視野に入れるべきであり、"底突き"の過度な強要については、細心の注意が必要である。

Key Word

†2 両価性

アンビバレンツ (Ambivalenz)、アンビバレンス (ambivalence) とも呼ばれる。同一の対象に対して相反する感情が併存する状態をいう。精神分析学において統合失調症の病理の一つとして指摘された。そのため、当事者の外部から観察された客観的な表現がなされているが、当事者の立場からは"迷い"や"揺らぎ"などであり、現実に直面しているからこそ現れてくる状態と考えるべきであろう。そもそも現実世界の事象は本質的に多面的価値を持つものであり、両価性そのものは病理ではない。人間理解の要素として捉えるのが妥当だろう。

(3) アダルトチルドレンの心理から複雑な人間心理を捉える

①アダルトチルドレンの心理的特徴

　家族機能不全は，個々の家族員の人格に影響を及ぼし，それらは情緒的反応や心理的過程に反映される。その特徴が最も典型的に現れているのがアダルトチルドレン（adult children of dysfunctional families：AC）である。ACとは，アルコール依存症の家族に代表される機能不全家族で育ち，慢性的うつ状態，コミュニケーション障害，摂食障害，引きこもり，神経症，逸脱行為などの問題を抱える人である。アルコール依存症の家族の中で育った子供に，共通した精神的な特性や病理があることから，その子供をソーシャルワーカーらの援助専門職がadult children of alchoholics（ACOA）と呼び，精神医学，心理療法，そしてソーシャルワークの対象として捉えられたものである。その後，ACOAの概念は，機能不全家族全般に拡大されたACとして理解されている。

　子供にとっての"（心の）安全な基地"であること，その中で子供が"自己"を十分に発達させることができること，これらが精神医学的に捉える本来の健康な家族の機能であるが，これらが得られないために，様々な形で防衛機制を示す。アルコール依存症の親を持つ子供の人格の特性は，Black[5]によると次の3つのタイプに分けられる。

・**責任を背負う子供**
　自己管理過剰であり，他者に対して支配的である。何事も他者に任せられず，すべて背負い込んでしまう。

・**順応する子供**
　他者と常に距離を保ち，自分への関心を持たないようにし，周囲に従順になることで生き残ってきている。他者との間で波風を立てることを恐れるあまり，自分の感情を見失っている。

・**なだめる子供（調整役）**
　周囲の人の緊張や苦痛を和らげる振る舞いに必死になることで生き残ってきている。他者の期待を読み取る術にはたけているが，自分のために何かしたり，自分の欲求を満たしたりすることには罪悪感を感じてしまう。

　専門家の見解が分かれるところであるが，依存症は家族を通して世代的な連鎖があるとされる。臨床の場で出会う患者は，ACである人自身がアルコール依存症であったり，家族歴の不明だったアルコール依存症者が実際にはACであったりすることも多く，心理的な特徴が近似している。

　ACの特徴として，孤立感，極端な自己評価の低さ，愛と同情の混同，怒りや批判への脅え，自分の感情に気づき表現する能力の欠如，自己肯定感のなさ，絶望的なまでの愛情と承認の欲求，自己非難，失敗することの恐怖，支

配することの要求，頑固さ，一貫性のなさなどが指摘されており，信田[6]は特にこの中でも，自己承認への欲求が最も本質的な特徴であるとしている。

②共感的理解のエッセンス

　自己承認への欲求とは，一般的な言い換えでは，"自分を認めてほしい"ということだが，この程度の言い換えでは臨床的支援のうえで有効な解釈とはならない。

　臨床的支援のうえで有効な理解とは，客観的な観察情報ではなく共感的理解である。共感的理解とは，当事者の立場に立って，感情を捉えた際の根源的心的感覚への共感である。たとえば，臨床的な面接で，当事者の語りを面接者が「あなたがいいたいのは，自分を認めてほしいということですね」として，面接技法の一つである言い換え技法を用いて確認しようとしても明瞭な反応は現れてこない。なぜなら，このような外界からの視点での言い換えでは，当事者の立場からみて，自分の気持ちがそのような言語表現で的を得ているか否かを考えなければならないからである。人間の感情は，実は一つ二つの言葉で言い換えられるほど，単純な構造では成り立っていない。また，生活で心理的問題を抱える人は，心理的にも学力的にも，そうした自分の感情を，的確に言語表現できる状態にはないのが通例である。

　自己承認への欲求という意味を，当事者の立場の言葉で表現すれば，たとえば次のように言い換えることができる。

> 「私は，これまでの人生の様々な場面で，自分の意思や心を押し殺して我慢をし，そして親からの心ない言葉や暴力によって傷つけられてきた。私はそのことに懸命に耐えて生きてきた。私は，その心の痛みや苦しさを理解して欲しいのである。私の親のように，私を力で押さえ込み言いくるめるのではなく，私が傷つかないように配慮し，私の心や気持ちを大切に考えて，その意思や気持ちを尊重し，聞いて欲しいのである」

このように，当事者の立場で，その情緒や感情を含めて言語化すれば，その言葉が自分の立場の言葉として表現されているため，より納得しやすい形の言語表現のモデルを提示することになるのである。また，ここまで当事者の立場で，その内面を言語表現することができれば，われわれが第一に何を支援すべきか，自ずと概括的な方向性はみえてくるものである。この場合には，まずは「辛い気持ちを聞いてほしい」ということになる。そうした言葉を傾聴するだけでも，心理的抑圧から当事者を解放する力は十二分にある。共感的理解には，そのようなレベルでの可能な限り的確で重層的な言語表現が求められるのである。

　ただし，あくまでも援助専門職が共感するのは根源的な情緒や感情である。つまり，援助者は，当事者の"不安"や"辛さ"，"心の痛み"といった情緒や感情は理解しなければならない。そこに共感できるからこそ，当事者との援助関係を形成できるのであり，そこに専門職としての介入の余地が生まれる。

しかし，だからといって，誰しもがアルコールやギャンブルなどに依存する訳ではなく，援助専門職は，嗜癖行動自体を肯定するものではない。人間の感情や情緒が一定の行動として現れ，それらが生活上の問題として現象化するにはいくつかの要因や構造があり，心理的要素以外の諸要素が大きく影響する。"辛いから続ける"ことについて，因果関係自体を必然と認めてしまうことは，"依存は仕方がない"と説明することと同義であり，もはや対人援助臨床の専門職としてなすべきことはなくなってしまう。「辛さはわかる。でも，続けなくても辛さを乗り越える道がある」といえるからこそ，当事者の立場に立った援助専門職としての役割を見いだすことができるのである。

本人のあり得る状況として，善悪の価値判断をせず，受け止めるということは，状況改善の第一歩であり，そうした人間理解を"受容"という。そこでは，「あなた自身の責任だから…」とか「あなたがしっかりしなければ…」などといった自己責任論に基づく言説は無意味であるばかりでなく逆効果である。根本的な責任の所在はさておき，家族全体の力動の中でみると，非行などの逸脱行為をする子供や家庭内暴力をする子供など，問題の根源と思われている人物は，実は問題の発生源ではなく，家族関係の被害者である場合が多いからである。

③複雑な問題を抱える患者の対人関係

AC本人の立場で捉えた心理の根本は，家庭が安心できる場ではなかったことから来る対人関係への不安にある。言い換えれば，ACは常に「安心を求める意識」によって突き動かされており，その最も基底にある感情は"不安"と"恐怖"といえるだろう。

たとえば，孤立感は，その複雑な内面から他者と親密な関係を築くことが難しく，安心できる関係を求めつつも，そうした関係を得ることができずにいることへの不安がある。自己評価の低さや自己肯定感のなさは，そもそも規範的な親から否定され続けることへの恐怖がある。一方，自己を肯定したいが，ひとたび自己を肯定してしまうと，改めて他者から否定されることへの不安と恐怖がある。そうした感情が，常に，漠然とした自己否定の形となって現れていると考えられる。また，現在の自分にある種の嫌悪を感じ，自己を乖離的に認識している場合もある。

さらに，常に他者から否定されることへの不安があり，自分がどう思われているかを気にしてしまうため，熟考して行動する。それにもかかわらず，時に周りから自己中心的といわれてしまうようなことがあると，コミュニケーションがうまくとれず，相互関係を通した信頼関係を築くことができない。すると，自己嫌悪や自己否定が強まり，自身の意識は，他者理解よりも自己の内面に更に向かっていくことになる。こうした螺旋状の悪循環を繰り返しているうちに思考は，他者理解に向かわず，不安と孤独にうちひしがれる自己ばかりをみつめ，それを慰めようとする意識にとらわれていってしまう。その結果，ACは，日常の会話では，他者の傾聴役になりやすいが，意

識の中では，常に"自分"を主語にした思考に陥りがちである。

　ACの特徴のうち，頑固さと一貫性のなさは，本来，相矛盾するように思われる性質である。しかし，ACの場合には次のようにその心理状態が説明される。頑固さは，原則から逸脱すること自体への不安があり，原則に従っていることで安心したいという欲求がある。その原則は，対人関係の力動の中で，本人が依存している他者の規範であることが多い。同時に，価値判断を他者に依存してきたため，状況に応じて，最適なものを自分で判断することに自信がなく，ゆえにいったん下した判断にどうしてもとらわれてしまう。

　一貫性のなさは，頑固さの一方で，人間関係の中で，自己否定されることの恐怖から，堂々と自己主張することができず，コミュニケーションを取りながら合意を形成することに困難を感じている。それが，自己否定の強さも相まって，今の自分や自分の判断で良いのかという不安に常に駆られているため，一貫性のない行動を取りやすい。また，ACは，規範的な親から否定されてきたため，その恐怖から，否定されないように完全であろうとする。そのため，いったん下した判断に安心できず，常にもっと完全に近い判断があるのではないか，という不安に突き動かされ，なかなか判断できなかったり，判断を幾度となく修正したりする。こうした状況が，一貫性がなく，しかも融通の利かない頑固な性質として捉えられるのである。

(4) 家族の理解とアプローチの基本

　このような機能不全家族とACの状況は，あくまでも人格の特徴を述べたものであって，診断基準ではない。患者と家族が感じている困難として語られた内容，それに対する臨床家による理解を記述したものであり，支援の大まかな方向性を決定するための説明概念である。機能不全家族とACの問題は，あくまでも今日の家族問題の典型例であり，機能している一般の家族においても共通の心理的特性は多くみられる。機能している一般の家族とは，いわば境界のない連続体を構成している。問題の焦点は，援助専門職の介入が必要な状況にまで，これらの心理状態が深刻であるか否かという点にある。機能している一般の家族は，同様の心理状態がみられても，自己管理が働き，家族関係の中でこれに対処し，関係全体や個人の心理状態が危機に陥ることを未然に防いでいるのである。

　また，家族機能不全と同様に，ACであること自体が，ストレートに治療対象となるわけではない。あくまでも治療や支援の対象となるのは，ACであること自体ではなく，人に体現されている心理的困難や生活困難である。すべてを病理性という視点で捉えられるものではない。ACの特徴は，それ自体を単純に捉えれば，多くの読者は自分自身のこととして，思い当たる点が多少みられるであろう。重要なことは，一般の医学的アプローチとは異なり，診断が先にありきではないことである。したがって，地域医療福祉の現場において，精神医学的に「この家族は機能不全家族か否か」「〇〇さんはACなのか」といった議論をすることには意味はなく，類似する状況が見ら

れれば，既知の知見をもってアプローチすることが重要である。

コラム
家族支援の3側面

　家族支援は，機能，個人，つながりの3つの側面から捉えられなければならない。家族を介護や保育などの機能で捉えた場合には，その機能の遂行を支援することが課題となる。それぞれの"人"として捉えた場合には，介護などの役割からの解放も視野に入れなければならない。家族のつながりで捉えた場合には，相互理解の促進が課題となる。それぞれを家族の状況に応じてバランスよく支援していくことが重要である。

文　献

1) Kaplan L, Girard JL：*Strengthening High-Risk Families：A Handbook for Practitioners*. Jossey-Bass, 1994（小松源助監訳：ソーシャルワーク実践における家族エンパワーメント―ハイリスク家族の保全を目指して．中央法規出版，2001）
2) 窪田暁子：福祉援助の臨床―共感する他者として．誠信書房，2013
3) 窪田暁子：多重問題ケースへの社会福祉援助．東洋大学社会学部紀要　30（1）：157-175，1993
4) 信田さよ子：アディクションアプローチ―もうひとつの家族援助論．医学書院，1999
5) Black C：*It Will Never Happen to Me：Growing Up with Addiction as Youngsters, Adolescents, Adults*, 2nd ed. Hazelden, 2002（斎藤　学監訳：私は親のようにならない―嗜癖問題とその子どもたちへの影響，第2版．誠信書房，2004）
6) 信田さよ子：アダルトチルドレンと共依存．in 斎藤　学編：依存と虐待．日本評論社，2000，pp17-30

5）高齢者における認知的課題と心理的問題

(1) 高齢化における現状とその問題点

『平成24年版高齢社会白書』[1]によると，2011年（平成23年）10月1日の時点で，日本の総人口は，1億2,780万人であった。そのうち2,975万人が65歳以上の高齢者人口であり，高齢化率（総人口に占める割合）は過去最高の23.3％となった。先進諸国の高齢化率を比較してみると，日本は2005年（平成17年）には最も高い水準となり，世界のどの国もこれまで経験したことのない高齢社会を迎えている。さらに，今後，日本の総人口は，長期の人口減少過程に入り，2046年には1億人を割って9,938万人になり，2055年には8,993万人になると推計されている。一方で，高齢者人口は，いわゆる"団塊の世代"が65歳以上となる2015年には3,000万人を超え，2042年には3,863万人でピークを迎え，その後には減少に転じると推計されている。このような人口減少と高齢化が進むことで，2042年以降には高齢者人口が減少に転じても高齢化率が上昇を続け，2055年には40.5％に達し，国民の2.5人に1人が65歳以上の高齢者となる社会が到来すると推計されている。これに伴い，介護保険制度における要介護認定者および要支援認定者（以下，認定者）も今後さらに増加すると考えられる。

厚生労働省の介護保険事業状況報告[2]におけるこれまでの認定者の推移を見ると，認定者は介護保険制度を開始した2000年度には256万人であったが，2010年度には506万人と10年間で約2倍となった。また，介護保険にかかる総費用は，2000年度では3.6兆円であったのに対し，2010年度には7.9兆円と2.2倍になった。そして，厚生労働省[3]は，このまま認定者が増加すると介護保険にかかる費用は，2025年には19.8兆円になると試算している。ここで，介護度別の推移（**表1**）を見てみると，要支援者（2006年以降は要支援1および要支援2）は，2000年には32万人であったのに対し，2010年には133万人と約4倍になった。**表1**から，介護保険制度開始後10年間で，要介護1～5は2倍を超えていないが，要支援者は4.16倍とほかの介護度と比べ群を抜いて増加していることがわかる。そして，この傾向は年々強くなっている。また，軽度者ほど経年的に介護度が増悪するという報告[4]もあり，その対策として2006年の介護保険制度の改正では，予防重視型システムとして新予防給付が導入された。しかし，10年間の要支援者の増加率からもわかるように，日本の介護予防は効果が十分ではなく，より確実な効果を上げる方法論の構築に向け，対策を講じる必要があると考えられる。

表1 要介護者の推移 (文献2を改変)

介護度	2000年	2010年	2000年を1としたときの比率
要支援（要支援1および2）	32万人	133万人	4.2
要介護1	70万人	91万人	1.3
要介護2	48万人	90万人	1.9
要介護3	36万人	70万人	1.9
要介護4	36万人	64万人	1.8
要介護5	34万人	59万人	1.7
計	256万人	506万人	2.0

(2) 高齢者における保健行動

　前述したように，現在，日本では急増する要介護高齢者の問題への対策が急務となっている。そして，確実な介護予防の実践においては，対象者が有効な保健行動[5]を継続していけることが重要かつ必要である。そのためには，対象者が自ら"健康でありたい"という意識を明確に持つこと[6]，そして信頼のおける方策を生活の中で実践していけることが鍵となる。昨今，保健行動についての研究が，医学・公衆衛生学を含む保健医療の分野において盛んに行われている。そこでは，行動科学の理論や方法を用いた研究や臨床活動が行われており，禁煙支援，体重のコントロール，運動習慣の形成などの改善に応用され，一定の効果が得られている[7]。そして，保健行動を考えるうえで最も重要となるものが行動変容といわれている。行動変容のモデルは，学習理論を基礎とし研究されており，1950年代にアメリカの社会心理学者のグループによって初めて提唱され，その後"ヘルス・ビリーフ・モデル（health belief model：健康信念モデル）""自己効力理論""変化のステージモデル""計画的個行動理論""ストレスとコーピング""ソーシャルサポート"など様々なモデルが考えられてきた[8]。しかし，これら行動変容のモデルは，社会・文化・宗教的背景の異なる欧米での研究が主であり，日本での応用を考えるとき，欧米化の進んだ若年層に対する健康教育場面での使用はともかく，高齢者に対しそのまま使用することには疑問が生じる。高齢者の保健行動を捉えるためには，社会・文化・宗教に基づいた行動変容モデルの構築が必要であると考える。

(3) 高齢者の社会的交流における傾向

『平成7年度第4回高齢者の生活と意識に関する国際比較調査』[9]では，社会とのかかわりに関する事項である「教養・文化・スポーツ・社会奉仕などを通じ，社会とのかかわりを持って生活したいか」という質問に対し，「そう思う」または「どちらかといえばそう思う」と回答した割合が，他国と比べ日本が最高値（72.1％）を示している。一方，「宗教活動」「茶話会，ダンスパーティなどの社交的な集い」「地域でのボランティア活動」「老人のグループ活動」への参加状況を調査する質問に対し，日本は，どの活動に対しても「全く参加していない」が過半数を占め，各国中で最も低値を示している。これは，現代の高齢者は地域の目的を持った集団への参加を希望しているにもかかわらず，参加できていないという状況を示している。また，『平成17年度第6回高齢者の生活と意識に関する国際比較調査』[10]における，近所の人たちとの交流に関する事項では，日本は「ほとんどない」の割合がアメリカに次いで高く，交流の希薄さがうかがえる。

さらに，『平成15年度高齢者の地域社会への参加に関する意識調査』[11]では，「近所づきあいの程度」と「親しい友人・仲間の有無」に関する質問に対し，それぞれ「親しくつきあっている」と「沢山もっている」は年々低下し，「友人・仲間はもっていない」という回答は年齢が高いほど割合が高く，80歳以上で14.6％と1割を超えている。また，『平成20年度高齢者の地域社会への参加に関する意識調査』[12]における「近所付き合いの程度」については，「親しくつきあっている」と回答した人は43.0％で，過去の調査と比較すると，さらに減少傾向にあるという結果が出た。

これらの調査から，現代社会における高齢者の特徴の一つとして，「社会参加や他者とのかかわりを求めているものの実行できていない」ということが挙げられる。言い換えれば，日本の高齢者は閉じこもりの傾向にあるといえる。これに伴い，誰とも会話をしない，近所づきあいをしない，困ったときに頼る人がいないといった高齢者の社会的孤立がもたらされ，生きがいの喪失や意欲低下などを引き起こしているのが現状である。

(4) 高齢者の健康に対する意識と受療行動の傾向

60歳以上で「健康である」と考えている人の割合は，4か国との比較では，スウェーデン（68.5％），日本（65.4％），アメリカ（61.2％），韓国（43.2％），ドイツ（33.5％）の順に高いという結果が得られた[13]（図1）。わが国の高齢者は「健康である」という意識を2番目に多く持っている。

しかし，65歳以上の受療率（高齢者人口10万人あたりの推計患者数）は，平成20年において，入院が3,301，外来が10,904となっており，近年は減少傾向であるが，ほかの年齢階級に比べて高い水準にある[14]（図2）。また，60歳以上の医療サービスの利用状況について，韓国，アメリカ，ドイツ，スウェーデンの4か国と比較すると，日本は「ほぼ毎日」から「月に1回くら

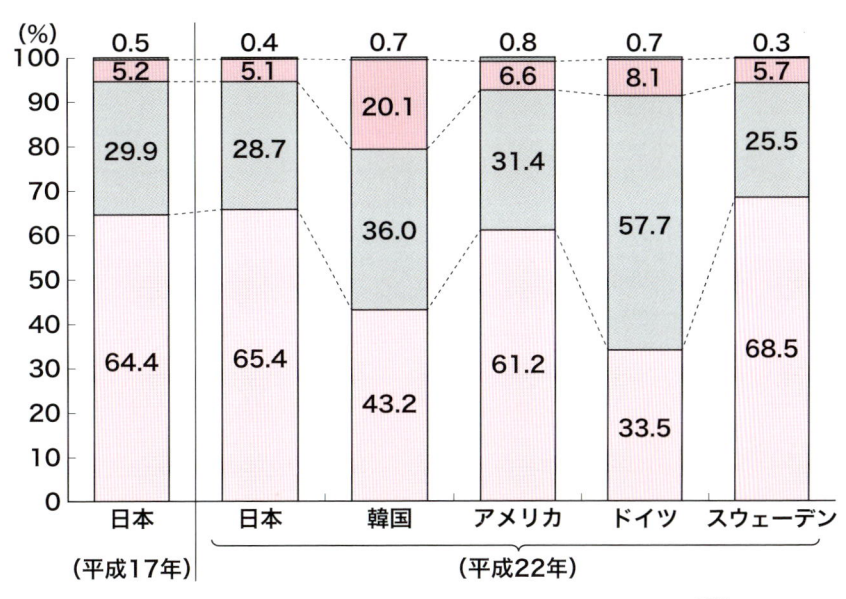

A. 身体領域作業療法における患者心理と対処 | 71

図1 健康についての意識（60歳以上の国際比較）[1,13]

□：健康である，▨：あまり健康とはいえないが，病気ではない，▨：病気がちで，寝込むことがある，■：病気で，一日中寝込んでいる。
日本，ドイツは無回答をそれぞれ0.4％，0.1％含む。

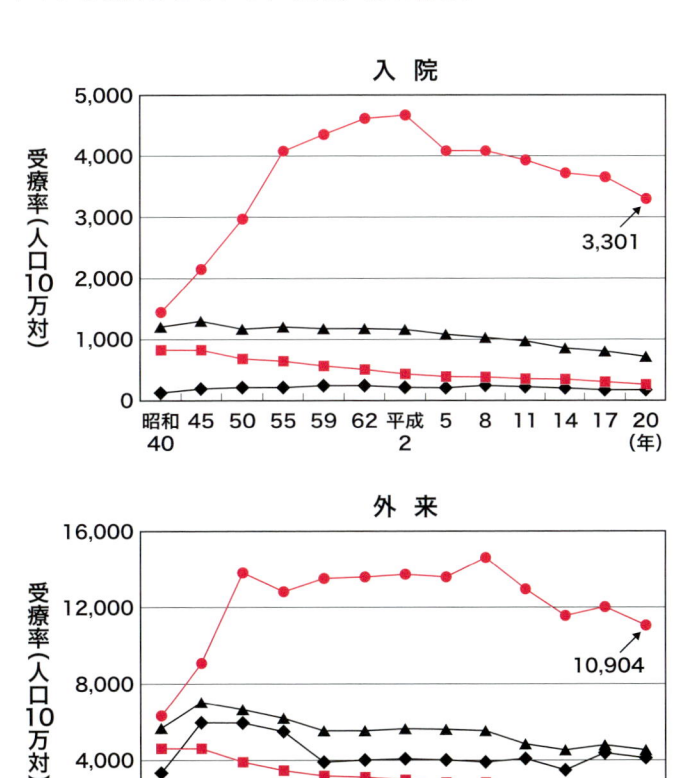

図2 年齢階級別にみた受療率の推移[1,14]

—●—：65歳以上，—▲—：35〜64歳，—■—：15〜34歳，—◆—：0〜14歳。

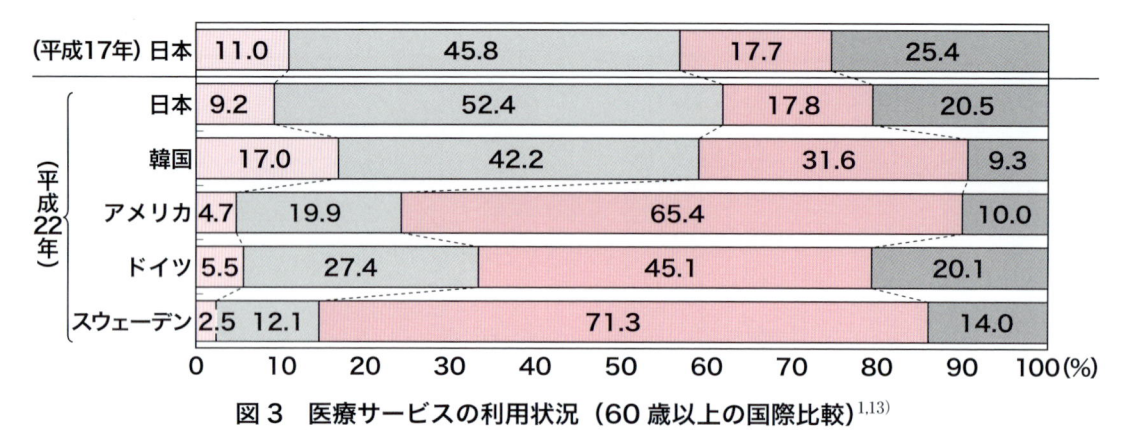

(平成17年) 日本	11.0	45.8		17.7	25.4
(平成22年) 日本	9.2	52.4		17.8	20.5
韓国	17.0	42.2		31.6	9.3
アメリカ	4.7	19.9	65.4		10.0
ドイツ	5.5	27.4	45.1		20.1
スウェーデン	2.5	12.1	71.3		14.0

図3　医療サービスの利用状況（60歳以上の国際比較）[1,13]

▨：「ほぼ毎日」から「週に1回くらい」までの合計，▨：「月に2，3回くらい」「月に1回くらい」の合計，▨：年に数回，▨：利用していない．
日本，ドイツは無回答をそれぞれ0.1％，1.9％含む．

い」までの割合の合計が61.6％で最も高くなっている[13]（図3）。

　これら図1〜3の調査結果から，日本の高齢者は，国際的に見て「健康である」と感じている人が2番目に多いにもかかわらず，受療率がほかの年代より高く，医療サービスを利用する頻度が高くなっており，これらから医療への依存が推測される。あるいは，日本の高齢者は，医療サービスを受けることで自分が健康であることを確認しているとも考えられる。年々膨れ上がる社会保障費を抑制し，適切な医療・保健サービスを提供するという意味からも，改善が求められる問題である。

(5) 高齢者における認知的課題と心理的問題の整理（図4）

　前述のように，現在の日本の高齢者は，①介護保険認定者の急増，特に介護度が軽度である要支援者の増加が著しい，②介護予防を促進するプログラム（行動変容のモデルを含め）の確立が不十分である，この①と②の問題を背景として，③社会参加や他者とのかかわりを求めているものの実行できていない→閉じこもりの傾向にある，④「健康である」と感じているにもかかわらず，医療サービスを利用する頻度が高くなっている→医療への依存（医療サービスを受けることで健康であることを確認している）というような認知的課題や心理的問題を抱えていると考える。

　この課題や問題を踏まえ，以下に筆者が行った研究を紹介する。

①研究1

　高齢者に対する医療・保健分野での事業や活動は，グループワークの理論に基づき集団や教室形式で運営されているものが多いが，参加者の集団への参加状況とその効果を客観的に捉えて示したものは少ない。研究1[15]では，パワーリハ事業に参加した要介護高齢者を対象とし，その事業を行うときに

A. 身体領域作業療法における患者心理と対処 | 73

```
┌─────────────────────────────────┐
│ 背景                             │
│ ・介護保険認定者の急増，特に要支援者の増加が著しい │
│ ・介護予防を促進するプログラムの確立が不十分      │
└─────────────────────────────────┘
              ↓
┌─────────────────────────────────┐
│ ・閉じこもりの傾向にある                     │
│ ・医療への依存                             │
│  （医療サービスを受けることで健康であることを確認している） │
└─────────────────────────────────┘
```

図4　高齢者における認知的課題と心理の問題

集団を用いることの有効性を運動機能の改善度，日常生活状況の変化，集団への参加状況の変化を分析することで検証した。結果，介護度が改善した参加者ほど集団への参加状況が向上していた。また，より集団に適応できた参加者において，運動機能が改善し，役割や社会参加の機会が増えていた。これらを踏まえ，介護予防事業は実施の際に集団の活用が重要であり，また現在の日本の高齢者の行動変容においては，役割や社会参加を持つ機会の確保が重要であることが示唆された。

②研究2

研究2[16]は，通所介護施設にて運動器の機能向上プログラムを実施した要支援高齢者を対象とした。マズローの基本的欲求[†1]の階層理論に基づいて心理的変化を分析し，また同時に竹内の提唱した閉じこもり症候群[†2]の概念に基づいて身体的要因，社会・環境要因，心理的要因を設定し，これらの関連を検討することで，介護予防における現在の日本の高齢者の特性を明らかにすることを目的として行った。

結果，運動器の機能向上プログラムの開始時に比べ，終了3か月後には，歩行を中心とした運動機能と役割や外出頻度の増加などの活動性が改善・向上した。これに伴い，"所属と愛の欲求"と"生理的欲求"を中心とした欲求の階層構造が変化した。これらを分析した結果，介護予防プログラムを進めるうえで，導入時は所属感や対人交流に考慮し，効果的な運動プログラムを提供し，得られた効果により更なる運動に対する意欲を引き出すような取り組みが必要であると結論づけられた。また，開始時と3か月後のパス図[†3]を比較した結果，3か月後は心理的要因の乖離がみられ，自己実現の欲求を持ち続けることが必要であると考えられた。さらに，歩行能力の改善，自己実現の欲求を持ち続けること，外出頻度の向上が介護予防における関連要因として示された。同時に，生理的欲求への動機付けが高すぎ，運動機能の改善のみに固執し過ぎると心理的要因がほかの身体的要因と社会・環境要因と乖離してしまうという結果が得られた。身体的アプローチだけでは，医療・保健

Key Word

†1 マズローの基本的欲求

Maslow (1908-1970) は，人間の欲求を5段階に分類し，それらを基本的欲求とした。そして，人間は自己実現に向かって絶えず成長する生きものであると仮定し，階層理論を構築した。この基本的欲求は，低次から順に，生理的欲求 (physiological need)，安全の欲求 (safety need)，所属と愛の欲求 (social need/love and belonging)，承認（尊重）の欲求 (esteem)，自己実現の欲求 (self-actualization) と分類されている。

Key Word

†2 閉じこもり症候群

竹内[17]は，疾病や障害などの身体的要因のみならず，意欲の低下・障害受容・性格などの心理的要因，家族・友人・住環境などの社会・環境要因の3つが相互に関連すると閉じこもり症候群は発生すると述べている。最近は同義語である"閉じこもり"と表記されることが多い。

Key Word

†3 パス図

パス図とは，共分散構造分析によって導き出され，変数間の相互関係や因果関係を簡単な図形で表現したものをいう。

サービスなどへの依存を高めてしまう可能性が高く，心理的アプローチを同時に行うことの重要性が示唆された。

　研究1と2の結果が，前述の認知的課題や心理的問題（社会参加や他者とのかかわりを求めているものの実行できていない，「健康である」と感じているにもかかわらず，医療サービスを利用する頻度が高くなっている）への対策の一つとして示されていると思われる。

　Kissen[18]は，「個人にはたらく集団の力」に関して「集団はその集団に所属する個人にプラスにはたらくこともあれば，マイナスにはたらくこともある。肯定的な力がはたらく場合には，集団は個人を支えて，自己確認し，自己尊厳感を抱かせる。また準拠もしくは所属する集団としてひとの所属欲求を満たすことで，不安や緊張を和らげ安心安全の再保障をする。集団の肯定的な力は，集団が安定し，成熟した状態で作用する」といっている。また，鈴木[19]，吉松[20]は，場の雰囲気や気分が重視される日本の社会や，一体感や共感的感受性の強い日本人にとって，集団は個人の言動を抑える力をもち，一方でそれに合わせることでその集団の一員となり安定する人もいるといっている。生活場面での具体的な一例として，日本で古くからある"隣組"制度は，冠婚葬祭の行事では協力し合い，回覧板を回して情報を共有するなど，相互扶助として機能している。このように，日本人は集団における行動になじみやすい傾向があると思われる。日本人は共感的感受性が強いことを踏まえ，CBTを高齢者に対して行う際に，身体的アプローチに偏らないように注意し，集団を活用することで，社会参加や対人交流の機会を提供し，また所属欲求や自己尊厳感の欲求を満たし，より高位の自己実現の欲求に動機付けられるように実施することが重要な点であると考える。

　また，社会老年学的に老年期を捉えると，老年期は親友や近親者（配偶者）・社会的な地位や役割・体力や健康の3つを喪失する時期といえる[21]。豊かな高齢期（successful aging[22]）を迎えるためには，この喪失された3つを補填しようとする視点が必要であり，高齢者に対してCBTを行う際も，この視点が重要であると考えられる。そして，運動プログラムなどの身体的アプローチに終始せず，集団の効果を活かして他者との交流を築き，また役割も考慮し，自己実現を意識させながら実施することが重要である。

文　献

1) 内閣府：平成24年版高齢社会白書〈http://www8.cao.go.jp/kourei/whitepaper/w-2012/zenbun/24pdf_index.html〉（2012年11月5日アクセス）
2) 厚生労働省：平成22年度介護保険事業状況報告（年報）〈http://www.mhlw.go.jp/topics/kaigo/osirase/jigyo/10/index.html〉（2013年1月15日アクセス）
3) 厚生労働省：社会保障に係る費用の将来推計の改定について（平成24年3月）〈http://www.mhlw.go.jp/seisakunitsuite/bunya/hokabunya/shakaihoshou/dl/shouraisuikei.pdf〉（2013年1月28日アクセス）
4) 川越雅弘：介護保険の現状とケアマネジメントの課題．日医総研，2003

5) Gochman DS：Labels, systems and motives：some perspectives for future research and programs. *Health Educ Q* **9**：263-270, 1982
6) 畑　栄一：健康教育を考える．体育の科学　**33**：777-780, 1983
7) 土井由利子：行動科学と行動変容．in 畑　栄一，土井由利子編：行動科学―健康づくりのための理論と応用．南江堂，2003，pp1-5
8) 祐宗省三：社会学的学習理論の新展開．金子書房，1985，pp1-15
9) 内閣府：平成7年度第4回高齢者の生活と意識に関する国際比較調査〈http://www8.cao.go.jp/kourei/ishiki/h07_kiso/a_11.htm〉（2012年11月5日アクセス）
10) 内閣府：平成17年度第6回高齢者の生活と意識に関する国際比較調査〈http://www8.cao.go.jp/kourei/ishiki/h17_kiso/index2.html〉（2012年11月5日アクセス）
11) 内閣府：平成15年度高齢者の地域社会への参加に関する意識調査〈http://www8.cao.go.jp/kourei/ishiki/h15_sougou/pdf/0-1.html〉（2012年11月5日アクセス）
12) 内閣府：平成20年度高齢者の地域社会への参加に関する意識調査〈http://www8.cao.go.jp/kourei/ishiki/h20/sougou/zentai/index.html〉（2012年11月5日アクセス）
13) 内閣府：平成22年度第7回高齢者の生活と意識に関する国際比較調査〈http://www8.cao.go.jp/kourei/ishiki/h22/kiso/zentai/index.html〉（2012年11月5日アクセス）
14) 厚生労働省：平成20年患者調査の概況〈http://www.mhlw.go.jp/toukei/saikin/hw/kanja/08/index.html〉（2012年11月5日アクセス）
15) 望月秀樹，大嶋伸雄：パワーリハビリテーション事業における集団の活用について―その効果および行動変容との関連についての検討．自立支援介護学　**4**：114-123, 2011
16) 望月秀樹，大嶋伸雄，繁田雅弘：運動器の機能向上プログラム実施後の要支援高齢者における心理的変化の分析―マズローの基本的欲求を基盤とした調査より．老年精神医学雑誌　**23**：334-345, 2012
17) 竹内孝仁：寝たきり老人の成因―「閉じこもり症候群について」．in 松崎俊久，柴田博編：老人保健の基本と展開．医学書院，1984，pp148-152
18) Kissen M：Essential connections between the individual and the group（井上直子訳：個人と集団の本質的なつながり）．集団精神療法　**9**：16-24, 1993
19) 鈴木純一：集団精神療法よりみた精神分裂病．in 荻野恒一編：分裂病の精神病理4．東京大学出版会，1976，pp81-98
20) 吉松和哉：日本における集団精神療法の現状．集団精神療法　**3**：101-109, 1987
21) George LK：*Role Transition in Later Life*. Brooks/Cole, Monterey, 1980（西下彰俊，山本孝史訳：老後―その時あなたは．思索社，1986）
22) 松本啓子，若崎淳子：Successful Agingに関する研究の概観と今後の課題―海外文献からの検討．川崎医療福祉学会誌　**15**：403-410, 2006

B 作業療法のための認知行動療法の応用基礎

1. 身体障害のクライエントへの認知・行動的介入の意義と意味

1) ライフステージにおける認知・行動的スキーマの方向性 (図1)

View Point

スキーマ (schema)

スキーマとは個人の中にある，極めて一貫した知覚・認知の構えをいう。後述する"スキーマ"は認知行動療法，つまり心理学における"知覚・認知の構え"であるが，ここでいう"スキーマ"概念は神経心理学および高次脳機能学の意味合いを持つ。

　人間の脳には階層的に，ある一定の運動～動作パターンを制御する運動記憶，それに基づいた一定の生活動作パターンを含む個別の生活様式が存在することが知られている。これらの生活様式における学習過程では，慣れ親しんだ自宅の間取りと家具の配置を空間知覚～行動記憶として無意識に生活上で習慣化し，身体機能とのバランスをとって熟練した生活技能を育んでいる。さらに，なじみの生活用品などの使用においても，合理的で調和のとれた状態を維持しようとする情動反応（熟練した状態を繰り返す安心感）がこれらの運動～動作と密接に結びつき，個人の認知・行動的スキーマとして存在している (図2)。

　ところが，脳卒中の発症などにより，その個別の生活様式を維持してきたスキーマ（以下，病前スキーマ）が使えなくなる状態が突然やってくる (図3)。

　それまで依拠してきた身体の運動能力と様々な感覚フィードバック機構によるシステムが，脳卒中後片麻痺などの障害によって一瞬で崩壊し，病前ス

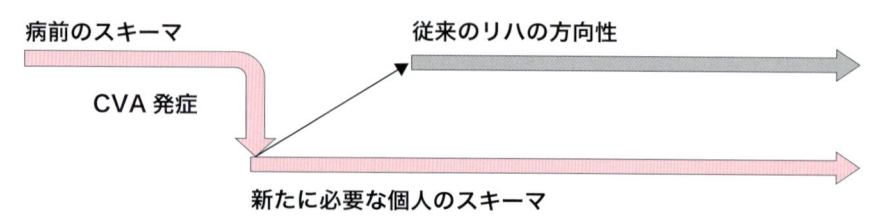

図1　CVA発症前後のスキーマとその方向性

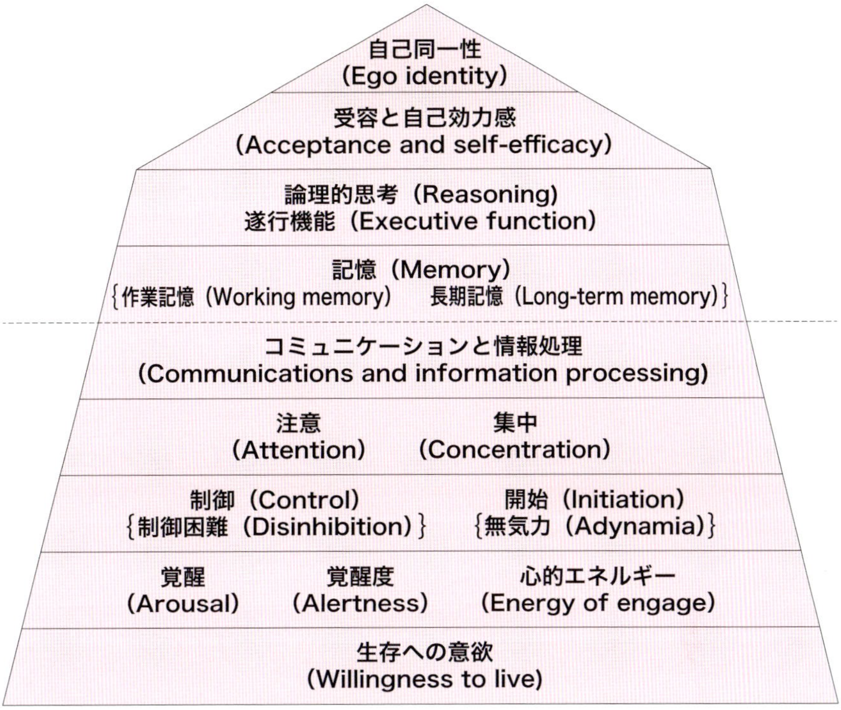

B. 作業療法のための認知行動療法の応用基礎 | 77

```
           自己同一性
          (Ego identity)
         受容と自己効力感
      (Acceptance and self-efficacy)
       論理的思考（Reasoning）
      遂行機能（Executive function）
            記憶（Memory）
   {作業記憶（Working memory） 長期記憶（Long-term memory）}
      コミュニケーションと情報処理
   (Communications and information processing)
         注意              集中
       (Attention)      (Concentration)
       制御（Control）        開始（Initiation）
    {制御困難（Disinhibition）}  {無気力（Adynamia）}
       覚醒       覚醒度      心的エネルギー
      (Arousal)  (Alertness) (Energy of engage)
           生存への意欲
        (Willingness to live)
```

図2　神経心理ピラミッド（文献1を改変）

New York 大学 Rusk 研究所の神経心理ピラミッドを改変したものである。学術的な議論が更に必要であるが，神経学的認知と知的・心理的認知の関係性はなお一層複雑であり，検査スケールなどで評価できる範囲は極めて限定的なことが理解できる。

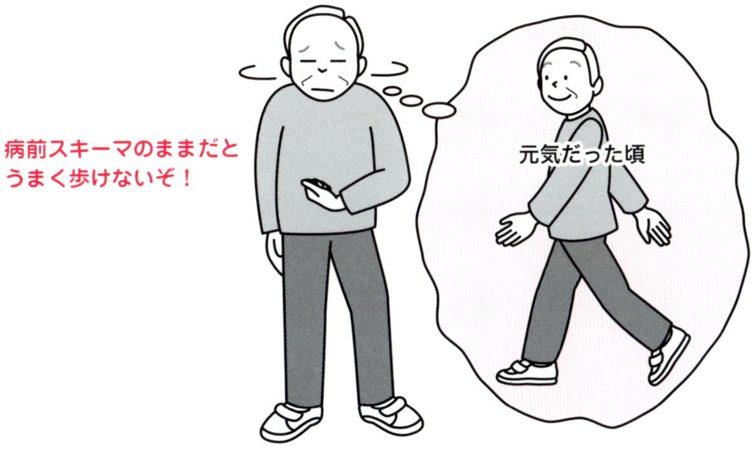

図3　病前スキーマと現在の身体機能

（病前スキーマのままだとうまく歩けないぞ！／元気だった頃）

キーマでは麻痺を伴った運動〜動作パターンを制御できなくなったとき，クライエントはどう方略を立てて行けば良いか？

　恐らく多くのクライエントによる危機対処行動として，従来の運動〜動作による生活行為を維持するため，無意識に病前スキーマに頼った動作パターンに沿って，古くなったスキーマを満足させるためのリハを希望するだろう。心身の状態が病前まで回復する願望によって安心や精神的安定を得ることが

できる。突如，障害を持ってしまった当事者にしてみれば，それがごく自然な態度なのかもしれない。つまり，それはクライエント自身の"障害受容"と密接にかかわるテーマである[2]。

既に理解されていると思うが，行動変容の難しさはクライエントの運動機能や感覚などにあるのではなく，あくまで病前スキーマとそれを維持する心理との戦いなのである。身体機能が変わり，新たなスキーマを必要とするクライエントに効果的なリハを提供するには，固執する病前スキーマからの脱却が必要なのである。

2）リハビリテーションとスキーマの相互関係

View Point

国際障害分類（International Classification of Impairments, Disabilities, and Handicaps：ICIDH）

世界で初めて障害の階層性を明らかにした。
1. 臓器レベル：機能障害（impairments）
2. 個人活動レベル：能力低下（disabilities）
3. 社会的レベル：社会的不利（handicaps）

国際生活機能分類（International Classification of Functioning, Disability and Health：ICF）[3, 4]

2001年にWHO総会で承認された。ICIDHに代わって新たな障害構造の概念を示した。
1. 心身機能・身体構造（body functions and structures）
2. 活動（activity）
3. 参加（participation）
4. ＋環境因子・個人因子

一方で，病前スキーマの運動〜動作パターンに固執したり，あるいはスキーマの存在そのものを全く無視してリハの行程を考えているのは，果たしてクライエントだけなのであろうか？

ICFにおける"心身機能・身体構造"レベル（国際障害分類の機能障害に相当）の治療・訓練を行い，クライエントが完全回復するならば，その方向性は正しい。だが，機能的予後予測をしっかり行い，その機能回復が望めない状態であるとわかっていても，病前スキーマに戻すための方向で訓練を続けたら，それは正しいやり方といえるだろうか？　もちろん，その方向性のすべてを否定するわけではない。だが，セラピストがその方向を向いているかぎり，クライエントは身体機能が元の状態に戻る方向性，つまり自分の病前スキーマを絶対的に信じ続けることだろう。

ここで重要なことは，"**病前スキーマを転換できなければ生活を再獲得するまでに膨大な時間と労力が掛かるか，または確立できない可能性があること**"，そして"**クライエントに必要なのは新たなスキーマの構築**"なのである。クライエントとの対話を避けての責任回避は，セラピストとして無責任である。

脳卒中後片麻痺などの障害で，病前スキーマに拘っているかぎり，新たな生活様式への変更が遅れてしまう。だが，方向性として病前スキーマの回復指向なので，クライエントの精神状態は前向きで希望を持っているのかもしれない。では，この状態は長く続くだろうか？　もし続くとしても一体いつ自分の機能状態を客観的に見ることができるだろうか？　そのままリハ自体が"生きがい化"してしまわないだろうか？

作業療法の目的は，詳細を後述するが"セルフヘルプペイシェントを作ること，または，そのための援助を行うこと"である。急性期で意識レベルが低く，客観的に自分の状態を把握できないクライエント以外は，少しずつ新たな運動〜動作パターンの学習，新たな生活再建に向けたスキーマの構築を促すことがOTの仕事である。

3) 身体領域作業療法における認知・行動的介入

　例として高次脳機能障害者を取り上げる。現在，OT が臨床現場で展開する作業療法では，一連の作業療法評価によってクライエントの神経心理学的機能を把握し，"何らかの技術"によって"問題点"に介入し，目標を達成する。その技術とは理学療法のように最初から明確な物理的技術ではないが，"アクティビティ"を用いることにより心身機能・身体構造レベルでの治療で理学療法に対峙できるかのようなコンセプトを主張する場合もある。しかし，ここでも作業療法本来の役割は"セルフヘルプペイシェントを作ること"なのである。それも，ただ単純にセルフヘルプペイシェントになるよう働きかけるのではなく，作業療法のいくつかの理論に共通して見られるように，クライエントが自分らしい作業を見つけ，退院後の活動に結び付けられる"意味のある作業活動"でなければならない。同時に，もし OT の都合による活動選択が必要な場合には，その活動の意味と意義をクライエントに説明する義務がある。それには，一体どうやってクライエントとの対話，もしくはカウンセリングを行えば良いか？　そういった詳細なクライエントに対する訓練を OT 養成校は行っているだろうか？

　脳卒中患者にとって，特に重要なのが，高次脳機能障害である。それは図4に示すような様々な日常生活の困難さや葛藤といった患者自身が持つ，困惑と不安 → コミュニケーション能力の低下 → 孤立感 → 欲求不満や，行

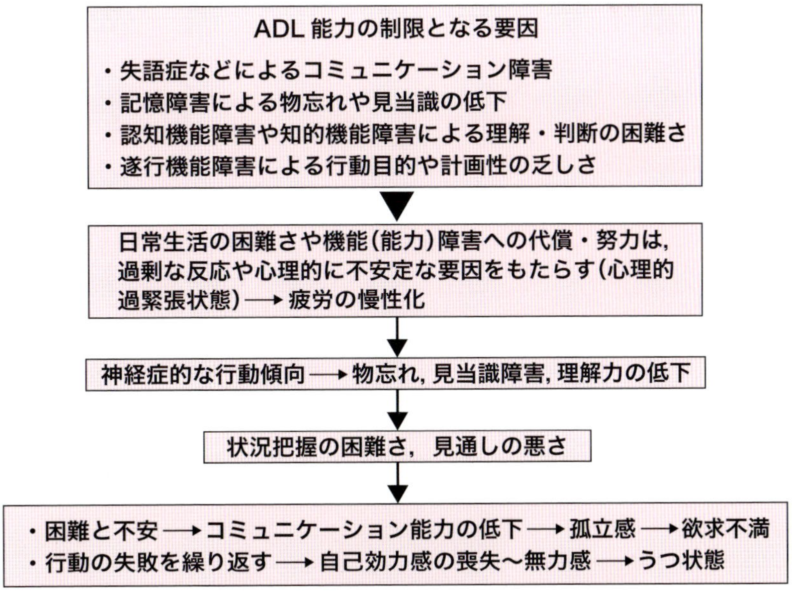

図4　高次脳機能障害者の認知・心理と行動

動の失敗を繰り返す━━自己効力感の喪失〜無力感━━うつ状態の発生と機序である。もしOTがクライエントのそういったうつ状態に全く対処せず，一方的にOTが考える作業療法訓練のみを与え続けたとしたら，果たしてどの程度の訓練効果が見込めるのか。また，高次脳機能障害の症状である"病態失認"や"USN""注意障害""病識欠如"などを持つクライエントには"気づき"を促し，それがある程度達成できれば症状の緩和につながるといわれている。それでは具体的にどういう手段を用いればクライエントは気づくことができるのか？　生半可な"アクティビティ"だけでは，その効果には限界がある。

　序章の繰り返しとなるが，ここでOTが何者なのか思い出してほしい。OT養成校において精神科作業療法を何のために学習したか，という記憶である。作業療法が作業療法たるゆえんは，**OT自身が"アクティビティ"を使うか**らではなく，コミュニケーションを通じてクライエントが自分の行動変容を起こすために"アクティビティ"を使うからである。

　OTは，クライエントの心理状態，物事の捉え方〜考え方，固定観念〜スキーマなどを把握したうえで，クライエントと話し合う。それをクライエント自身が客観視して，自分のあるべき状態を探るため，または目標を設定してその方向に向かうための促通者（ファシリテーター）として存在している。これらが通常のカウンセリングと異なるのは，OTは実際にクライエントの運動〜動作〜行為などの身体機能や様々な感覚様式，症状などを具体的に把握したうえで，クライエントのできる範囲を設定する。そして，"アクティビティ"を通じて実際にクライエント自身のセルフコントロールを伴った生活環境を作るための援助を行う専門性を有するのである。

> **View Point**
>
> **認知の自助具**
>
> 　20年以上前に臨床のOT同士で高次脳機能障害者における"認知の自助具"という概念を話し合った経験がある。しかし，その時点ではどうすればそういった"治療の道具（技術）"を手に入れられるのかわからなかった。今だからはっきりいえるのは"CBTの応用がその鍵になる"ということである。

文　献

1) Ben-Yishay Y，大橋正洋監修，立神粧子：前頭葉機能不全 その先の戦略―Rusk通院プログラムと神経心理ピラミッド．医学書院，2010
2) 鹿島晴雄，大東祥孝，種村　純：よくわかる失語症セラピーと認知リハビリテーション．永井書店，2008
3) 厚生労働省：「国際生活機能分類―国際障害分類改訂版―」（日本語版）の厚生労働省ホームページ掲載について〈http://www.mhlw.go.jp/houdou/2002/08/h0805-1.html〉（2013年3月29日アクセス）
4) 障害者福祉研究会編：国際生活機能分類（ICF）―国際障害分類改定版．中央法規出版，2002

2. 認知行動療法を理解する

1）認知行動療法とは何か？

View Point

CBTの診療報酬点数化について[2]

「認知療法・認知行動療法」の新設に関する項目。うつ病に対する効果が明らかとなっている認知療法・認知行動療法について，診療報酬上の評価を新設する。認知療法・認知行動療法（1日あたり）420点（平成24年度診療報酬改定で420〜500点に改定）。
平成22年度診療報酬改定での［算定要件］として下記などが記載されている。
(1) 気分障害の患者について，一連の治療に関する計画を作成し，患者に対して詳細な説明を行うこと。
(2) 診療に要した時間が30分を超えた場合に算定し，一連の治療につき16回を限度とする。
(3) 厚生労働科学研究班作成のマニュアルに準じて行うこと。

認知行動療法（CBT）は現在，世界の心理療法の主流となりつつある療法で，行動療法（学習理論に基づく行動変容法・行動変容技法の総称）と認知療法（認知の歪みに焦点を当てる心理療法）との総称であるともいわれている[1]。

日本では，2010年4月から精神科において診療報酬点数化されている。CBTでは，外傷体験と呼ばれるような刺激的な出来事から，日常生活での些細な出来事に至るまで，患者がそれをどのように理解し，何を考え，どのように振る舞っているかを問題とする[3]。つまり，出来事そのものが個人にどういった意味を持つかではなく，そういった体験をしたときに患者が考えたことがどういった意味を持つかに焦点を当て，より具体的な体験を通じて患者とセラピストが協働して問題解決に向き合う。基本的には"うつ病"がその対象であるが，最近では"統合失調症"や"躁うつ病"などに適用が拡大している。また，一般企業での社員へのうつ病予防や教育職の現場，さらには医療専門職の新人教育などにも幅広く活用されている。

2）認知行動療法の歴史的経緯

　CBT の起源についてはいくつかの説が存在するが，伊藤[3]によると 2 つの起源として，精神分析からの流れ，学習理論に基づく行動療法からの流れが存在する。

　1960 年代，Beck[4]は患者の主観的体験を"認知"として捉え，解釈をせずに臨床的に扱えることに気づいた。精神分析から初めて認知療法を構築したことになる。一方の学習理論では，刺激-反応理論（S-R 理論）から，刺激と反応の間に有機体（organization）を想定し，つまり刺激と反応の間に認知という機能が介在したことで，S-O-R 理論に発展したが，それに対応して行動療法から CBT という流れが生まれたという説がある。他方で，行動療法は人間の認知過程をあまり考慮しないため，心理療法との統合がなければ CBT が生まれず，また社会的学習理論が CBT の発展に大きく寄与したという意見もある[1]。

　いずれにせよ，1990 年代から CBT として統合の動きが始まり，同時に実証研究が盛んになった。また，その頃から産業や教育などの領域へ CBT の適用範囲が拡大したことも事実のようである。

コラム
認知行動療法の詳しい説明

　CBT では現在，うつ病，外傷後ストレス障害（PTSD），パニック障害，解離性障害，複雑性悲嘆，強迫性障害など，多様な精神障害に対する高い治療効果が報告されている。CBT とは患者の認知の歪みを正し，誤った信念や価値観からくる不利益や好ましくない状態から脱却するための治療法である。患者は記述や口述などを通して自分自身の問題と向き合い，とらわれていた感情と思考から抜け出し，それらを安定的にコントロールして再び同じ状態に戻るのを防ぐことを目的とした治療手段である。CBT の中核的要素として，セルフコントロール（セルフモニタリングを含む）が存在するが，その他の手段として複数の方法が存在し，それぞれの症状や状態に応じた最善の組み合わせ方を考慮する必要がある。

　認知療法と行動療法の長所を合わせた具体的な治療法として CBT は存在するが，その境界については未だ不明確な部分があることから，古典的な認知療法と行動療法から切り離して論じられる場合もある。

3) 様々な認知の概念

View Point

認知の定義

本来であれば"認知"を身体領域作業療法の立場，つまりなじみのある神経心理学的概念に基づいて解釈したいところである。しかし，今回はCBTを基盤とした技法を作業療法で応用するための第一歩になるので，これ以降，第1章のBにおいては，OTがよく知っている"認知"は"知覚・認知"として，認知行動療法に沿った"認知"は"認知・思考イメージ"として便宜的に表現する。

おそらくOT同士でも，用語の定義といった部分で大いに議論の余地があるのが"認知"の概念ではなかろうか。たとえば，神経生理学的機能として知覚のうち触覚などでは，"知覚→認知"の図式が最も理解しやすい。ところが，"認知機能""知的機能""記憶""心理""感情"と並列されると，その関係性を述べることは容易ではない。恐らく，それぞれの専門分野の違いによって，その違いは一層明らかとなる。特に身体領域のOTにとって親しみやすい"神経心理学〜高次脳機能学"における"認知"モデルと，"認知・行動"モデル，つまり"心理学"または"精神医学"におけるモデルとは大きく異なる。

"神経心理学〜高次脳機能学"における"認知機能"は，様々な検査によって，評価が可能になるよう具体的かつ客観的な方法が考案され，ある意味において目に見える機能として象徴されている。脳損傷などによって認知機能が失われた状態を"失認"と呼び，あくまでも"知的機能"の一部であり，認知機能と記憶，感情などが結び付いた機能全般の障害を指す。また，この場合の"知的機能"には知識，知能，知覚，認知などが含まれている。

ところが，"心理学"における"認知"モデルとは心理機能の一部であり，情動，感情，知覚，さらに知能，記憶，思考も含めた包括的な概念を指すのである。つまり，心理学一般において，"認知とは人間が外界のある対象を知覚し，それが何であるのかを解釈したり判断する過程"を指すのである（**図1**）[5]。

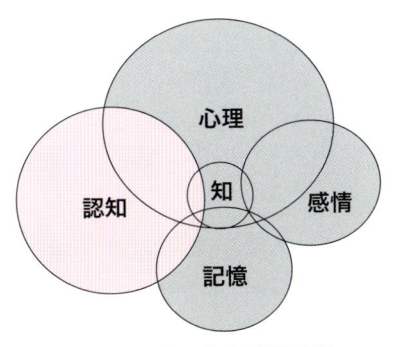

神経心理学〜高次脳機能学　　　　　認知行動療法〜心理学

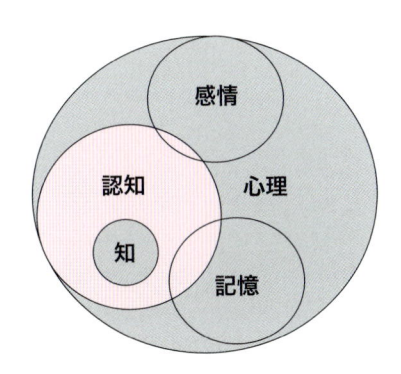

図1 "認知"と他機能との関係性の違い

4）認知行動療法の主要な認知的変数を理解する（表1）

　主として，うつ病患者に特有ないくつかの思考パターンが存在する。これらは，うつ状態またはそれに近い状態でも存在し，様々な身体障害に伴う可能性が高い。

(1) 認知の3要素（cognitive triad）

①自己に対する否定的な見方，考え方
②自己を取り巻く周囲の環境（世界）に対する否定的な見方，考え方
③自己の将来に対する否定的な見方，考え方
　特に③は意欲と密接に関連し，自己効力感と対極に位置することから，リハ実施上の障害になる重要な要素といえる。

(2) 自動思考（automatic thought）[4]

　ある特定の場面において"自動的"に出てくる瞬間的な考え方，イメージを自動思考という。自動思考はクライエントを理解するうえで非常に重要な要素であり，いくつかの階層的モデルが存在する（図2，3）。
　自動思考は特にネガティブなものばかりではない。1日生活すれば無数の自動思考が頭の中をよぎっていく。重要なのは，常にクライエントの自動思考を意識し，問題・課題となりそうなネガティブな自動思考を捉えることができるようになることである。

(3) スキーマ（schema）[6]

　スキーマとは個人の中にある極めて一貫した知覚・認知の構えをいう。自動思考の中核信念に位置する思考内容で"背景の思い込み"のさらに下層（背景）に存在する信念を指す。
　ここでの"知覚・認知の構え"とは，それまでの生活の中で培ってきた行動様式も含まれ，"自分はこうあらねばならない"といった自分の行動に対する信念と考えられる。

(4) 思い込み（underlying assumption）

　自動思考の一段下の階層の媒介信念に位置する。多様な自動思考に対して，場面共通にみられる考え方で，「…しなければならない」とか「…すべきだ」という表現に代表される。

(5) 認知の歪み（cognitive distortion）

　うつなどの不適応を示す人に特有の情報処理様式であり，独特の思考方法

表1 主な認知的変数の内容[1,3]

認知的変数	認知的変数の機能（仮説）	主たる提唱者
不合理な信念 (Irrational belief)	環境と行動に関する不合理な信念を合理的なものへと変容することによって不適応が改善される。	Ellis（1962）[7]
否定的な仮定（論理的誤謬, Erroneous logic)	独善的推論，選択的抽象化，過度の一般化，不正確なラベリングといった理論的な誤りが感情障害を導く。	Beck（1963）[8]
スキーマ (Schema)	個人の中にあるかなり一貫した知覚・認知の構えをいう。個人の思考の固定的判断基準を修正することで感情障害が消去する。	Beck（1964）[6]
期待 (Expectancy)	行動は目標に対して個人が持っている価値と期待の関数である。	Rotter（1966）[9]
象徴的コーディング (Symbolic coding)	言語もしくはイメージによって学習された内容が保持され，遂行に影響を及ぼす。	Bandura（1971）[10]
誤った概念化 (Misconception)	心理的問題に関連する患者の概念化が正確で現実的なものになれば不適応は消去できる。	Raimy（1975）[11]
対処可能性 (Controllability)	高い対処可能性がストレス反応を予防し，絶望感，うつ気分を予防する。	Seligman（1975）[12]
自動思考 (Automatic thought)	ある特定の場面において"自動的"に出てくる瞬間的な考え方，イメージをいう。	Beck（1976）[4]
自己効力感 (Self-efficacy)	自分はここまでできるという自己遂行可能感が行動変容と情動反応の変化を予測し，その操作によって治療的介入の効果が見込まれる。	Bandura（1977）[13]
原因帰属 (Casual attribution)	うつ患者は成功を外的・可変的な要因に帰属し，失敗を内的・安定的な要因に帰属する傾向がある。	Abramson et al（1978）[14]
認知的評価 (Cognitive appraisal)	ストレス場面に対する認知的評価がストレス反応を予測する。	Lazarus & Folkman(1984)[15]

を示すことがある。たとえば，結論を示すエビデンスや客観的なデータがなくても自分で勝手な推論を行ったり，全く関連性のない出来事同士の間に何らかの因果関係があると信じ込んだり，"良いか悪いか""完全か不完全か"といった二者択一式の思考を行う傾向を指す。

View Point

自動思考のもう一つの例

状況：病院の職場で学会発表の出張予算を獲得するための申請書の提出期限が明日に迫っている。

自動思考：「もう間に合わない」

⬇

媒介信念：「ドタバタやっても良い研究発表はできない」

⬇

中核信念：「自分には研究の才能がないかもしれない」

自動思考をキャッチするためには？

まず，自分の自動思考に気づけるようになることが重要である。自問自答でもかまわない。そこからクライエントの自動思考を理解して，分析〜介入するための第一歩が始まる。

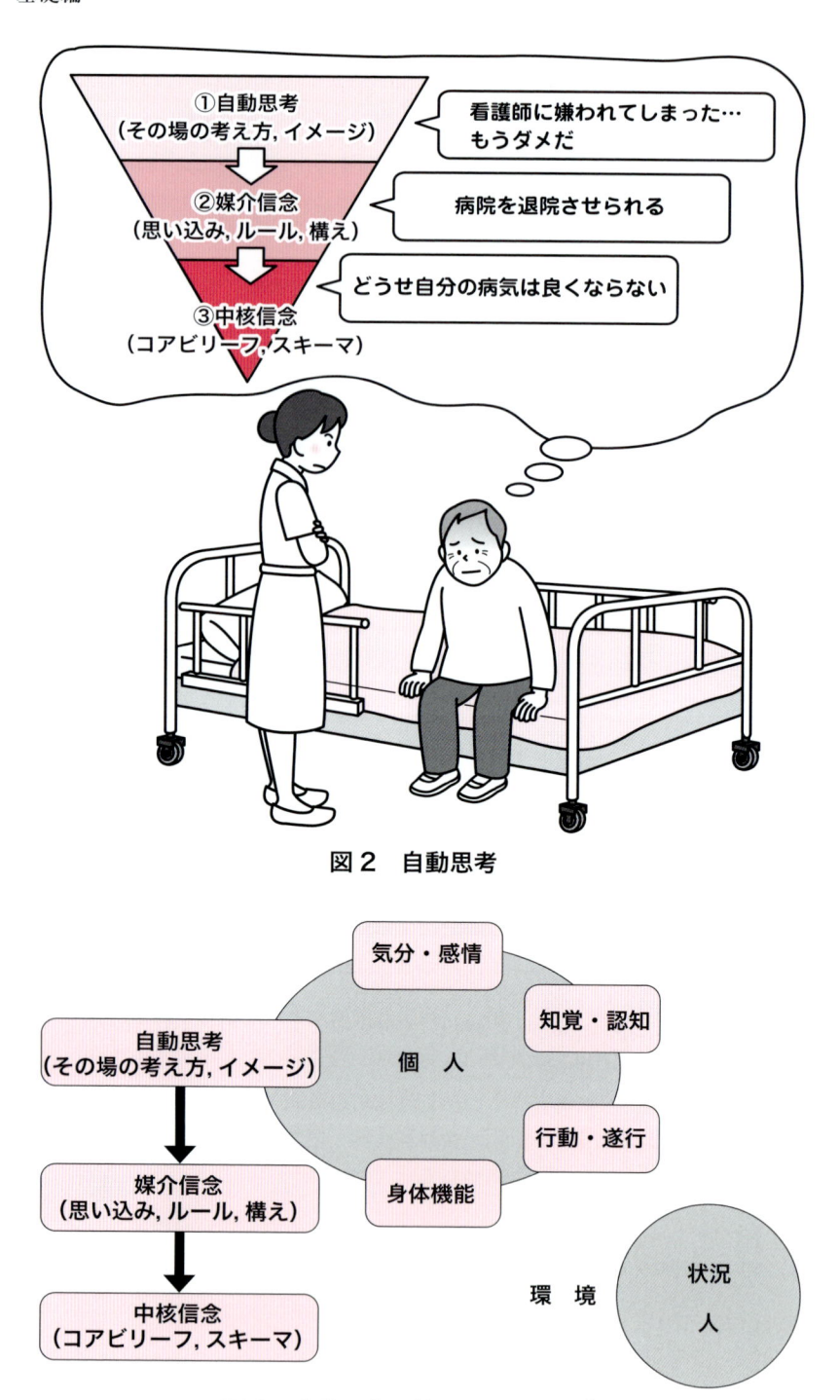

①自動思考（その場の考え方，イメージ） — 看護師に嫌われてしまった…もうダメだ

②媒介信念（思い込み，ルール，構え） — 病院を退院させられる

③中核信念（コアビリーフ，スキーマ） — どうせ自分の病気は良くならない

図2 自動思考

自動思考（その場の考え方，イメージ）
⬇
媒介信念（思い込み，ルール，構え）
⬇
中核信念（コアビリーフ，スキーマ）

個人：気分・感情，知覚・認知，行動・遂行，身体機能

環境：状況，人

図3 自動思考の位置付けと概念[3]

5) 認知療法と認知行動療法

　認知療法とCBTの関係性については前述した。本項では認知療法を"認知の歪みに焦点を当てる心理療法"とし，行動療法を"学習理論に基づく行動変容法・行動変容技法の総称"と定義している。つまり，CBTとは認知療法と行動療法との絶妙なコンビネーションの総称であるという立場をとっている[16]。

(1) 認知療法の流れ

　様々な質問（問診）を通じて，クライエント（患者）の状態を把握する。これを"クライエントの概念化"という。次にこの情報をクライエントに説明して，理解を共有する。ここでカウンセラーとクライエントの協働チームが成立し，協働作業が始まる。

(2) 行動的技法と認知的技法

　原則的にCBTは，行動的技法と認知的技法の2つから成り立っている。これらの技法を使う際には，すべての過程で，クライエントの思考と感情を明らかにする必要があるため，クライエントとカウンセラーの間に強力な信頼関係が必要となる。

　一方でカウンセラー（OT）にとっては，クライエントの状況に応じてどちらの技法が，また，両者のどういった組み合わせが最も効果的なのかは，様々な経験と知識を積み上げ，すべて実践から学び取るしかない。しかし，作業療法効果におけるエビデンスと同様，今後，そうした情報が徐々に共有化されて，相互の議論によってOT自身がスキルアップを図っていく必要がある。

①行動的技法

　下記の中で歪んだ認知に気づかせ，誤ったスキーマを修正へ導く。
・活動スケジュール表の作成
・段階的（可能な）作業の割り当て
・イメージリハーサル
・主張訓練
・ロールプレイ　など

②認知的技法

　クライエント固有の誤った考え方，不適応な思い込みを具体的な描写により，その妥当性を検討し，変容するための様々な技法群を駆使する。

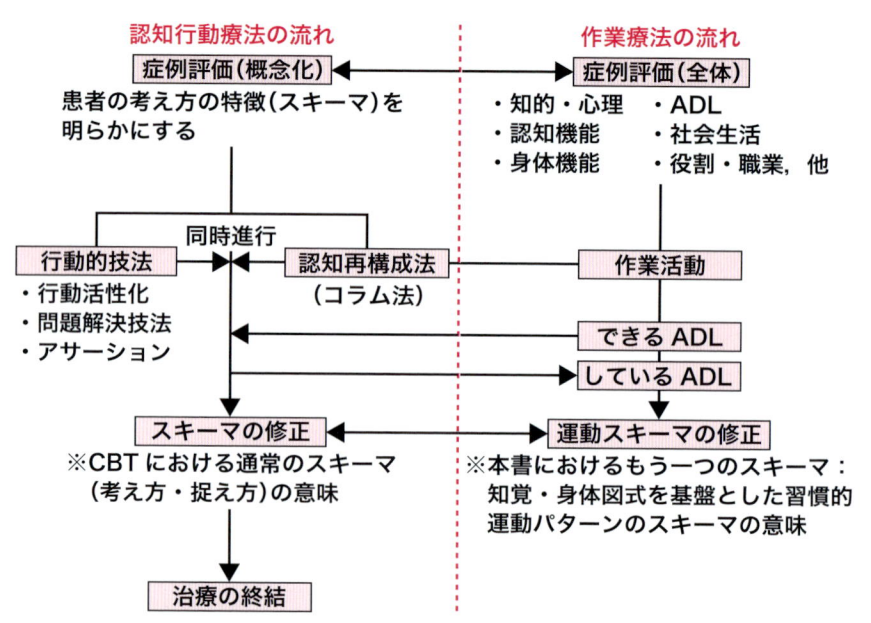

```
認知行動療法の流れ                    作業療法の流れ
   症例評価(概念化) ←――――――→ 症例評価(全体)
患者の考え方の特徴(スキーマ)を      ・知的・心理  ・ADL
明らかにする                         ・認知機能   ・社会生活
                                    ・身体機能   ・役割・職業,他
        │
   同時進行
   行動的技法 ←→ 認知再構成法  ←―  作業活動
   ・行動活性化    (コラム法)
   ・問題解決技法
   ・アサーション
                              ←― できるADL
                              ←― しているADL
   スキーマの修正 ←――――――→ 運動スキーマの修正
 ※CBTにおける通常のスキーマ    ※本書におけるもう一つのスキーマ:
  (考え方・捉え方)の意味       知覚・身体図式を基盤とした習慣的
                               運動パターンのスキーマの意味
   治療の終結
```

図4 認知行動療法＋作業療法の流れのイメージ（例）（文献16を改変）

左側はうつ病など通常のCBTにおける治療の流れを示している．一方，右側の作業療法の流れは一つの典型例であるが，脳卒中で問題となる"できる・しているADL"の課題を配置している．この作業療法の流れは対象の障害の種類や程度など，個別性に左右されるため一様ではない．しかし，本書で扱うCBTと作業療法は独自性を保ちながら相互関係によって治療の流れ全体が変化する，全く新たな学術領域となることを現時点で理解してもらいたい．

・認知の存在に気づかせる．
・認知が感情と行動に影響を及ぼすことを気づかせる．
・エピソードを取り上げて認知と行動の関係に気づかせる．
・自動思考パターンに気づかせる．
・否定的な自動思考をモニタリングする．
・歪んだ自動思考にあてはまる事実から現実性，妥当性を検討させる．
・歪んだ認知を現実的な説明に置き換えることで解決方法を探索させる．

　カウンセラーは，クライエントの問題を整理しながら，"やりがい"や"楽しいこと"などを増やしていく"行動活性化"，実際の問題解決ができる能力を育む"問題解決技法"，自分自身の気持ちを適切に相手に伝える"主張訓練（アサーション）"などの行動的技法を用いて思考のバランスを取れるように援助していく．

　一方，物事に対する偏った考え方や気持ちなどの原因となる"自動思考"や"スキーマ"などについて検討し，それらが実際にクライエントの考え方や行動などにどう影響しているか判別することで，現実との"ズレ"に気づき，心理のバランスを取り戻すことができる．これを"認知再構成法（コラム法）"という（図4）．

(3) 認知的変数を扱うカウンセラー側の利点[3]

①クライエントにおける問題を具体的反応として理解することができる。
②何らかの評価法を用いることで、認知的変数を客観的に査定することができる。
③認知的変数は、いずれも治療過程で操作可能な概念であり、その操作によって具体的な治療効果が期待できる。
④治療効果を客観的に理解することが可能で、クライエントの症状の変化との対応から理解することができる（たとえば、高次脳機能障害者の"気づき"が促進された場合など）。
⑤面接・セッションを構造化しやすく、より積極的に患者へ働きかけることができる。
⑥無意識や生い立ちによる影響、防衛機制など、説明困難な仮定を排除して症状を理解することが可能である。
⑦治療過程・効果を患者に理解しやすいように説明することができる。

(4) 認知的変数を利用することによるクライエント側の利点[17]

①自分自身の問題を具体的に理解することができる。
②自分自身の認知（この場合、考え方）をモニタリング（自己監視）し、自分の変化に気づくことができる。
③治療過程・効果が理解できる。
④以上から、セルフコントロール能力を高め、セルフヘルプへとつなげられる可能性がある。

(5) クライエントにCBTを用いることで期待される効果

①行動を単に刺激と反応の接近や連合だけで説明するのではなく、予期や判断、思考や信念体系といった認知的行動が行動変容に及ぼす機能を重視する（認知的機能主義）。
②認知には、ある特定の状況で個人の中に一時的に引き起こされた内容（言語的、あるいは象徴的）が反応パターンとして理解されるものと、個人の中で一貫した反応スタイルとして存在し、過去の経験を体制化した認知の構え（スキーマ）が存在し、この2つの異なった人格変数が相互作用を起こし、行動に作用する。
③クライエントの問題は認知的反応パターンと行動的反応スタイルの問題として理解することができる。
④治療の標的は認知的変数の変容であり、個人を取り巻く刺激条件のいかんにはかかわらず、それを臨床的介入として操作し、その結果、症状や問題行動、誤った認知の改善効果が期待される。

6）自己効力感とは何か？

　行動を起こすときには，どんな意思が働いているのだろうか。Bandura[13]によって提唱された"社会的学習理論"によると，行動を決定する"先行要因""結果要因""認知要因"の3つの要因が密接に絡み合って，"人""行動""結果"の3者の相互作用が生まれる[1]。

　つまり，行動にはある種の"期待と予期"という機能が心理に働きかける。ある行動が何らかの結果を生み出すという概念を"結果予期"という。また，ある結果を生み出すために必要な行動をどの程度うまくできるかという"効力予期"というものが存在する（図5）。

　自己効力感（セルフ・エフィカシー）を持つ人とは，極端にいえば，自分がどの程度の"効力予期"を持っているかを認知した人，であるといえる。つまり，ある行動を起こす前に個人が感じる"遂行が可能"であるという意識は，知識と経験に裏づけられた実現の可能性が高いという考え（ある種の自信）であり，自己効力感にほかならない（図6）。

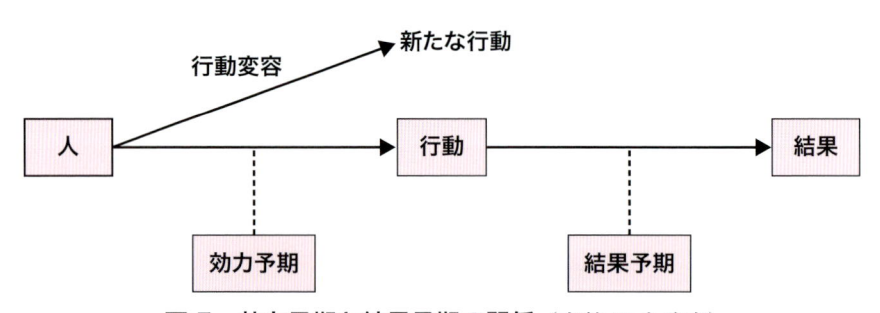

図5　効力予期と結果予期の関係（文献13を改変）

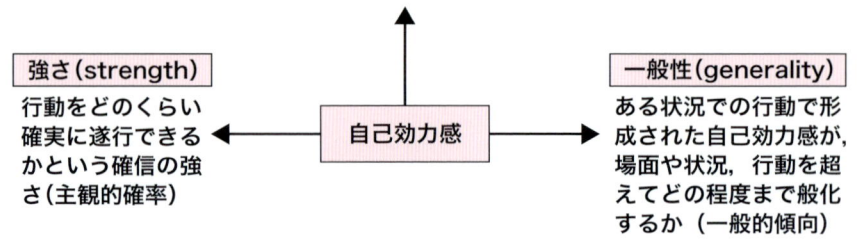

図6　自己効力感の3つの次元[13]

大きさ(magnitude)または水準(level)
どの程度困難な行動を行うことができるかという見通し

強さ(strength)
行動をどのくらい確実に遂行できるかという確信の強さ（主観的確率）

一般性(generality)
ある状況での行動で形成された自己効力感が，場面や状況，行動を超えてどの程度まで般化するか（一般的傾向）

7）自己統制感と自己効力感

　自己効力感は自然と身に付くものではない。以下の情報と体験を通じて自ら育んでいくものである。
①遂行行動の達成：自分で実際に行い，成功体験を持つこと。
②代理的経験：うまくやっている他人の行動を観察すること。
③言語的説得：自己強化や他者からの説得的な暗示を受けること。
④情動的喚起：生理的な反応の変化を体験してみる。

　一方で，Rotter[9]による"統制の所在（locus of control）"は個人の過去の経験を基に発展させてきた"ものの見方"という考え方である。この自己統制感と呼ばれる概念は，自己効力感と同じく，社会的学習理論に基づく因子からなり，行動と意思との関係から，ある人の置かれた状況を"内的統制（internal control）"と"外的統制（external control）"の観点で分析することが可能である。内的統制感は"自分の人生は他者からの影響より自分自身の信念によって決まる"といった自立型の信念であり，外的統制感は逆に"自分の人生は自分の力ではどうにもならず，他者の意思や力などによって左右されてしまう"といった信念である。人はこの内的統制と外的統制の間のどこかに位置し，個人的因子（性格，過去の経験など）や外部（環境）からの刺激などによって，常に揺れ動いている（図7）。

　この自己統制感は当然のことながら，前述の自己効力感における"効力予期"と"結果予期"に深くかかわっていることで知られている。すなわち，クライエントの性格を位置付ける個別的な"ものの考え方"は，個人の過去の体験からもたらされた"自己統制感"とスキーマが相互に形成され，また影響し合って，現在の自己効力感に関与する。

　クライエントの評価を行う場合には，過去の体験に基づく因子関係の評価とは別に，因子の可塑性と柔軟性を考慮に入れ，現在の状況における因子間相互の影響と関連も考慮する必要がある。

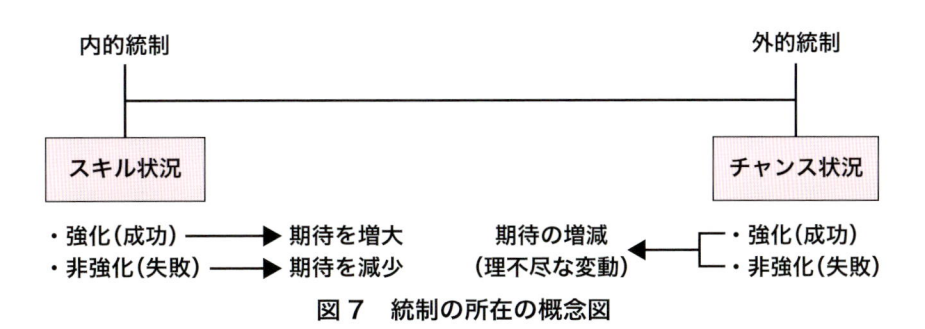

図7　統制の所在の概念図

文　献

1) 坂野雄二：認知行動療法．日本評論社，1998
2) 厚生労働省：地域における精神医療の評価．平成22年度診療報酬改定における主要改定項目について．pp63-65〈http://www.mhlw.go.jp/bunya/iryouhoken/iryouhoken12/dl/index-003.pdf〉（2013年3月31日アクセス）
3) 伊藤絵美：認知療法・認知行動療法カウンセリング―初級ワークショップ．星和書店，2005
4) Beck AT：*Cognitive Therapy and the Emotional Disorder*. International Universities Press, New York, 1976（大野　裕訳：認知療法―精神療法の新しい発展．岩崎学術出版社，1990）
5) Ling J, Catling J：*Cognitive Psychology*. Psychology Express. Pearson, Harlow, 2012
6) Beck AT：Thinking and depression. II. Theory and therapy. *Arch Gen Psychiatry* **10**：561-571, 1964
7) Ellis A：*Reason and Emotion in Psychotherapy*. Lyle Stuart, New York, 1962
8) Beck AT：Thinking and depression. I. Idiosyncratic content and cognitive distortions. *Arch Gen Psychiatry* **9**：324-333, 1963
9) Rotter JB：Generalized expectancies for internal versus external control of reinforcement. *Psychol Monogr* **80**：1-28, 1966
10) Bandura A：*Social Learning Theory*. General Learning Press, New York, 1971（原野広太郎監訳：社会的学習理論―人間理解と教育の基礎（オンデマンド版）．金子書房，2012）
11) Raimy V：*Misunderstanding of the Self*. Jossey-Bass, San Francisco, 1975
12) Seligman MEP：*Helplessness：On Depression, Development and Death*. WH Freeman, San Francisco, 1975（平井　久，木村　駿監訳：うつ病の行動学―学習性絶望感とは何か．誠信書房，1985）
13) Bandura A：Self-efficacy：toward a unifying theory of behavioral change. *Psychol Rev* **84**：191-215, 1977
14) Abramson LV, Seligman ME, Teasdale JD：Learned helplessness in humans：critique and reformulation. *J Abnorm Psychol* **87**：49-74, 1978
15) Lazarus RS, Folkman S：*Stress, Appraisal, and Coping*. Springer Publishing, New York, 1984
16) 大野　裕：はじめての認知療法．講談社，2011，p50
17) Branch R, Willson R：*Cognitive Behavioural Therapy for Dummies*, 2nd ed. John Wiley & Sons, Chichester, 2010

3. 作業療法士による認知行動療法

1）作業療法士によるカウンセリング

　カウンセリングには様々な定義と概念が存在するが，本書においては以下の定義を用いて話を進めることにする。
"カウンセリングとは，言語的および非言語的コミュニケーションを通して，相手の行動変容を援助する人間関係である"。
　カウンセリングそのものが一種の人間関係であると定義することもできる。しかし，障害を持ったクライエントに対してOTが行うカウンセリングでは，以下の特性を持つ必要性があると思われる。
①一方的でなく相互交流的でなければならない。
②OTとクライエントはお互いに対する信頼がなければならない。
③OTとクライエントの間にある相互の甘えや依存は排除されなければならない。
④カウンセラーとしてのOTの役割は，クライエント自身の"気づき"を促すことがすべてである。
⑤作業療法における指導・訓練と，カウンセリングのためのセッションとは区別して実施されなければならない。

　以上，あくまで現時点における便宜的な概念である。今後，OTがカウンセリングの手法を順次，作業療法へ頻繁に用いる機会が増え，作業療法訓練とセッションとの関係性による臨床研究と介入効果の検討が次々と進むことによって，この定義も変化するはずであるし，また，大いにそうなるべきなのかもしれない。
　一方で，OTがカウンセリングの実践家として活躍するには，従来の作業療法教育を根本から大幅に改める必要がある。作業療法の基本的な基盤・知識として，いくつかの作業療法理論に基づいた人間理解のための概念は既に存在しているが，そのほとんどは介入のための具体性と根拠に乏しい。したがって，今後，様々な介入事例を蓄積・統合し，積極的に作業療法の技術革新を進める姿勢が必要となってくる。初期の段階では各施設単位での臨床効果の検討が必要である。
　また，臨床経験に乏しいOTにはカウンセリングの基礎を学ぶ機会を増や

し，それと同時に推論的仮説でも良いので，ある程度の自信が持てる自分なりの理論を持たなければ，クライエントに対して一貫性のある反応が示せないことになる。一貫性のある言動をとるためには，まず自分なりにカウンセリングとは何かというイメージを定めておく必要がある。つまり，作業療法そのものと同じで，作業療法によるカウンセリングの定義を自分なりに解釈して備えておくべきだ。たとえば，人間作業モデルの理論による考え方を学び，その理論に沿ったカウンセリングの定義というものを自分で構築する作業工程が必要になってくる。まさにそこが，OT が OT たるゆえんであろう。ただし，当然のルールであるが，カウンセリングの基本的な約束事は作業療法に共通で存在しなければならないし，当然，それはすべての OT で順守されなければならない。

2) 認知行動療法によるカウンセリングの基本

　ここまで CBT に関する様々な知識を学んできたが，基本的理解の再確認をしたいと思う。まず，**CBT は"カウンセリング"とイコールではない**。"心理学"の専門領域では，定義と概念が統一されておらず，特に"心理療法"では常に様々な議論が起きているようである。しかし，OT がこれを応用する場合には，基本的な定義と概念だけはある程度捉えておきたい。

　まず，認知行動療法によるカウンセリングとは，CBT をカウンセリングの領域に応用したもので，CBT と比べ，一般健常児・者を対象とすることも多く，その適用範囲もより広い場合が多い。その基本姿勢はおおむね以下に集約される。本書では，便宜的にこの認知行動療法によるカウンセリングも CBT として統一的に紹介している。

①クライエントの意見を否定しない。
②クライエントの意見を肯定しない。
③自分の意見を直接にいわない・指示しない。
④クライエントの考える力を育む方法を考える。

　Rogers の"来談者中心療法"という，クライエントの話をカウンセラーが常に受動的に傾聴する心理療法が存在するが，認知行動療法によるカウンセリングとは全く異なる概念である。クライエントの話の矛盾を捉えてきちんと指摘する場合もあり，常に質問を念頭に置いて，相手の考え方を望ましい方向にファシリテートしていくのである。さながら，船の針路を変えるのに，強引に舵を切らせるのではなく，"質問"という石をいくつか船の斜め前方に投げ込んで，その波紋でゆっくり船の針路を変えていく，そんなイメージである（図 1）。

> **View Point**
>
> **指導の無力さ，"気づき"の重要さ**
>
> 　第 1 章-A-1-3）にあるように，OT が高次脳機能障害のクライエントに表面的な指導を行っただけでは行動に"般化"されにくい。むしろ，"逃避"や"転嫁"で逃げてしまい，信頼関係にも影響するおそれがある。クライエントの"気づき"を促す重要性に変わりはない。クライエントが自分自身で問題点や課題を口に出すことが非常に重要なのだ。

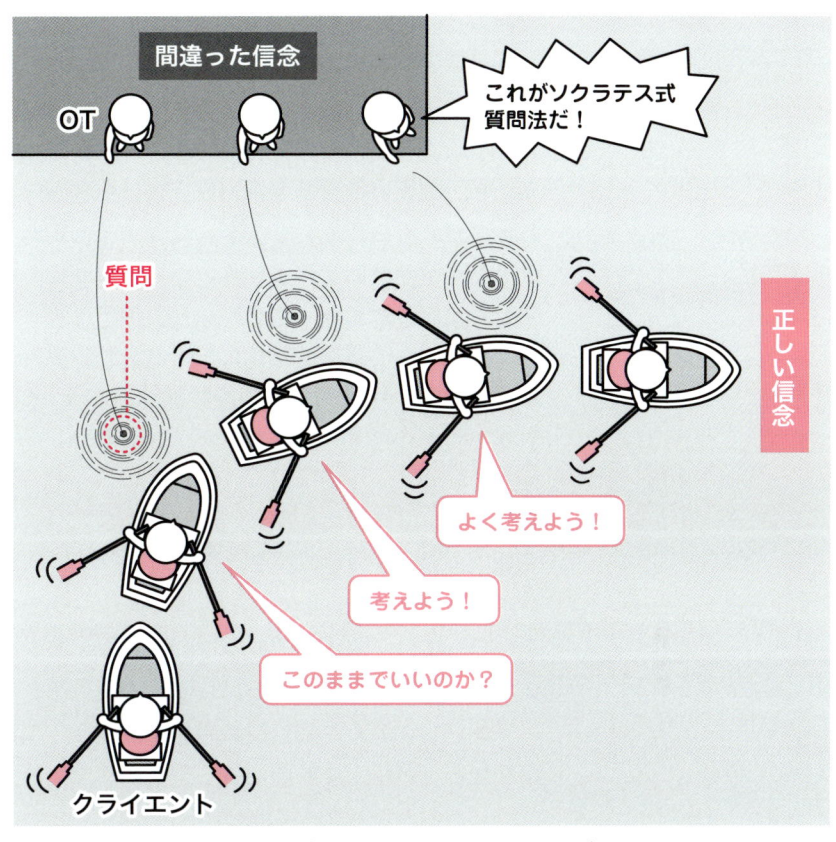

図1 認知行動療法によるカウンセリングのイメージ

3）ソクラテス式質問法

　CBTでは，ソクラテス式質問法を基本とする。これは，以下の要素を含み，クライエントに"思考する"という機会を提供し，自身の持つ能力を引き出す方法である。

(1) ソクラテス式質問法の原則[1]

①クライエントが自問し，自ら発見できるように問いかける

　対話式が原則なので，クライエント自身が望んでいる方向に話を持っていけるような質問をうまく組み合わせて問いかける。そこで自身のやりたかったこと，自分で気づけなかった矛盾点など，自問自答できるレベルまで，話の流れを促通していく。

②適度に制約のある開かれた質問（open question）を用いる

　クライエントの回答が得られやすい，シンプルな構成の質問を考える{(2)にて詳細に説明}。

③どんな回答であれ，相手の発言を尊重する

　クライエントの思考力をうまく引き出そうとしているときに相手の発言を否定してしまうと，クライエントの自分に対する自信が喪失し，効力感が失われてしまう。また，良くない反応（防衛機制，転嫁など）を誘発してしまうため，相手の発言は尊重しなければならない。ただし，訂正すべき発言のときには，その間違いを相手に気づかせる質問をすることで修正を行うため，すべてを受動的に受け入れるという意味ではない。

④どんな回答であれ，相手の発言に関心を示す

　クライエントとの関係性において最も重要なことは，クライエントに「このカウンセラー（OT）は自分に関心があり，親身になってくれる存在だ」と実感してもらうことである。

(2) ソクラテス式質問法における制限の設け方

　通常の質問だけでは，場合によって，答え方に困難が伴う。たとえば，「遠い将来の目標は何ですか？」と聞かれて，すぐ回答できる人は少ないだろう。その場合には，カウンセリングに重要な"テンポ"と"会話リズム"が途絶えてしまうし，何よりも質問に対する疲労感と"拒絶"を伴う場合が出てくる。

　以下，ソクラテス式質問法の例を挙げる。ここでは，回答できる範囲に適度な制限を設け，比較的回答しやすい状態を創り出している。

適度に制約のあるソクラテス式質問の例（後者が正しい）
①「どんなことがあったのですか？」→「そのとき，何が起きたのですか？」
②「あなたの好きなことは何ですか？」→「どんな活動をしていると，楽しいと感じますか？」
③「調子はいかがですか？」→「この1週間，どんな気分になることが多かったですか？」

4）人間理解のための CBT "応用基本モデル"

(1) CBT の基本モデルと応用基本モデル

　CBT の基本モデルでは，一人の人間の体験を外部環境との相互作用の関係性から捉えようとする[1]。本来の基本モデルでは，その個人にあたる部分を"認知（思考イメージ）""行動""気分・感情""身体反応"の4種類における要因の相互作用からみることになる[2]。つまり，"環境"には"個人間と社会的"な相互作用が働き，さらに"個人"には"個人内の4要因の相互作用"が2重に作用することになる[1,2]。

表1 作業療法のCBTにおける要因

CBT本来の要因		作業療法のCBTにおける要因
① 認知	→	認知・思考イメージ
② 行動	→	行動・遂行
③ 気分・感情	→	気分・感情
④ 身体	→	身体機能
⑤ なし	→	知覚・認知

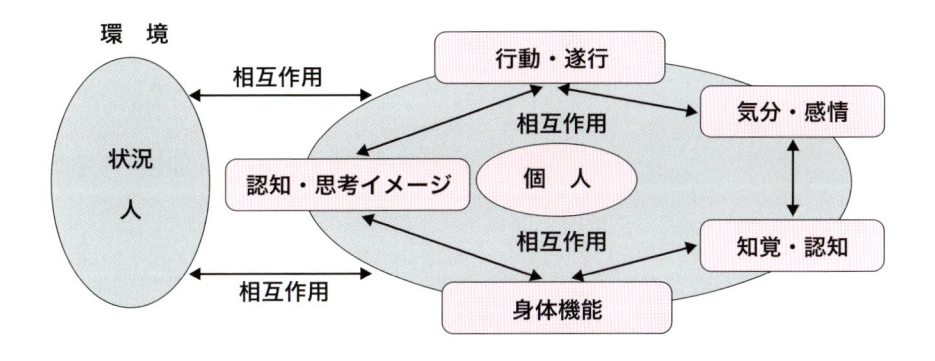

図2 認知行動療法の応用基本モデル（文献1を改変）

　本書では暫定的であるが，OTが行うべきカウンセリングの実践に沿い，この4要因を**表1**のように改変して**図2**のように配置した。

　最も重要な要因である"認知"は"認知・思考イメージ"とし，心理学的意味合いと思考との関係性を表現した。"行動"は"行動・遂行"としたが，実際にどういった行動をとったのか，どういった遂行を目的にしていたかを表す意味合いとなる。"身体"は，ストレスや不安，うつなどが原因の"身体"では胃痛や頭痛などの症状の意味合いとなるが，CVAの場合には身体運動機能全般も視野に入れた表現が必要となる。"知覚・認知"は，OTとして最もなじみやすい認知の意味合いである。様々な感覚様式を意味するが，事象（刺激または対象物）をどう感じるか？といった質問に対するクライエントの回答が感覚様式として表されることになる。

(2) 応用基本モデルの事例

　ここで例として，脳卒中後片麻痺で"左USN＋身体失認"の状態にある入院中のクライエントについて考えてみる（**図3**）。

　意識レベルならびに症状の程度によるが，ほとんどのUSNクライエントは，麻痺側の空間を"無の存在"として扱い，麻痺側からの刺激がほぼ意識の外にある。自分自身が置かれている状況すら把握できないクライエントに，麻痺側からの刺激入力や声かけが果たして有効だろうか？　全く意味をなさ

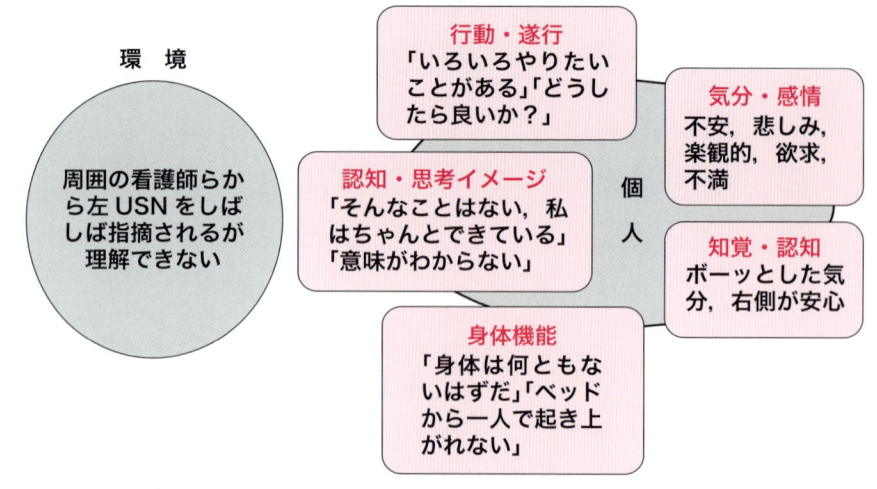

図3 応用基本モデルの例（脳卒中後片麻痺で左USN, 身体失認）

環境
- 周囲の看護師らから左USNをしばしば指摘されるが理解できない

個人
- 行動・遂行：「いろいろやりたいことがある」「どうしたら良いか？」
- 認知・思考イメージ：「そんなことはない，私はちゃんとできている」「意味がわからない」
- 身体機能：「身体は何ともないはずだ」「ベッドから一人で起き上がれない」
- 気分・感情：不安，悲しみ，楽観的，欲求，不満
- 知覚・認知：ボーッとした気分，右側が安心

ないわけではないが，退院後のインタビューによれば，残念なことに「うっとうしい」「煩わしい」といったネガティブな感想が多いようだ。

やはり，そこで最も重要なことは，歩行訓練や運動訓練といったPTによる物理的な身体認知の訓練によって"新たな運動スキーマ"を開発・修得することと，作業活動を用いて"セルフヘルプのための認知スキーマ"をOTと一緒になって獲得することである。その際，クライエント自身が自分の状態を客観的に理解できないことには有効なリハ訓練が成り立たない。徐々にではあるが，自分自身の知覚・認知の状況と身体機能によって"できること""できないこと"を把握できるようになり，自立したADL獲得を目指すため，OTによる適切なカウンセリングを継続的に行う必要がある。

5）患者の"自動思考〜後ろ向きスキーマ"をキャッチする

（1）自動思考とスキーマ

View Point
クライエントの"自動思考"をキャッチする

そのためには，カウンセラーとしてのOT自身が，自分の自動思考を常にキャッチする必要がある。

OTによるカウンセリングの最初の目的は，"クライエントの自動思考をキャッチする"ことである。"自動思考"は前述したように，クライエント自身が周囲で何が起こっているのかを理解して判断し，対処行動を起こすために重要な要因になるからである。さらに，その状況下でどういった基準によって決断し，どう対処するかは2つの"スキーマ"の影響によって制御される。

"スキーマ"は前述のとおり，心理学〜認知行動療法では"性格"に近い意味合いを持つが，本書ではその他に"運動記憶に関連した行動模範"または"習慣的運動〜行動の制御パターン"の意味も併せ持つ。ただし，下記に示す

| 事実 | スキーマ | 自動思考 |

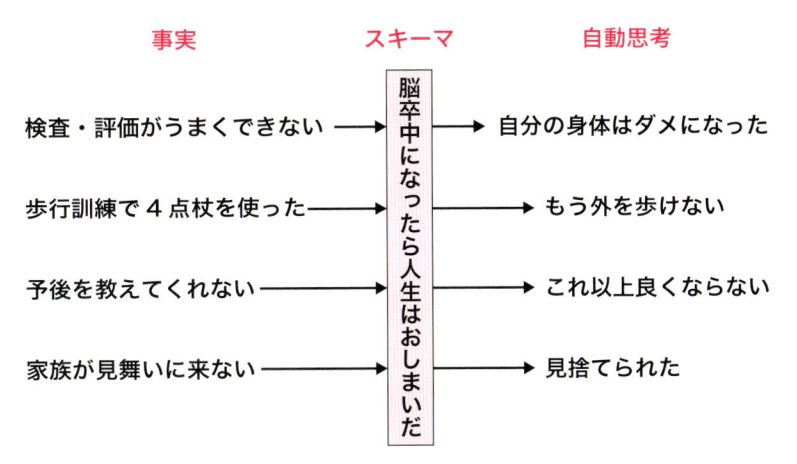

検査・評価がうまくできない → 脳卒中になったら人生はおしまいだ → 自分の身体はダメになった

歩行訓練で4点杖を使った → 脳卒中になったら人生はおしまいだ → もう外を歩けない

予後を教えてくれない → 脳卒中になったら人生はおしまいだ → これ以上良くならない

家族が見舞いに来ない → 脳卒中になったら人生はおしまいだ → 見捨てられた

図4　後ろ向きスキーマの影響による自動思考の例

　スキーマの概念は，ほぼ心理学～認知行動療法に基づく説明である．OTがクライエントの行動変容を期待してカウンセリングを計画する場合には，まず，心理学的スキーマの概念をターゲットにしてクライエントの思考を前方に向け，さらにアクティビティやADL訓練などの介入手段を用いて，習慣的運動～行動のスキーマを徐々に望ましい方向へ変えていくべきである．

　"スキーマ"の向きには，前方向と後方向が存在する[3]．前方向のスキーマには「失敗したが，また頑張って再挑戦しよう」「人間には助け合いの精神が必要だ」といったものがある．**前方向スキーマは，自分の行動に対する力（power）となるが**，時として自信過剰に陥る危険性もある．一方，**後ろ向きスキーマは「自分はダメ人間だ」「手足が麻痺している自分の人生は終わった」といったネガティブな思考**がクライエントの行動を規制し，何もかもできない状態に陥る可能性がある[3]．

　こうした"後ろ向きスキーマ"と"前向きスキーマ"は両者とも常に存在する．要はバランスの問題となるが，疾患やけが，障害などを持つと，それらが強いストレスを誘発し，"後ろ向きスキーマ"の勢いが増すことになる．

(2) 後ろ向きスキーマ

　後ろ向きスキーマの特徴は，まず，非現実的で人間性を無視したものになる．「完璧に障害が良くならないと会社に行けない」「手足の動きが戻るまで退院でない」といったように，必要以上に自分自身へ重荷を課し，身動きをとれなくしたりする（図4）．また，考え方が極端になって融通が全く利かなくなったり，そのスキーマのとおりに遂行できないと気分が不安定になったり，落ち込んだりする．

　後ろ向きスキーマには次の6つの要素が存在する[3]．

①**弱さに関する要素**

　「他人に助けを求めるのは弱い人間だ」というスキーマが働くと，人に助けを頼めなくなる．

②完全主義の要素

「出世しなければ人生じゃない」というスキーマが働くと，挫折したときに自分と周囲の人を許せなくなる。

③社会的な自己効力感の要素

「他者から認められたい」というスキーマが働くと，認められることに固執するようになる。

④命令形の要素

「いつも豪華な家や車を持っていたい」というようなスキーマが働くと，「もっとお金を稼がなくてはならない」と自分を追い詰めるような命令を課す。

⑤自律的な態度

「自分の考えは他人の意見よりもずっと大事」というようなスキーマが働くと，他人と協調できなくなる。

⑥認知に関連した要素

自分の考えと気持ちの関係をどの程度認識しているかによる。「セラピストが下手なせいで自分の手足の麻痺は治らない」と考えてしまうと，自分でその状況を打破することが困難となる。

文　献

1) 伊藤絵美：認知療法・認知行動療法カウンセリング―初級ワークショップ．星和書店，2005
2) 大野　裕：認知療法・認知行動療法―治療者用マニュアルガイド．星和書店，2010
3) 大野　裕：はじめての認知療法．講談社，2011，p50
4) 坂野雄二：認知行動療法．日本評論社，1998

4. 作業療法士として実際にCBTを使う

1) カウンセリング技術と作業療法士

　従来，身体領域のOTとクライエントとの関係性は，主に病院のリハ部門において，機能訓練を主体とした作業療法のセラピスト（OT）と患者（クライエント）という役割分担が暗黙のうちに了解されていた。ところが，本書では，OTにカウンセラーという役割を新たに意識してもらい，CBTの応用による新しい形態の作業療法を提案したことにより，両者の関係性における定義を再考する必要があると考える。

　カウンセリングを行うカウンセラーの役割とは，いわゆる思考の"促通者（ファシリテーター）"としての意味合いが強い。指導者や監督者などのように強い権限を振りかざして目的の方向にクライエントを引っ張っていくのではなく，あくまで**援助者として"クライエントの自立"を助ける**ことにその役割の意味がある。

　一方，OT自身はどうだろうか？　本来，OTは作業療法の様々な理論について学び，より良い方向にクライエントを導いていくという"援助者"としてのスタイルは同じなのだが，実際にはPTと同様に，"専門職"として訓練指導・治療を提供する者といった立場に自分自身を無意識に配置していたのである。そこでは，クライエントから（回復への）期待を浴びて，訓練に勤しむ"専門職"の姿はあるが，"援助者"としての実践場面ではどうすべきなのだろうか？

　"カウンセリング"を行う援助者と"作業療法"におけるOT，この2つの専門性の新しい関係は，これから多くのCBT実践を通じて新たに構築される"作業療法の専門性"の将来にかかわってくるかもしれない。

2）カウンセリングを行う作業療法士の原則

　カウンセリングを行うOTは，以下の原則を尊重して実践する。通常のカウンセラーとしての原則を基本に，OTの視点を併せ持つ"統合的援助者"としての立場を常に念頭に置いて実施すべきである[1]。

①"応用基本モデル"によってクライエントの体験を理解する

　クライエントの全体像を把握するという立場上，"応用基本モデル"が中心となる。将来的には，応用基本モデルの要因がすべて作業療法評価として機能することが望ましいが，あくまで暫定的な評価概念として，"応用基本モデル"を対象理解に利用することを推奨する。

②OTとクライエントとはチームを形成し，信頼関係を通じて実証的見地から協働作業を行う

　図1aのように，従来のカウンセリングでは"傾聴""受容""共感的理解"などを基盤に1対1の関係性が求められてきた。同じく図1bはCBTにおける関係性である。ここでは問題解決のための"協働作業"として位置付けられており，この関係性については，OTとして全くといって良いほど違和感はないはずである。元々，作業療法の専門性には，こうした援助〜協働作業という概念が存在し，OTは障害者の生活再構築，生きがい〜役割獲得のために幅広い支援を行ってきたことはいうまでもない。

③現在，ここにある問題に焦点を当てて解決を目指す

　CBTは問題解決志向の技法である。対象となるクライエントの問題は，"現在"に焦点化されるべきものであるが，もしクライエントのスキーマが過去にさかのぼって発生しているとしたら，"過去"まで分析の対象にする必要がある。また，"現在"の問題はそのまま将来へつながる可能性があり，現時点の対処行動（コーピング）は，"未来"をも変える可能性がある。

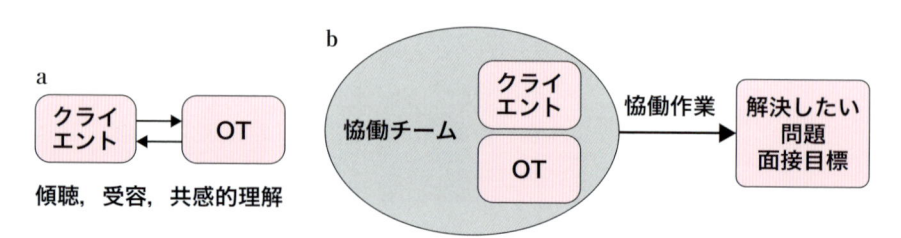

図1　CBTにおけるクライエントとOT関係の基本（文献1を改変）
a：二者関係に基づく従来のカウンセリング
b：協働作業としてのCBTカウンセリング

こうした経緯での問題点を丹念に一つ一つ解決したうえで，現在の課題への対処方針を確認すべきである。

④クライエントへの心理教育（患者教育）を重視し，クライエント自身がセルフヘルプ（自己治療やセルフカウンセリングなどの自助努力全般）できるようになることを目指す

クライエントにある程度の自己効力感が備われば，客観的な自己評価が多少なりとも可能となったり，自分の意志で事態を打開するための対処行動が生じたりする｛第1章 B-2-6）を参照｝。OT はクライエントの客観的な自己評価を促進し，さらに問題解決のための自発的な対処行動を促進するため，様々な"説明"を行う必要がある。

クライエントはセッションや作業療法訓練などを通じて様々な学習をすることになるが，その都度学習したことをまとめ，再確認して"強化"する必要がある。そうしたフォローアップのための説明役割がカウンセラーとしての OT に求められてくる。もちろん，これは指導ではない。基本的にクライエントへの心理教育（患者教育）を行うのは，OT だけではなくクライエント自身でもあるからだ。

⑤各回のセッションおよび初回から終結までの流れを構造化する

セッションとは1回ごとに区切られたカウンセリングの基本単位である（詳細は後述）。15分，あるいは30～45分など，1回のセッションに関する時間的な制限がなく，クライエントの障害程度，体力，その他の状況を踏まえて OT とクライエントが話し合って決める場合が多い。さらに，セッションを数回にわたって実施するため，全体のセッション数とその内容を分け，クライエントができるだけベストな状態で全セッションを完結するための方略が求められる。

⑥カウンセリング＋作業活動の具体的な目標を定め，達成のために多様な作業活動を活用する

ここでいう作業活動とは，ADL などもすべて含めた生活機能全般として捉えるべきである。もちろん，趣味などの生きがいのための余暇活動，仕事（役割）も含める。重要なのは，カウンセリング効果を十分に高める作業活動の選択である。身体障害を持ったクライエントに対しては，カウンセリングのみで解決できる課題は，それほど多くないと考えられる。それでは，実際の作業療法において CBT カウンセリングと作業活動をどう用いれば良いのだろう。

図2は CBT カウンセリングのセッションと作業活動の関係を表したものである。セッションは主に，"導入""評価""フォローアップ"などに大別されるが，ここで OT が存在する意味とは，CBT カウンセリングに作業活動

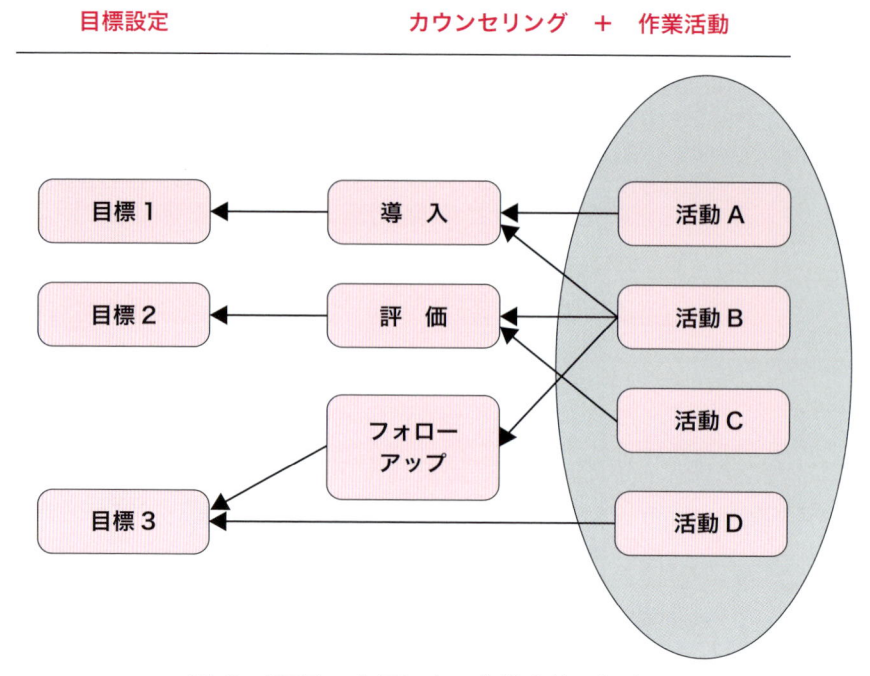

図2　CBTの応用による作業療法の概念図

を手段として使えることにある。通常のカウンセリングに加え，作業活動を使う意味と意義はとても大きなことである。つまり，CBTのセッションの役割を深め，セッションで得た成果（この場合にはクライエントの"気づき"や"対処行動"）を実際のADL，または，意味のある作業活動として具現化できる。また，それとは別に"クライエントの気づき"を促すために作業活動を用いる場合もある。

3）セッションの組み立て方

View Point

セッションの定義

セッションとは，CBTなどの心理療法の定義で"治療上の基本単位"ということになるが，これはカウンセリングを行うことと同じ意味を持つ。本書ではCBTによる介入理論とカウンセリング技法も含めて，すべて作業療法への応用技

(1) 1回のセッション

1回のセッション時間数は，クライエントとの話し合いで決める。さらに，1回ごとのセッションを**表1**のように"構造化"することが必要となる。

話し合いの内容については，様々なパターンが考えられる。相手がCVAなどのクライエントの場合には，「周囲から左半側空間無視があるとよく指摘されるが，実際にクライエントはそのこと（指摘）をどう捉えているか？」などや「現在のADLレベルをクライエントはどう把握できているか？」など，一見するとやや厳しい内容になる項目であっても，クライエントのためには絶対避けて通れない項目がある。また，退院後の見通しで，「○○の仕事を行うために，自分の△△スキルをどうやって改善していくか？」といった

法として進化・発展させることを目指している。ただし，この新たな挑戦はまだ始まったばかりであり，作業療法における治療・訓練（この呼び名が正しいかは更に議論が必要だが）とCBTカウンセリングとは，別の扱いに留めておきたい。今後，臨床での実践研究が更に進めば，セッションという単位は別のネーミング，別の概念に置き換わる可能性も視野に入れたい。

表1　CBTにおける標準的セッションの構造化

①導入
　橋渡し（前回と今回をつなぐ会話：「前回のセッション後はどうでしたか？」などで心理的リラックスを得る），現状チェック，ホームワーク（宿題）確認，その他
②話し合いの項目設定
③各項目の話し合い
④まとめ作業
　セッションのまとめ，フィードバック，ホームワーク設定，次回の話し合い項目の予定，その他

課題についても，OTがクライエントと認知・思考イメージを共有し，一緒に協働作業として適正レベルでの効果的な訓練方法を探っていく場合もある。

ただし，本当にそういった**突っ込んだ話し合いができるようになるまでには，両者の間に強い信頼関係が必要**であり，同時に**クライエントにある程度の自己効力感が備わっていることが必要**となる。

(2) セッション全体の回数と頻度

純粋なCBTならば，セッションの合計回数を事前に決めることで，クライエントとカウンセラーの双方がセッション全体を見渡せることになる[1]。1回ごとのセッションの流れと時間を決めて，さらに全体の回数と大まかな目標を最初に設定することで，双方に安心感が生まれるし，重要な話題に集中して限りある時間を有効に使うことができる。また，1回ごとのセッションでは話し合ったことを受けて一種の"完了感"と"達成感（満足感）"を味わうことが重要である[1]。

一方，こうしてクライエントと一緒にセッション全体のスケジュールと内容（課題）を話し合うことにより，クライエントにとっては退院後の生活におけるスケジュール〜自己管理を学ぶ機会ともなる。

(3) 話し合いの項目・内容を決める

項目（テーマ）の設定では，OTがあらかじめ用意したものを用いてはいけない。「なぜ，その内容について話し合うのか？」についてクライエントとの合意がなされた場合には，話し合いのテーブルに載せても良い。

基本的には，セッションの始まる前，またはセッションの開始時にOT，クライエントの双方が話し合いたいことの希望リストを出し合い，出された項目の優先順位，時間配分などを協働して決めていく。

実際には，セッションが進むにつれて，うまく話し合いが進んで，解決のための方針が決まることもあるが，ほとんどの場合には，項目の優先順位が入れ替わったり，項目そのものを見直すことが多い。つまり，項目そのものが絶対的存在ではなく，話し合ったことで得られる思考〜考え方への気づきがセッションの成果物だからである。

4）セッションにおける作業活動の用い方

(1) CBT セッションと作業療法訓練

CBT セッションと作業療法訓練の作業活動とは抜群の相性を発揮する。

①セッションの話し合い項目を醸成する作業活動

カウンセリングで話し合われる項目は，実際に目前で具体的なリハを行っているため，課題がいくらでもあるはずだ。しかし，現在行っているリハから項目が挙がってこないとなると，それはそれで問題になることが多い。ただし，カウンセラーとしての OT が，リハでの課題を執拗に取り上げることは避けたい。徐々にその課題は解決していかなければならないが，性急に進めることはクライエントに対して逆効果になる。

②作業活動の段階付けによる自己効力感の創出

OT がクライエントの評価全般をしっかりと行えば，その**固有能力に見合ったレベルの作業活動を展開**できる。つまり，クライエントが不安な状態を抱えて，心理的に萎縮しているときに**作業活動をうまく用いることで，有能感・自己効力感を育むことができる**（図3）。

CBTを用いることで，客観的な自己評価が徐々に可能となってくるクライエントの中には，自分の障害と向き合うことで，その現実を冷静に受け入れられない場合などがある。そういった事態に陥らないよう，常に自己効力感をある程度維持しておく必要がある。実際には，様々な技法を用いて，そう

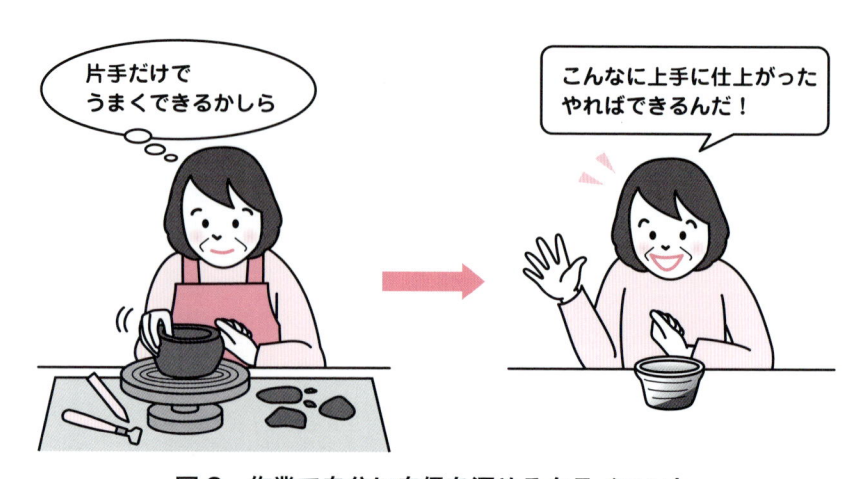

図3　作業で自分に自信を深めるクライエント

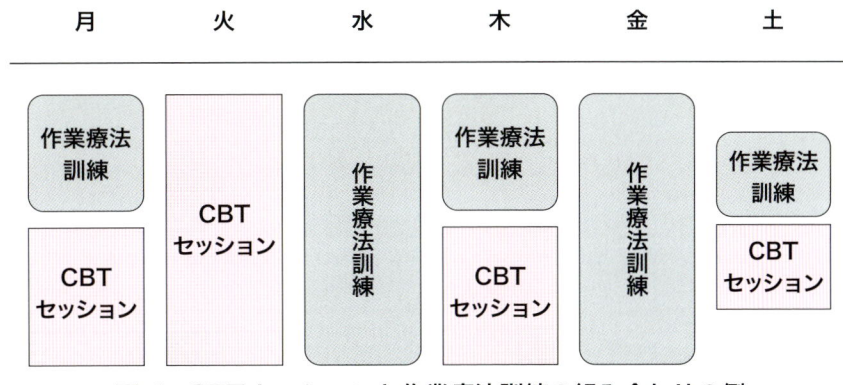

図4　CBTセッションと作業療法訓練の組み合わせの例

いった対策を二重三重に行わなければならないが，作業活動はそうした中で，比較的大きな威力を発揮できる。

(2) CBTセッションと作業療法訓練を組み合わせる

図4は，CBTセッションと作業療法訓練の組み合わせの例である．各パートのCBTセッションは時間配分が様々であるが，それぞれ話し合うべき項目設定に対応して柔軟に変更してかまわない．また，たとえば火曜日はCBTセッションのみであるが，クライエントの行動変容を目標としたセッションは訓練のうえで重要な位置付けであり，それ自体を作業療法訓練と見なしても問題はないように思われる．

現在は，CBTセッションと作業療法訓練の2つに分割してそれぞれの相互作用的効果を見極める必要があるが，将来的にはすべて作業療法訓練として統一すべきであると考えている．

> **View Point**
> **作業療法訓練とは**
> 作業療法室での身体活動を伴った訓練ばかりが作業療法訓練ではない．カウンセリングのセッションも重要な作業療法訓練である．セッションを作業療法訓練と位置付けられないのは，OT自身に存在する心のバリアのせいである．

5) ホームワーク

ホームワークは，読んで字のごとくの"宿題"というイメージよりも，"セッションとセッションを繋ぐもの"というような概念である．面接で話し合ったことなどを実際の生活で検証しながら，自分の認知・思考イメージの修正を図ることを指す．ホームワークは，決して強制的ではなく，あくまでクライエントの自発的賛同を得て実施されるべきである．

心理療法では"思考の宿題"であるが，本書では障害を有するクライエントが対象で類型が存在しないため，比較的自由に，かつ効果を考えながら，様々な創意工夫を行うべきである．

以下は実際に用いられたホームワークの例である。

①日記を書く

　入院中のCVA患者。短期記銘力低下のため，メモリーノートに近い用い方をした。毎日のリハ訓練，およびCBTセッションを振り返り，自分の考えを述べる機会を創出した。読み返すことで自分の日常を再確認することが可能であった。また，CBTセッションにてそれを話し合い項目に設定できた。

②カレンダーを使った簡単な予定表の作成

　入院中の軽度認知症者。
　作業療法訓練，CBTセッションの話し合い項目として有効活用できた。意識レベルでの変化が生じ，徐々に思考力が高まった。

③デジタルカメラで写真を撮る

　外来通院中のCVA患者。散歩中の風景で気に入ったものを撮影して，カメラをCBTセッションに持参してもらった。そのときの気分，思考内容などを話し合い項目として活用できた。

6）セルフアセスメントシートの利用

（1）セルフアセスメントシートとは何か？

　OT-CBT Self Assessment Sheet（セルフアセスメントシート，思考バランスシートまたは非機能的思考記録表ともいう。以下，OT-SAS。図5）は，CBTカウンセリング時にクライエントが，自分の体験や考えなどを記録し，自分自身を客観的に把握するためのツールである。また，同時にOTがメモをして，セッション時の記録としても使用できる。
　OT-SASは，あくまでも思考の具現化に活用するものである。使い方は比較的自由であり，メモ書き程度の事柄も書き込んでかまわない。クライエントはOT-SASを作成しながら，実際に目の前で展開される自分の思考を目の当たりにすることになる。自分の考え方にフィードバックを掛けながら，OTとの話し合いを継続することにより，場合によっては突然，"自分のスキーマ"の固縮した偏った考え方に気づくこともある。

B. 作業療法のための認知行動療法の応用基礎 | 109

| 名前： | OT-CBT Self Assessment Sheet | 日付： |

状況 ⇔ 身体機能 / 認知・思考イメージ — 気分・感情 / 知覚・認知 / 行動・遂行

サポート資源　対処行動

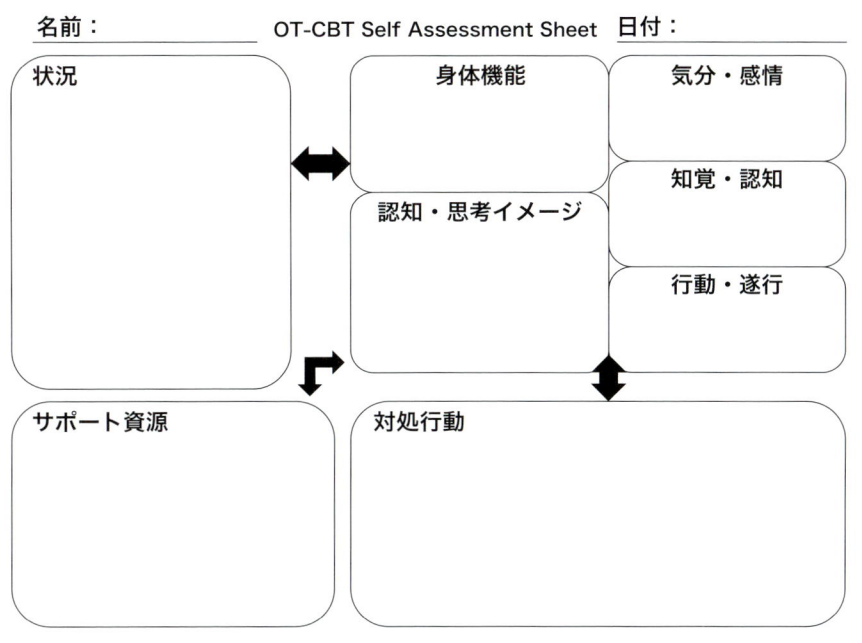

図5　OT–CBT Self Assessment Sheet

(2) セルフアセスメントシートへの記入方法

　OT-SASが自己記入式とはいっても，クライエントの障害の種類（空間失認，軽度失語症など）や程度などにより，OTが代筆する場合があっても差し支えない。ただし，クライエントがその内容をすべて承認することが最低条件であるが，やり方によっては双方の共同作業となる場合もある。たとえば，最初にクライエントがシートに自分で思い付くまま記入し，**最後にOTが内容をその都度確認しながら，きちんと清書してまとめる**という方法も考えられる。失語症などの場合も想定して，すべてが文字での記入という原則もない。写真やイラストなど，記録できる内容であれば，様々な応用があっても良い。パソコンを活用したセルフアセスメントの記録方法も，近いうちに開発されるものと予想している。

(3) セルフアセスメントの結果（例）
―事例・全体像の理解に向けて

　それでは，実際に，事例のセルフアセスメントの例を紹介する。この事例は，カウンセリングの話し合い項目について，OTが示したいくつかの項目の中から"**病棟およびリハ訓練室において，しばしば左USNを指摘され，注意を受けている**"という項目を選択した。選択の理由は，「あちこちでよくいわれている事実は認めるが，その内容について，いまだに全く理解できないので，気になっている」という回答であった。

```
名前： Aさん    OT-CBT Self Assessment Sheet    日付：
```

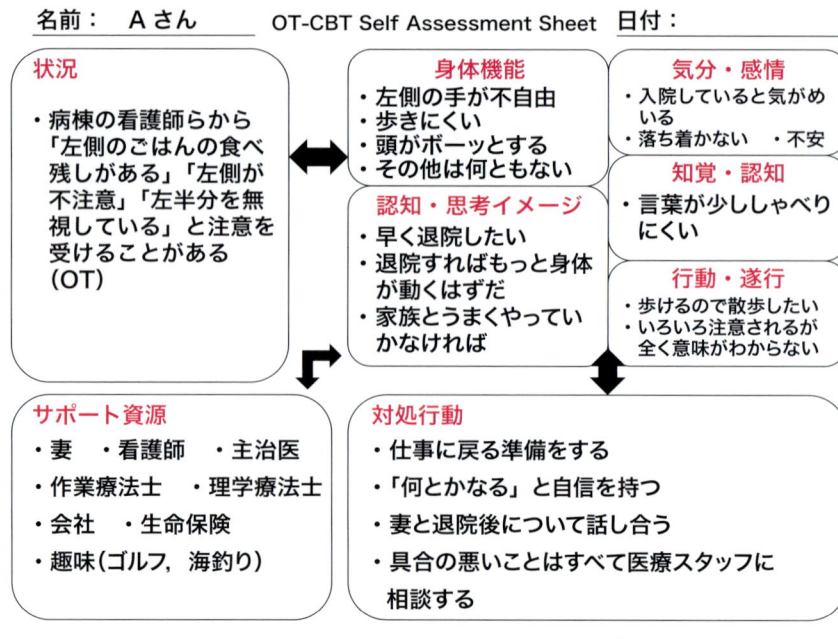

状況
- 病棟の看護師らから「左側のごはんの食べ残しがある」「左側が不注意」「左半分を無視している」と注意を受けることがある（OT）

身体機能
- 左側の手が不自由
- 歩きにくい
- 頭がボーッとする
- その他は何ともない

認知・思考イメージ
- 早く退院したい
- 退院すればもっと身体が動くはずだ
- 家族とうまくやっていかなければ

気分・感情
- 入院していると気がめいる
- 落ち着かない　・不安

知覚・認知
- 言葉が少ししゃべりにくい

行動・遂行
- 歩けるので散歩したい
- いろいろ注意されるが全く意味がわからない

サポート資源
- 妻　・看護師　・主治医
- 作業療法士　・理学療法士
- 会社　・生命保険
- 趣味（ゴルフ，海釣り）

対処行動
- 仕事に戻る準備をする
- 「何とかなる」と自信を持つ
- 妻と退院後について話し合う
- 具合の悪いことはすべて医療スタッフに相談する

図6　Aさんのセルフアセスメントの結果

事例 Aさん

50代，男性。左片麻痺を発症した。Brunnstrom stage は左上肢Ⅴ，左下肢Ⅴ，左手指Ⅳであった。

左 USN が著明にみられた。HDS-R は 22/30 点。感覚障害はみられなかった。独歩可能であったが，時々身体の左側をぶつけることがあった。本人はその自覚が全くなかった。コミュニケーション能力は良好であった。

OT-SAS（**図6**）からは，まず，Aさんが**話し合い項目の状況**（USN を指摘された事実）**に対応した話し合いから常に逸脱**して，自分の身の回りの気になることだけを選択し，それらを記録していたことが明らかとなった。また，**自分自身における客観的な評価ができておらず，しばしば非現実的な希望や，不安，落ち着きのなさ，逆に楽観的になろうとする様子**などがみてとれる。一方，医師や看護師などほかの医療スタッフに自分の困った課題をすべて任せたい，という他力本願的な考え方がみられ，最後は会社と生命保険にすがる姿勢もみられる。ただし，サポート資源の最初に"妻"を挙げ，思考イメージでも家族とうまくやることへの配慮がみられた。

文　献

1) 伊藤絵美：認知療法・認知行動療法カウンセリング―初級ワークショップ．星和書店，2005

5. 発展的作業療法と認知行動療法

1）作業療法による活動と認知行動療法の用い方

(1) 身体領域における認知的課題

　身体領域に勤務しているOTにとって，認知行動療法（CBT）という治療法は聞き慣れない用語である。そもそも，CBTは前述｛第1章B-2-1）を参照｝しているとおり，うつ病患者への治療法として確立された精神科領域の治療法である。鈴木ら[1]は「認知行動療法とは，クライエントの不適応状態に関連する行動的，情緒的，認知的な問題を治療標的とし，学習理論をはじめとする行動科学の諸理論や行動変容の諸技法を用いて，不適応な反応を軽減するとともに，適応的な反応を学習させていく治療法」と述べている。CBTは平成22年度の診療報酬改定から精神科専門療法に制定されている。その概要は，認知療法・認知行動療法に習熟した医師が計画・実施した場合のみ，1回30分以上，16回に限り算定されることになっている[2]。

　さて，その精神科領域の治療法，しかも診療報酬上，医師にしか認められていない治療法をなぜ身体領域の作業療法に応用しようと考えるのか。筆者自身がOTになってから，対応に困ったクライエントのタイプは2つに大別される。

　一つは，作業療法拒否など，リハの提供を拒否するクライエントである。リハスタッフであれば，そのような経験があると思われる。拒否する理由はクライエントにより様々であるが，痛みなどの体調不良，自信喪失や現実からの逃避，意欲低下などが挙げられる。また，リハ中に転倒や痛みを出現させてしまい，より慎重に安静を取ろうとするクライエントなどであろう。もう一つは，クライエント自身がリスクを感じていないか，あるいはできるはずと思い込んでいるため，自己の運動技能を過大に認識してどんどん作業範囲を拡大していくタイプである。転倒リスクが高く，スタッフ全員で注意する必要がある。まとめると，"やってくれないクライエント"と"やりすぎてしまうクライエント"といえる（図1, 2）。

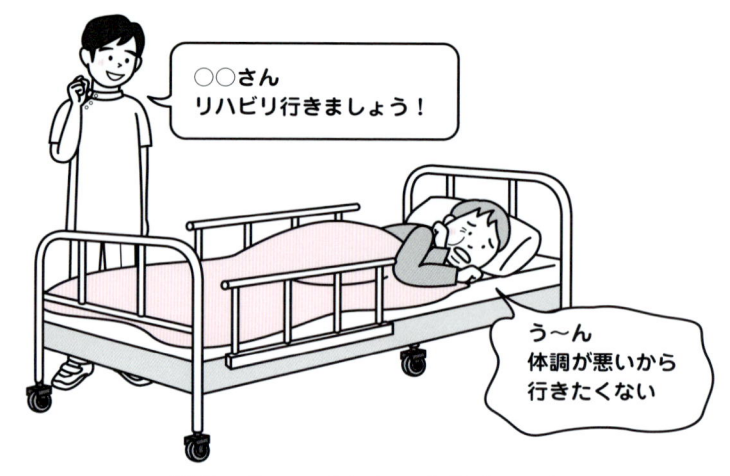

図1　やってくれないクライエント

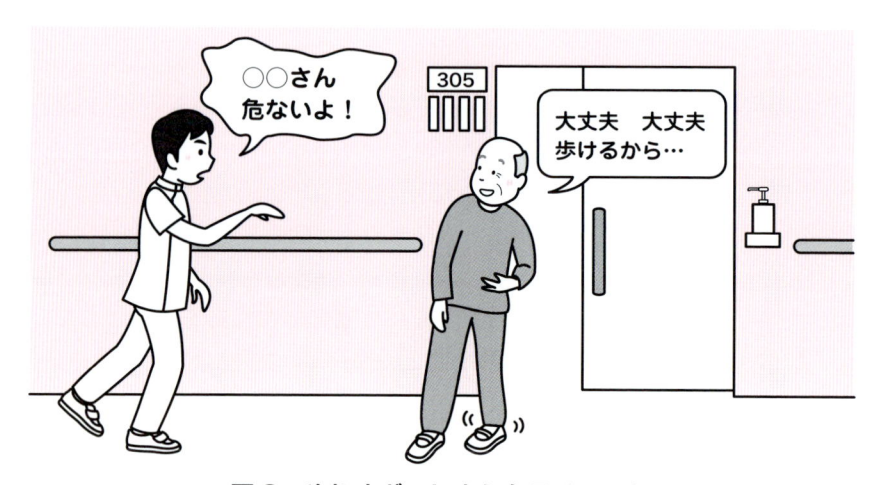

図2　やりすぎてしまうクライエント

(2) 作業療法における活動（作業）

　OTは活動（作業）を用い，クライエントに対し作業療法を提供していく（以下，活動を作業と読み替える）。OTにとってはごく当たり前のことと思われる。しかし，ここでいう"作業"とは，何を意味するかを再度確認したい。
　Kielhofner[3]は人間作業モデルの中で，"人間作業"について，作業が人間の条件の一部であり，人間の生活の多くを特徴づけている時間的，物理的，社会文化的文脈の中で，仕事，遊び，日常生活活動を行うことをさすと述べている。また，カナダ作業療法士協会[4]は，作業について「作業とは，日々生活で行われている一群の活動や課題で，個人と文化によりその価値と意味が形成され付与されたものをいう。作業とは，自分の身の回りのことを自分で行うセルフケア self-care，生活を楽しむレジャー leisure，社会的，経済的活動に貢献する生産活動 productivity など，人が行うすべての営みのこと

表1 認知療法・認知行動療法—治療全体の流れ （文献5のp3を改変）

ステージ	セッション	目的	アジェンダ（議題・課題）	使用ツール・配布物
1	1〜2	症例の理解 心理教育と動機付け 認知療法へのsocialization	病状・経過・発達歴などの問診 うつ病、認知モデル 治療構造の心理教育	うつ病とは 認知行動療法とは
2	3〜4	症例の概念化 治療目標の設定 クライエントの活性化	治療目標（クライエントの期待）についての話し合い 活動スケジュール表など	問題リスト 活動記録表
3	5〜6	気分・自動思考の同定	3つのコラム	コラム法—考え方を切り替えましょう
4	7〜12	自動思考の検証 （対人関係の解決） （問題解決技法）	コラム法 （オプション：人間関係の改善） （オプション：問題解決）	バランス思考のコツ 認知の偏りとは 人間関係モジュール 問題解決モジュール
5	13〜14	スキーマの同定	コラム法 （オプション：人間関係の改善） （オプション：問題解決） スキーマについての話し合い	「心の法則」とは 心の法則リスト
6	15〜16	終結と再発予防	治療の振り返り 再発防止 ブースター・セッションの準備 治療期間延長についての決定	治療を終了するにあたって

である」と定義している。

つまり、OTにとっての作業は、人が行うすべての営みといえる。それは起床から就寝まで、外出、仕事、遊び、道具の使用から環境への働きかけなど、すべてであろう。

(3) CBTセッションの流れ

①全体の流れ

うつ病のCBTには、治療者用マニュアル[5]がある。詳細はマニュアルを参照してほしい。ここでは、治療全体の流れと、1回のセッションの流れを紹介する。

セッションは16回で構成されているが、クライエントの理解度と治療関係の維持を重視するため必ずしも表1のとおりには進めない。また、自殺・自傷行為、治療継続に影響すると思われる現実的な問題（たとえば経済的問題や身体的健康問題などが挙げられている）、治療や治療者に対する陰性感情などがみられた場合には、これらの課題を優先的に話し合うこととされている[5]。

表2 認知療法・認知行動療法のセッションの流れ（文献5のp3を改変）

0	開始15分前に来てベックのうつ病評価尺度・簡易抑うつ症状尺度に記入してもらう
1	チェックインする
2	ホームワークを振り返る
3	アジェンダ（取り扱う議題）を設定する
4	アジェンダについて話し合う
5	ホームワークを決める
6	セッションをまとめ，フィードバックを求める ※初めは治療者主導 → 徐々に患者主導にしていく

②1回のセッションの流れ

　セッション前にベックのうつ病評価尺度（Beck Depression Inventory：BDI）と簡易抑うつ症状尺度（Quick Inventory of Depressive Symptomatology：QIDS-J）に記入する。ホームワークの確認，取り扱う課題の設定，話し合い，ホームワークの設定，セッションのまとめを30分以上かけて行う（表2）。

　治療者は前述①の優先事項に留意しながら，治療的に必要な内容，クライエントが求める内容に対応していく。CBTの技法としては，活動記録表，"ポジティブに言い換える"法，行動実験，段階づけ，注意そらし法，リラクセーション，社会技能訓練，アサーション・トレーニング，有意義な時間の使い方習得，運動，飲酒・薬物・カフェインを減らす，不眠への介入，「他の人に聞いてみる」，読書療法の行動的技法と，認知再構成，スキーマを同定する・修正する，「認知の偏り」を教育する，認知的（想像上の）リハーサル，自己教示法，思考停止法，コーピング・カード，過去の経験から証拠を探す，ロールプレイ，不安な出来事の結果を考える，問題解決技法，利点・欠点を考える，理知的/情緒的ロールプレイ，認知的連続表の認知的技法がある[5]。

（4）作業と認知行動療法の用い方

　作業とは人の営みすべてと定義した{(2) 参照}。鎌倉[6]は作業療法における作業は，あるときには獲得すべき技能目標そのものとして，またあるときには何かを達成する手段として，さらにあるときには人生そのもの（実存）の望ましい切片としての意義を持っているとしている。

　"やってくれないクライエント" "やりすぎてしまうクライエント"にしても，人の営みに対して課題のあるクライエントである。手段として，目的として，生きている実感としての作業を用いたアプローチを行えるのはOTだ

けである．では，クライエントに対してどのように作業を使用していけば良いであろうか．

①痛みによる拒否のクライエント

痛みによるリハ拒否に関しては不定愁訴もあり得るが，何を行うと痛みが出現するか，どのような環境であれば痛みが出現するかなど，その痛みの出現パターンがわからない状態が考えられる．拒否以前のかかわりの中で，リハ＝痛みを出現させるものとの思い込みがあれば，そのように認知してしまうであろう．リハを拒否するクライエントへのアプローチでは，クライエントの不快な刺激を回避しながら関係性を構築していく必要がある．

②自信喪失や現実からの逃避

自分に自信がなくプログラムに乗ってこないクライエントは，自己の能力を過小評価してしまい，できない[†1]という思いが強く，挑戦的な行動をとれない状態になってしまう．拒否のないプログラムと同時並行で，できない作業に対して段階づけを行い，徐々に自信を付けていくことが必要であろう[7,8]．逃避行動を行うクライエントは病前の自分と比べてしまい，できなくなった自分の存在を認められず，課題に挑戦しないことで現実から目をそむけていると思われる．クライエント自身が病後でも変わらない唯一無二の存在であると，存在そのものを肯定することが，治療の第一歩になると考えられる．

③意欲低下のクライエント

意欲低下に関しては，CVAではPSDも要因の一つであろう｛第1章A-1-2）参照｝．うつ状態については，山川ら[9]は87例中22例（25％），大隈ら[10]は166例中74例（45％）と報告している．PSDの対応としては，励まさないこと，失敗経験を避けるような課題を行うこと，そして薬物療法が基本である[11〜13]．

④作業範囲を拡大していくクライエント

作業範囲を拡大してくクライエントには，高次脳機能障害などで認知機能そのものに課題を持っているクライエント，病前のように行動しなければ自分が否定されているように感じてしまい自己判断で動いてしまうクライエントがいるように思う．ここでは，後者について述べる．

クライエント自身が"自分が自分である"と感じられるのは，病前の自分であろう．どうしても，病気をして以前のような生活ができなくなった自分は，存在する価値がないのではと考えてしまう．できなくなった自分を否定し"できると見せるように行動する"ことで，その存在を承認してもらおうと必死だと考えられる．筆者は，クライエントが認めてほしいと考えている人（主に家族）との病前・病後のエピソードを話してもらい，語りの中から存在が承認されている現状を伝え，気づいてもらうようにしている．その際，

Key Word

[†1] 学習性不使用

CVA患者は主として非麻痺側肢で作業を遂行していく．麻痺側肢においては動作を失敗し，痛みや転倒などを経験していき，次第に麻痺側肢の使用を抑制していく傾向もみられる．つまり，麻痺側を不使用にすることを学習している可能性がある[14]．これは何も麻痺側肢に限ったことともいえない．クライエントが多くの失敗体験を積み重ねれば，「やってもだめだ」「どうせうまくいくはずがない」と考えてもおかしくない．クライエントの自信喪失の原因に何があるかを深く考える必要がある．

目標を確認・共有，治療計画の確認まで行えると，その後のリハが劇的に変化する場合もある．その目標を共有するところでは，家族内での役割を少しでも確立する．家族の一員として自信を持って退院するためには，役割を再獲得することが重要である．

コラム
リハ拒否のクライエント

いわゆる新人の頃，リハ拒否のクライエントを担当して，何とか作業療法を提供しなければならないと，必死にその人の興味を引くようなことを行っていた．もちろん，「なぜ拒否するのであろうか」と考えてはいるが，その理由をなかなか見いだせなかった．結局のところ，いろいろな作業を提示するだけではなく，関節可動域訓練やストレッチなどを含むリラクセーション効果を狙った徒手的治療を行うことで対応していた．成す術がなく自己嫌悪に陥ったことを記憶している．経験を重ねていくと，それなりに対応できるようになっていくものであるが，その人特有の技能になっているのが現状であろう．

その中で，CBTは，統一した技術を提供してくれる治療法の一つだと思われる．ただし，OTはそのエッセンスを学び，独自の治療体系まで確立していかなければならないと考えている．

文献

1) 鈴木伸一, 熊野宏昭, 坂野雄二：認知行動療法（1999年執筆）〈http://hikumano.umin.ac.jp/cbt_text.html〉（2012年11月29日アクセス）
2) 医学通信社編：診療点数早見表2012年4月版—［医科］2012年4月現在の診療報酬点数表. 医学通信社, 2012
3) Kielhofner G（ed）：*Model of Human Occupation : Theory and Application*. 3rd ed. Lippincott Williams & Wilkins, Baltimore, 2002（山田　孝：人間作業モデルの概略. in 山田　孝監訳：人間作業モデル—理論と応用, 第3版. 協同医書出版社, 2007, pp1-12）
4) Canadian Association of Occupational Therapists（ed）：*Enabling Occupation : An Occupational Therapy Perspective*. Canadian Association of Occupational Therapists, 1997（吉川ひろみ監訳：作業療法の視点—作業ができるということ. 大学教育出版, 2005, p40）
5) 慶應義塾大学認知行動療法研究会編：うつ病の認知療法・認知行動療法治療者用マニュアル. 平成21年度厚生労働科学研究費補助金（こころの健康科学研究事業）「精神療法の実施方法と有効性に関する研究」研究分担報告書, 2010〈http://www.mhlw.go.jp/bunya/shougaihoken/kokoro/dl/01.pdf〉（2012年4月14日アクセス）
6) 鎌倉矩子：作業療法の現在. in 鎌倉矩子, 山根　寛, 二木淑子編：作業療法の世界—作業療法を知りたい・考えたい人のために, 第2版. 三輪書店, 2004, p72-118
7) 足立恵子, 山崎裕司, 倉田浩充, 他：理学療法拒否患者に対する接遇について. 高知県理学療法　10：25-30, 2003
8) 蝦名真奈美, 佐藤優実, 福土春香, 他：排泄訓練拒否患者への心理的アプローチの重要性について. 青森県作業療法研究　11：33-36, 2002
9) 山川百合子, 佐藤晋爾, 澤　俊二, 他：回復期リハビリテーション病棟における脳卒

中後うつ状態の予備的研究. 茨城県立医療大学紀要 **9**：189-196, 2004
10) 大隈和喜, 江頭政和, 衛藤　宏, 他：脳卒中回復期リハビリテーション病棟における心理的諸問題と心身医学の役割. 心身医　**46**：645-653, 2006
11) 菱沼亜紀子, 倉林　均, 内田龍制, 他：脳卒中後うつ状態が ADL の改善を阻害していた脳出血の一例に対するリハビリテーションの経験. 臨床リハ　**16**：279-282, 2007
12) 新井雅信：脳卒中後うつ状態を合併した脳出血後遺症例. 臨床リハ　**13**：280-281, 2004
13) 成冨博章：脳卒中後うつ状態に対する対応. 綜合臨牀　**52**：3067-3068, 2003
14) 川上寿一, 道免和久：学習性不使用（learned non use）. 総合リハ　**31**：1115-1119, 2003

2）評価としての人間作業モデルの活用

(1) 作業療法理論

　身体領域作業療法では，医学モデルといわれる解剖学・生理学・運動学を基盤とした徒手的治療法を活用している．一方で，いわゆる作業療法の独自の理論である人間作業モデル（MOHO）[†1]・カナダ作業遂行モデルなども活用されている．作業科学は作業自体を分析する学問であり，作業療法を補完する役割を担っていると考えられる．Kielhofner[2]は，作業療法における現在のモデルとして，生体力学モデル，認知能力障害モデル，認知-知覚モデル，運動コントロールモデル，感覚統合モデル，カナダ作業遂行モデル，人間作業モデルを概念的実践モデルと位置付けている．

　作業療法では"クライエント中心""その人はどのような人か""その人の希望は"など，個人を尊重する教育を重視している．その効果で，身体領域のOTは，意識的にでも無意識的にでも，医学モデルと作業モデルを組み合わせて，クライエントへアプローチしていると思われる．

　Nicol[3]は，MOHOについてクライエントの作業行動に関してアプローチする理論であり，OTにとって，クライエントとの作業についての約束をサポートするものであるとしている．また，CBTといくつかの特徴を共有しているとし，クライエント自身の作業の意味や習慣，作業技能に焦点をあてることは，CBTアプローチを補完すると説明している．

(2) MOHOの評価

　MOHOの評価には観察の道具，自己報告のチェックリストと質問紙，面接，混合評価法と4つのカテゴリーに分類されている（表1[4]）．

　MOHOの評価は，観察評価，自筆式評価，面接評価，混合評価でも，数値化できる特徴がある．初期，中期，後期と評価を実施することで，点数で示すことが可能となる．

　運動および処理技能評価（Assessment of Motor Skills and Process Skills：AMPS）は，講習会を受講後に，データを収集し，事務局へ送ることが必要となる．その後，認定されれば，評価者間の誤差をなくすためにコードが個人に送られる．それにより，課題となっているADLやAPDLの観察した内容が，コンピューター上で点数化されることになる．

　このようにMOHOの評価は，観察・面接・質問紙など，様々な技法によって，クライエントの作業の状況や気持ち，本人が大切にしていることなどをOTの視点だけでなく，本人から情報を引き出せる特徴を持っている．

Key Word

[†1] 人間作業モデル（A Model of Human Occupation：MOHO）

Gary Kielhofnerによりダイナミックシステム理論を基に提唱された作業療法理論である．人間は意志，習慣化，遂行能力に環境を加えた4つの構成要素が相互に関係し合い作業を行うと説明した[1]．使用している言葉は聞き慣れない方もいると思うが，OTが日々実践している臨床もこれらの構成要素で説明することが可能である．まずは一度お試しを．

表1 人間作業モデルの評価（文献4のp205を改変）

分類	評価名	評価目的	対象
観察の道具	コミュニケーションと交流技能（AICS）	コミュニケーションと交流技能	青年，成人，高齢者（児童の可能性も）
	運動および処理技能評価（AMPS）	運動技能と処理技能	児童，青年，成人，高齢者
	意志質問紙（VQ）	意志に対する環境の影響	6歳以上の児童，青年，成人，高齢者（特に自己報告ができない人に適用）
自己報告のチェックリストと質問紙	改訂版・興味チェックリスト	興味	青年，成人，高齢者
	NH活動記録（ACTRE）	習慣，役割，価値，興味，自己能力の認知，遂行の困難さの程度，痛みや疲労の生身の身体体験	青年，成人，高齢者
	作業に関する自己評価（OSA）	自身の作業を行えているか，価値，環境の影響	11歳以上の児童，青年，成人，高齢者
	役割チェックリスト	役割と価値	青年，成人
	作業質問紙（OQ）	習慣，役割，価値，興味，自己能力の認知	青年，成人，高齢者
面接	作業状況評価―面接と評定尺度（OCAIRS第2版）	価値，興味，自己能力の認知，役割，習慣，遂行，環境	青年，成人，高齢者
	作業遂行歴面接第2版（OPHI-Ⅱ）	自身の作業を行えているか，自身の存在を認識できる作業について，環境，価値，興味，自己能力の認知，役割，習慣	青年，成人，高齢者
	勤労者役割面接（WRI）	自己能力の認知，価値，興味，役割，習慣，仕事と環境の認識	成人
	仕事環境影響尺度（WEIS）	物理的（対象と空間）および社会的（文化的に認知されている作業と社会集団）環境	成人
混合評価法	作業機能状態評価協業版（AOF-CV）	価値，興味，自己能力の認知，役割，習慣，遂行	青年，成人，高齢者
	人間作業モデルスクリーニングツール（MOHOST）	自己能力の認知，価値，興味，役割，習慣	青年，成人，高齢者

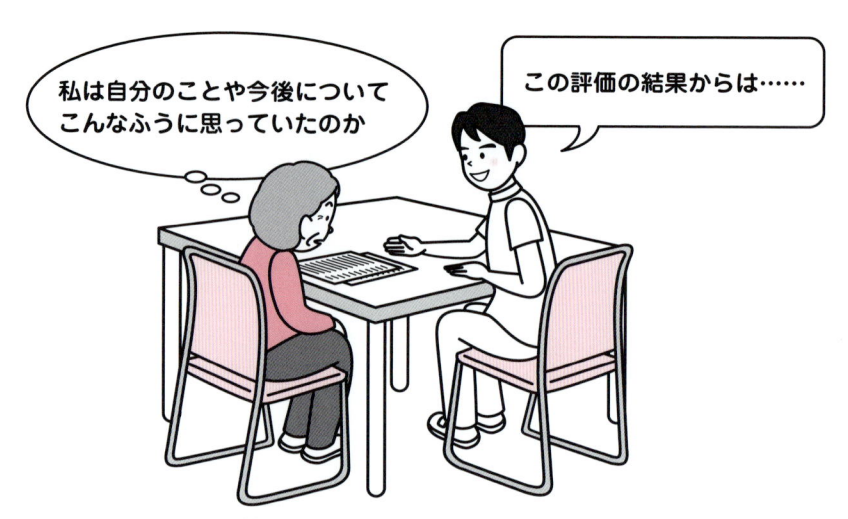

図1 質問紙の開示と説明による気づきの促し

(3) 評価の活用法

　CBT セッションでは，クライエント自身が活動記録を付け，スケジュールの確認などを行う。活動記録に関しては，MOHO では作業質問紙や NH 活動記録などがある。OT は臨床において，クライエントの1日・1週間のスケジュールなどの記録を付けることもある。これを定期的に行うことで活動の変化を確認することが可能である。

　その他の MOHO の評価は，質問紙や記録があるので，結果を開示し，クライエント自身が発したことを自身で確認することで，気づきを促せる効果があると思われる（図1）。読者の中にも，作業療法面接の中で，クライエント自身の考えを整理しながら，クライエント自身の言葉を使用し，課題と評価された原因に触れることで行動変容を促せた経験がある方もいるであろう。

　筆者も，現実逃避し，リハ拒否しているクライエントに語りで心情を聞き出す作業を行ったことがある。その内容をフィードバックし，気持ちを共有するアプローチをした結果，翌日からリハ拒否がなく，むしろ積極的に本人が希望する作業に取り組んだ経験があった。

　作業療法理論の評価や，OT が行っている語りを引き出すアプローチを改めてクライエントとの協業のツールとして活用することで，CBT 的なアプローチに応用できると考えられる。クライエント自身の気づきを引き出しながら，その課題となる作業目標を設定し，具体的な行動の修正方法を共有し，習慣づけることを OT は日常の臨床で提供しているのではないか。まだ身体領域においては，CBT を応用した取り組みは少ない。しかし，既存の評価法を工夫することで，クライエント自身が自身をプロデュースする，セルフヘルプペイシェントに変容することが可能だと思う。

コラム
作業療法士の面接

　OTが臨床において行う面接は，重要な評価の一つである．そこでは一方的にOTが質問をするのではなく，クライエントに自身について語ってもらうからである．"語り"とはナラティブのことである．作業療法面接では，クライエントが現在の自分をどのように捉えているか，自身の生活，家族，環境をどのように見ているかなど，本人の語りを重視している．この語りからクライエントの作業療法に対する真の要望を引き出し，クライエントに合わせたサービスを提供できる[5]．

　語りの難しさは，一度成功した体験があるからといって，再度同じ手法で成功しない可能性がある点である．野口[6]は「技術ならマニュアル化できます．しかし，ナラティブ・アプローチは技術や技法ではない，現実に対する見方，関わり方，姿勢です．だからマニュアル化できない」と述べている．

　環境も含め，どの場面で面接すればより情報が引き出せるか，回答によって次に何を質問すればよいかなど，考えながらの面接は非常に難しい．特に第1章B-5-1）で述べたような拒否患者について，何が拒否の原因かを本人から引き出すには前記の"姿勢"が重要だと考える．クライエントと共感し，語りを大事にすることで，その人の考えや価値を置いていることが理解でき，よりよい作業療法の提供につながる．

文　献

1) 山田　孝：理論とモデル．in 山田　孝編：高齢期障害領域の作業療法．中央法規出版，2010，pp59-65
2) Kielhofner G（ed）：*Conceptual Foundations of Occupational Therapy*, 3rd ed. F. A. Davis, Philadelphia, 2004（村田和香：概念的実践モデル．in 山田　孝監訳：作業療法の理論，原著第3版．医学書院，2008，p72-77）
3) Nicol M：Incorporating cognitive-behavioural approaches into models of practice. in Donaghy M, Nicol M, Davidson KM（eds）：*Cognitive-Behavioural Interventions in Physiotherapy and Occupational Therapy*. Butterworth-Heinemann, Oxford, 2008, pp19-31
4) Kielhofner G（ed）：*Model of Human Occupation：Theory and Application*, 3rd ed. Lippincott Williams & Wilkins, Baltimore, 2002（山田　孝監訳：人間作業モデル―理論と応用，第3版．協同医書出版社，2007，pp200-306）
5) 山田　孝：クリニカルリーズニング．in 山田　孝編：高齢期障害領域の作業療法．中央法規出版，2010，p66-73
6) 野口祐二：ナラティブ・アプローチとは何か．作業行動研究　**9**：1-10，2006

3）"気づく"心理変化と認知行動療法

（1）なぜ，これまでの作業療法介入では大きな効果が見込まれないのか？

　作業療法本来の様々な理論モデルには特徴がある。その多くが対象となるクライエントの変容を捉える"評価"とその基本になる身体生物学的機能，知的・認知機能，精神機能，環境，社会的機能への介入効果とその関連性を中心とした作業活動の意義について，述べられている場合が多い。これらは医学モデルといわれている機械論的観点，ならびに作業療法のエッセンスがあふれている現象学的アプローチの意義を説明するうえで，非常にユニークかつ根拠のある理論が多い。ただし，残念ながら作業療法による治療効果または介入効果を伴う具体性を持つ技法としての要素がかなり脆弱なのかもしれない。繰り返すが，多くの作業療法理論は対象者の包括的評価として最適であり，介入技法ではさらに具体性を持つ必要がある。いろいろと理屈を付けても，結局は目の前のクライエントに何らかの変化〜介入効果を示さないかぎり"OT の独りよがり"といわれても反論できないという事実が存在する。

（2）自己効力感と気づき

　自己効力感（セルフ・エフィカシー）については，第1章 B-2-6）で説明したが，作業療法にとって重要な因子であることに間違いない[1]。しかし，クライエントに自己効力感を持たせることは容易でない。いくつかの通過儀礼的な手順と段階をふむ必要があるからだ。その基盤の一つに"OT 自身の自己効力感"も含まれる。疾患や障害を経験したクライエントは，自分自身の問題に対して非常に鋭敏な感覚を持つ。"誰が自分の苦境を助けてくれるか"といった人生の重要課題において，多少の注意障害や意識障害があっても感覚的にわかる場合が多い。自分の専門性に対して自尊心と自信が持てないセラピストを本能的に避けるクライエントも多い。そうした場合には，クライエント-セラピスト間の信頼関係を築くどころか，訓練の継続さえ困難になってしまう。

　安心して自分の問題・課題を任せられるセラピストを得ることができた場合だけ，クライエントは自分自身と向き合い，率直に気づくことが可能となる。気づきは問題の多いクライエントにとって"ネガティブな作業"であるが，それに続く自己効力感が与えられる活動は"ポジティブな作業"になるかもしれない。その両者のバランスが整って初めて，クライエントの行動変容につながる可能性が生じるのである。

(3) 障害受容の課題

　障害受容の課題について，その意義などを議論する時代が長く続いた[2]。社会の変化により，その善し悪しに一定の理解と受容を示す環境が整ったわけでないが，Demboら[3]の障害受容論における価値転換論から始まったこの課題を大きく取り上げる機会も減ったように思われる[4,5]。しかし，障害受容[6]から"死の受容"と向き合う，また，ターミナルケアの増加や超高齢社会を迎えて"死"と向き合う医療やリハを提供する機会が増えてきていることも事実である[2,7]。

　CBTにおいても障害受容ができなければ"気づき"が生じないとか，次のステップに進めないといった単純な議論は全く意味がない。重要なのは，障害受容できないクライエントではなく，障害受容を避けて通るOTの存在である。クライエントが自分自身の障害と向き合うために"作業と向き合う"活動を行っているときに，OT自身が障害受容から目を背けてしまっては話にならない。

(4) 病院環境の課題

　病院，特に急性期の施設で作業療法をとりまく環境は大変である。エビデンスに基づく作業療法を継続するために，医学モデルでしっかりした結果を出すように求められるからである。CBTを有効活用する場合でも，やはりこの"患者の病期"の課題は避けて通れない。この時期には，性急に行動変容を迫る介入は意味がなく，また危険でもある。この場合には，クライエント自身によるストレスマネジメントや，安心感を得られるような介入が無難である。

　たった一人のクライエントであるが，同時に複数の専門職がかかわって介入や援助を行っている。たった一つの専門性だけが有効なエビデンスを示せる環境でもない。OTはOTの視点に立ち戻って，自分のアイデンティティを推進すべきである。

文　献

1) 坂野雄二：認知行動療法．日本評論社，1998
2) 渡辺俊之，本田哲三：リハビリテーション患者の心理とケア．医学書院，2000
3) Dembo T, Leviton GL, Wright BA：Adjustment to misfortune：A problem of social-psychological rehabilitation. *Artif Limbs* **3**：4-62, 1956
4) 南雲直二：社会受容．荘道社，2002
5) 永井昌夫：リハビリテーション心理学．記録社リハビリ出版，1974
6) 田島明子：障害受容―リハビリテーションにおける使用法．〈分配と支援の未来〉刊行委員会，2006
7) 南雲直二：障害受容．荘道社，1998

4) セルフヘルプペイシェントを作る作業療法

(1) 患者教育という視点

　患者教育という視点は作業療法に限ったことではない。その目的も方法も異なるからである。作業療法では，その本来の目的である"セルフヘルプペイシェント（self-help patients，自助患者）"として，様々な課題に対処できる患者（クライエント）への援助という大きな目的を伴う。その中には，自身の健康に対する配慮，自身への気づきと客観的な自己評価，自身の将来を展望できる能力なども含まれる。作業療法によるCBTでは，こうした"考える患者作り"のため，段階的かつ有効な視点で患者教育を組み立てていくべきである。

(2) 協業の視点

　教育という用語が高圧的な印象を伴う場合もあるが，ここでいう教育とは患者の自身への気づき，心理的変容を促通させるための"協業"という意味合いが強い。OTが一方的に患者を変えてしまおうと試みるのではなく，両者が話し合いながら，どういった方向に患者の気分・思考を向けるか，相互で了解しつつ協業が行われなければならない。

(3) 地域固有の文化的背景の観点

　基本的な国民性がオープンで諸事すべてにおいてポジティブな思考を尊重するアメリカなどとは異なり，物事を進めるために事前の交渉や，儀礼，配慮などが必要とされる日本ではCBTの進め方も異なる。特に都会と地方とでは，地域における関係性が複雑な場合，多大な配慮を求められる場合などが多い。特に在宅ケアの場合や患者（クライエント）家族へのアプローチを伴う場合など，CBTによる技法だけでは対処できないことが多い。ただし，CBTそのものの優位性に変化はないので，要はいかに地域固有の文化的特性を勘案してCBTを用いることができるかにかかっている。

(4) 患者マネジメントの視点

　CBTを用いた作業療法の基本は，前述のように協業が基本であるが，患者（クライエント）自身による自己管理だけではやはり限界がある。CBTを用いた作業療法では，患者（クライエント）自身によるストレスマネジメントを中心とした，身体・認知機能面での自己管理が中心とならざるを得ないが，遠い将来を見据えた患者マネジメントの視点は，セラピスト側であるOTの重要な視点である。長期の目標を考慮した短期の目標という段階付けは，あ

る程度，OT側で生活全体のフレームワークを管理しながら，徐々に患者の自主性・判断に任せるようにすることが望ましいと考えられる。

第2章

認知行動療法の応用による作業療法の実践報告

1. CBTと作業療法の併用により障害認識が改善されたCVA患者
―一言日記で"逃避"から"目標"へ

1) 事例紹介

Key Word

†1 注意の転導性
ほかの刺激に引き寄せられ、質問あるいは課題からそれてしまうことをいう[1]。

　80代、女性。脳出血による左片麻痺を発症した。Brunnstrom stageは左上・下肢、左手指がすべてⅠであった。行動観察からUSN、注意障害を認めた。机上課題では注意の転導性[†1]、反応遅延が著明で、認知機能検査は精査が困難であった。ADLは、CBTによる介入開始時FIMで34/126点、運動項目はすべて1点であった。食事は昼食のみ経口摂取とし、声かけや促しを要した。排泄はオムツを利用し、トイレを使用していなかった。認知項目については、理解は5点、表出は声量小さく4点、記憶は人を比較的よく覚えていて4点であり、予定や現状については発症前との混乱がみられた。夫と同居していて、自宅に退院予定であった。

2) 初期の作業療法経過

View Point

脳血管性認知症
　アルツハイマー型認知症と異なり、理解力などは比較的保たれている。症状が進行すると健忘が高度になり、見当識障害が進み、理解力なども低下する[2]。クライエントも脳梗塞発症後から症状が現れており、脳血管性認知症が疑われる。

　発症から約1か月後に当院の回復期リハ病棟に入院した。入院時は離床を中心に介入した。バイタルサインが安定してからは基本動作や移乗などの身体機能へのアプローチ、机上での右手動作練習、USNへのアプローチ、ADL訓練としての整容動作練習を実施した。昼食の経口摂取が開始されてからは食事動作練習を行った。身体機能面での変化が乏しく、動作時の注意の転導性や反応遅延が著明で、食事・整容場面では常に声かけや介助を要した。動作練習により一時的に動作が上達するが、学習効果が乏しく、練習した方法や声かけを覚えていられず、毎回同じ声かけを要した。会話では「散歩をしてきた」「まんじゅうを食べた」など現実にそぐわない発言が徐々に増えた。

3) CBT の導入と標的課題[3]

　入院から 5 か月が経過し，自宅退院まで約 1 か月となっていた。身体機能・ADL 面は変化が乏しく，残りの入院期間で機能面は大きな変化が望みにくい状態であった。食事・整容などはできる動作が徐々に増えていたが，生活に反映させることができず，ADL の向上につながりにくい様子は変わらなかった。その原因として，学習能力や記憶の低下だけでなく，病識の低下から自身の能力を把握できず，できることと介助が必要なことを理解することが困難であった。そこで，障害認識の向上により ADL の拡大や介助量の軽減の可能性があるのではないかと考え，障害認識に対するアプローチ方法として CBT を応用した作業療法を導入した。CBT を用いるにあたり，「スキーマ≒障害認識」として捉えて実施した。障害認識が変容することで現状を正しく認識し，行動変容につながることを目的とした。

4) CBT による介入方法[3,4]

(1) 実施方法

　通常の作業療法とは別に個室での 1 対 1 の面接形式のセッションを設け，ADL について話し合い，発言や気づきを聴取した。そのとき，OT からの教示は避け，クライエントの気づきを優先した。また，実際の ADL 場面での聴取も一部行った。

(2) 実施時間・期間

　1 回約 30〜40 分で，X 月 7 日，X 月 17 日，(X+1) 月 4 日，(X+1) 月 27 日の計 4 回実施した。

(3) 評価方法

　アセスメントシートを作成し，自己評価を初回，中間，最終の 3 回実施した。アセスメントシートは，移動，食事，整容，排泄の 4 項目について，重要度，遂行度，満足度を 1〜10 点の範囲で点数を付けるものにした。また，セッション中の会話を分析した。

5）介入の経過および結果

作業療法士（OT），クライエント（CL）の会話を抜粋して以下に記載する。

（1）第1セッション

> **OT** 今，何か困っていることはありますか？
> **CL** 一人で散歩に行けない。一人で行きたいんだけど，歩行訓練は一人じゃ危ないっていわれるからできないの。
> **OT** ベッドに寝ていることが多いですが，一人で散歩に行けそうですか？
> **CL** すっと起きられない。何で起きられないかわからないけど…。お父さん（夫）がいないからかなあ。
> **OT** ほかに困っていることはありますか？
> **CL** ほかにはないかな。
> **OT** では，今の生活について教えてください。食事はしっかり食べていますか？
> **CL** いろいろ注意されるけど，やってもらう（介助される）のは好きじゃない。こぼれるとか，首がまっすぐじゃないとかいわれるけど，うるさいなあと思っちゃう。一人で食べれる。あれ（胃瘻）は気持ち悪くなっちゃうからやめた。
> **OT** それは大変でしたね。ところで，今トイレには行っていますか？
> **CL** 毎回じゃないけど，行っている。便は毎回行ってる。
> **OT** 歯磨きや洗顔はできていますか？
> **CL** 洗面台で自分でやってる。
> **OT** 次回の話し合いでまた同じようなことを伺いますので，どんなところに困っているか考えてみてください。

🔊 **つぶやき**
"困っていること"では引き出せなかったので，現状をどう認識しているか確認するところから開始した。

①初回評価（表1）

表1 初回評価点

	重要度	遂行度	満足度
移動	8	3	8
食事	9	9	8
整容	9	7	8
排泄	10	8	8

②まとめ

現在の生活での問題点を聞くところから開始し，歩行の獲得に希望がある点を聴取できた。歩行に関しては"できない"との認識があるが，その他のADLに関しては「できる」との認識であった。会話中は沈黙や返答が遅いことが多く，返答に困っている様子がみられた。また，指先や机の上の物を気にするなど，考えている最中にも注意が転導する様子が目立った。

(2) 第2セッション

OT　前回ここ（個室）で話し合いをしたことを覚えていますか？
CL　ああ，ここに来たね。
OT　ここでどんな話をしたか覚えていますか？
CL　…（沈黙）
OT　前回は生活についていろいろと話を聞きました。もう一度聞かせてください。歯磨きや洗顔は一人で行っていますか？
CL　やっている。
OT　では，実際に洗面台に行ってみましょう。
CL　（洗面台での歯磨き動作は水を出すところから止まってしまい実施困難である。図1）。
OT　できなかったところはありますか？
CL　家とここじゃ違うからね。家ではできるけど。
OT　コップを取ることはできましたか？
CL　…（沈黙）
OT　（その場を切り上げ，中間評価を実施して終了する）。

🔊 **つぶやき**

体調不良の影響もありセッション間が空いてしまった。記憶面を考慮し短い期間での介入が必要であった。

🔊 **つぶやき**

実際の能力の気づきを促そうとしたが，強引な方法で追い詰め，落ち込ませてしまうところだった。

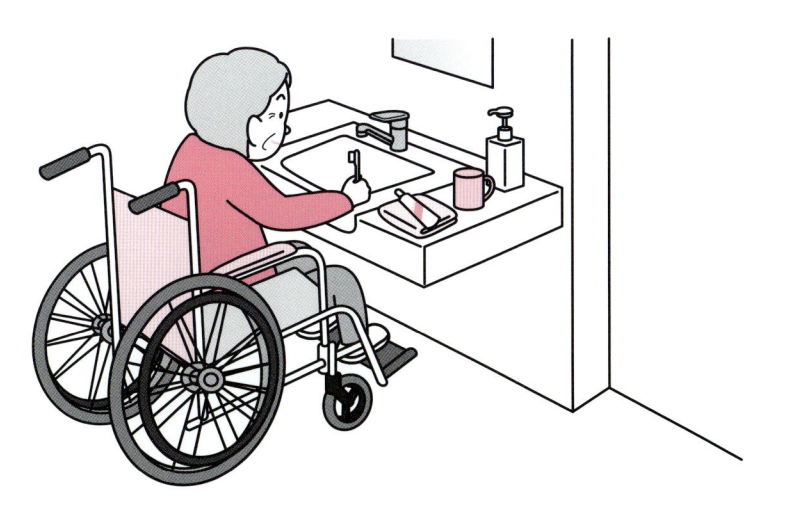

図1　第2セッション時の整容動作

①中間評価（表2）

表2　中間評価点（初回との差）

	重要度	遂行度	満足度
移動	8（±0）	4（+1）	9（+1）
食事	9（±0）	8（-1）	8（±0）
整容	8（-1）	9（+2）	7（-1）
排泄	9（-1）	10（+2）	9（+1）

②まとめ

　クライエントに初回セッションの内容の記憶はなく，評価点も初回とほぼ同様の結果が得られた。実際のADL場面でできないことに直面すると，「家ではできる」との発言が聞かれ，「できない」という発言は聞かれなかった。

（3）第2セッションと第3セッションの間の経過

　定期的なセッションのみでは日々の出来事やセッション内容の記憶，想起が難しいと判断し，まずは生活を振り返る機会を確立することを試みた。作業療法プログラムにリハの内容や日々の出来事を自由に記載してもらう"一言日記"を追加した。退院までの日付を書いたカレンダーをA3サイズで作り，コメントが記載できる余白を設けた（図2）。余白に毎日自由に記載し，確認しやすいよう病室に貼った。また，余白に書き切れないときには別のノートに記載することとした。プログラムを継続しても日付を把握することはできなかったが，日記を付けていることは記憶できていた。記載内容は，"髪を切る"，"寝返りの練習をした"など，その場で出た言葉をそのまま記載した。細かな訓練内容は記憶されていなかったが，エピソード記憶は比較的想起することが可能であった。また，"寝返りを全部自分でできるようになる"といった目標も記載した。

（4）第3セッション

OT　昨日は何をしたか覚えていますか？
CL　昨日は何をしたんだっけ。適当なこといっちゃうからな。
OT　カレンダー（一言日記）を見てください。
CL　（確認して）ああ，そうだった。
OT　最近，何か困っていることはありますか？
CL　顔が洗えないから，片手で良いから顔を洗いたい。
OT　歯磨きはできていますか？

つぶやき

記憶ができないとCBTの対象にならないのではないかと諦めの気持ちもあったが，介入方法を変えて継続してみた。

View Point

記憶障害のリハ

　脳損傷患者の場合には，障害が単純な健忘でも，記憶過程への介入により，実用的な代償手段を使えることはまれである。最も有用性が期待される代償手段は，外的補助具の利用である[5]。ただし，健忘自体によって習得が難しいこともあるため，できるだけ簡単な外的補助具を用い，繰り返しの練習によって手続きとして記憶することが必要である。

1. CBT と作業療法の併用により障害認識が改善された CVA 患者 | 133

クライエントでは "一言日記" が振り返りの手段として有用であった。

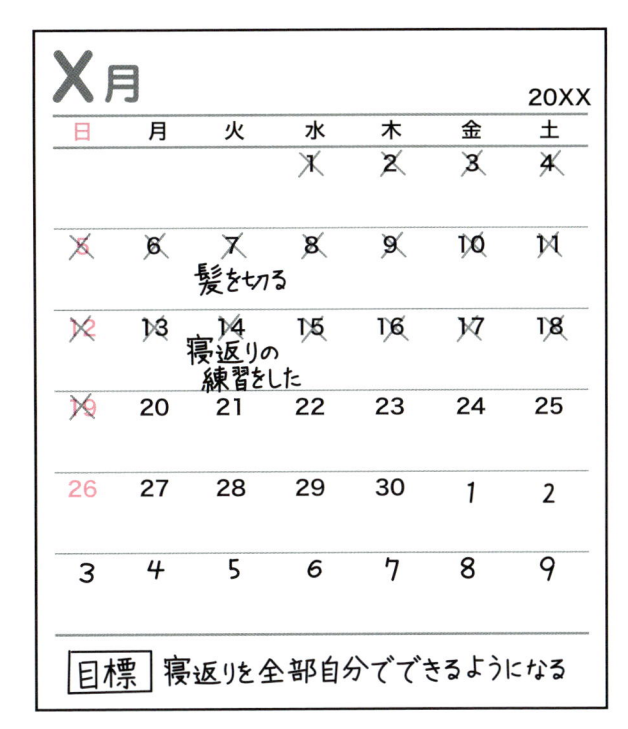

```
X月                          20XX
日   月   火   水   木   金   土
             X̶   2̶   3̶   4̶
X̶   6̶   7̶   8   9   10̶  11̶
         髪を切る
X̶   13  14̶  15  16̶  17̶  18̶
     寝返りの
     練習をした
X̶   20  21  22  23  24  25
26  27  28  29  30  1   2
3   4   5   6   7   8   9

目標 寝返りを全部自分でできるようになる
```

図2　一言日記

表3　歯磨き動作の細分化と評価結果

	実際の可否（○/×）	自己評価（○/×）
タオルの準備	×	×
水を出す	×	×
コップの準備	×	×
歯を磨く	○	○
口をゆすぐ	○	○

つぶやき

前回と同様の結果になる可能性もあったが，言動の変化がみられていたことから，評価を含め，あえて同様に実施してみた。

CL 一人でできる。
OT では，実際にやってみましょうか。（実際に洗面台で行い，以下の5項目に分けて質問をした。表3）。
CL 食事に関してはどうですか。まだ胃瘻を使っていますか？
OT あれをやると気持ち悪くなる。
CL 朝，昼，夜でご飯を食べているのはいつですか？
OT お昼だけかな。

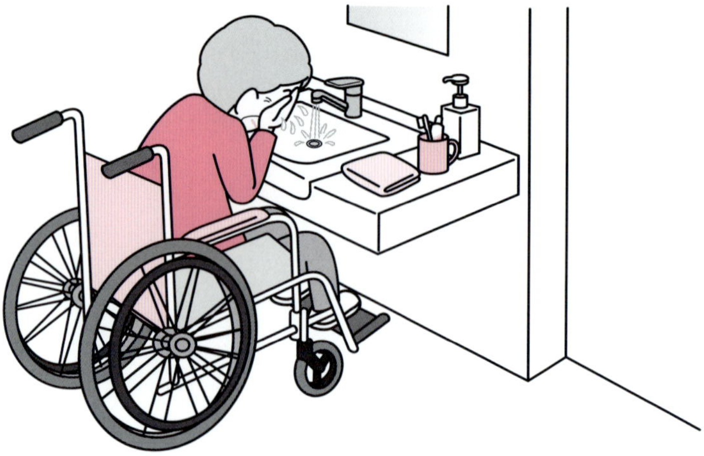

図3　第3セッション後の整容動作

> ①まとめ
>
> 　カレンダーの確認が定着し，カレンダーを見てエピソードを想起することが可能となっていた。歯磨きについては「できる」と答えたが，実際の場面では第2セッションでみられた，できないことを認めない様子はなかった。また，細分化して聞くことで正しい回答をすることが可能となっていた。食事に関しても，胃瘻を使っていることを認識している発言が聞かれ，昼食のみを経口摂取していることも認識していた。
>
> 　会話では反応速度が向上し，質問に対し沈黙することが減少してきた。会話のスムーズさが向上したことで認知機能検査を実施することが可能となり，HDS-Rは15/30点，MMSEは13/30点であった。見当識の項目では点数を取れなかった。

（5）第3セッションと第4セッションの間の経過

　カレンダーの確認と一言日記を継続した。コメントの中に「片手でも良いから毎日顔を洗う」「（移動用リフトの）シートを自分でかけられるようになる」といった目標も現れた。ほかのOTとの会話の中で，日記を付けることが楽しい，個室で話をすることは苦手に感じていたという発言が聞かれた。

　ADL場面では，洗顔と歯磨きが日課になり，洗顔はタオルを準備して水を出せば一人で行えるようになった（図3）。歯磨きの介助量は変わらなかったが，動作が止まることが減り，時間が短縮された。

（6）第4セッション

　最終評価を実施した。

🔊 **つぶやき**

セッション自体が負荷になっていた可能性があり，会話の仕方に慣れと工夫が必要と感じた。

① 最終評価（表4）

表4　最終評価点（中間との差）

	重要度	遂行度	満足度
移動	10（+2）	2（−2）	4（−5）
食事	10（+1）	7（−1）	2（−6）
整容	9（+1）	3（−6）	2（−5）
排泄	10（+1）	8（−2）	8（−1）

② まとめ

　自己評価では，初回セッションでは促しがないと回答できなかったが，最終セッションでは用紙を提示するだけで自発的に点数を付けることができた。初回評価に比べ，移動の遂行度と移動，食事，整容の満足度の点数が大きく減少した。会話では，誕生日に以前に行った旅館にまた行きたいなど，退院後の生活についてのコメントが出るようになった。

　HDS-R は 17/30 点，MMSE は 18/30 点であった。見当識の項目（年齢，月）などでの向上がみられた。沈黙することもあるが，回答速度は前回よりさらに向上した。

6）考　察[6]

(1) 介入時のスキーマと自己効力感

　今回の介入では，障害認識をスキーマとして捉え，障害認識を変容していくことで行動を変えていくことを目的とした。介入時，クライエントの障害認識は現状とギャップがあり，できないこと自体がわからず，また，なぜできないかというところまで考えが至らない状態であった。クライエントにとっては病前と同じ体で同じ生活を送っているつもりでいたのかもしれない。実際，第1，2セッションで自己評価を聴取した結果，事例の認識と現実には実際に大きなギャップがあることが評価できた。ADL 場面で自身の能力に対する気づきを促そうと試みたが，逆に現実から目を逸らすような発言が聞かれ，現実逃避していると思われる行動が現れた。実際にはやや強引な誘導となり，教示に近い方法となってしまっていたが，できないことを教示する方法は効果的ではなかった。特にクライエントにとっては，ほとんどの場面で介助を受ける生活をしていて，自己効力感を得る機会が乏しかったことも，

できないことからの逃避が現れた原因と考えられる。

(2) 作業の導入と効果

第2セッション終了後，記憶の保持・想起を図るために一言日記を開始したが，これが生活を振り返る機会として定着した。クライエントにとって，一言日記は自身で手書きすること，また，その作業自体を楽しんでいたこともあり，記憶に残りやすかった。介助される場面が多いクライエントにとって，普段の出来事やリハで何が"できた"かを記載していた点も受け入れやすかった要因となり，自己効力感を高める機会になっていたと考えられる。

(3) スキーマの変容と行動変容

第3セッションでも，「できない」ことを「できる」という発言は残っていた。一言日記で生活を振り返ることは可能であったが，それ以外の内容・場面にまで広げて考えることは自身だけでは難しい状態であった。しかし，会話や質問の仕方を工夫することで現実的な思考へと導くことが可能となっていて，セッションによって障害認識が修正された。その結果，ADL能力を適切に判断することが可能となったのではないかと考えられる。整容場面では，第2セッションと同様の質問をしても逃避様の言動がみられなかった。これは，日記から自分が行ってきたこと，できることを認識したことで自己効力感が高まり，できないことを認められるようになった結果ではないかと考えられる。

(4) 退院後の生活への展望

第3セッション以降は目標を口にするようになったが，自身のできる範囲を把握したことで，それよりも先に進むための目標を立てられるようになった。クライエントは，この時点で障害認識が修正，つまり，スキーマが変容してきていたと考えられる。その後，洗顔，歯磨きを介助者が準備すれば可能になるなど，獲得した能力を実際のADL場面で発揮することが可能となり，これらはスキーマが変容したことで行動変容が現れた結果と考えられる。

今回の介入により，クライエントは以前よりも現実的になり，自主的で，目標を持った生活を送ることができる可能性が現れた。今後の周囲のかかわり方にもよるが，障害認識を変えることで，同じ身体機能でも，受け身でなく本人が主体的な生活を送ること，介助量の軽減にもつながると考えられる（図4）。

(5) 評価結果の解釈（図5）

最終評価では移動の遂行度と移動，食事，整容の満足度が大きく低下した。第1，2セッションでは実際よりも高い評価をしていたため，遂行度の低下はより現実的な点数となった。クライエントが現実的な自己評価をできるよう

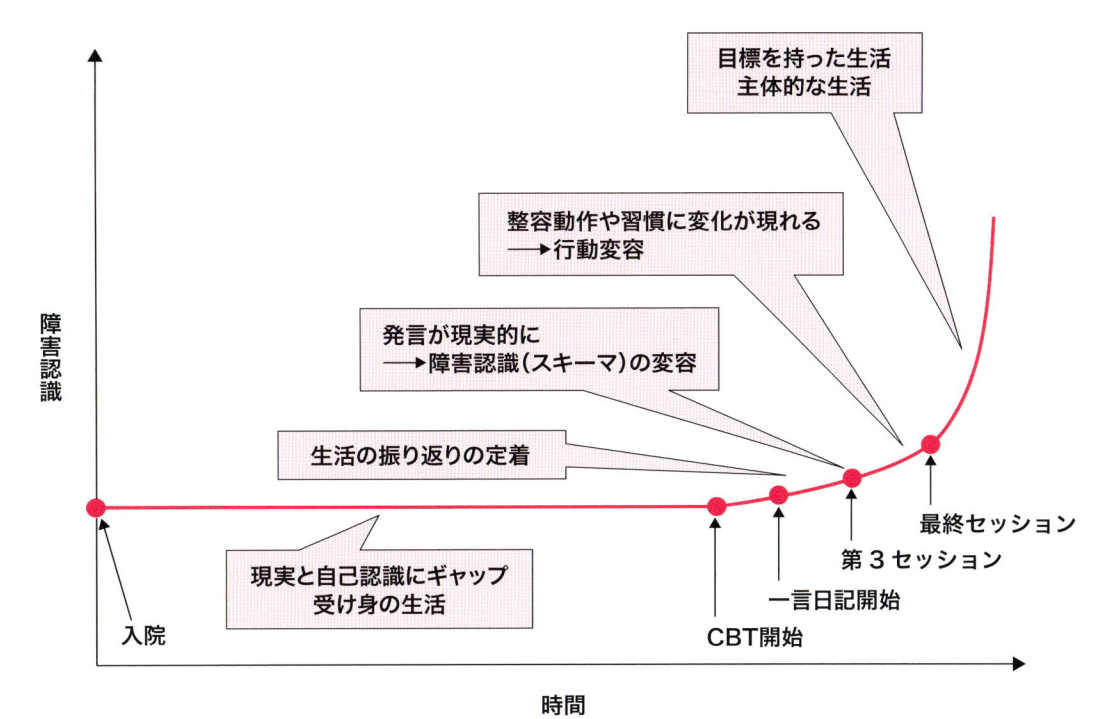

図4 障害認識の変化と考察

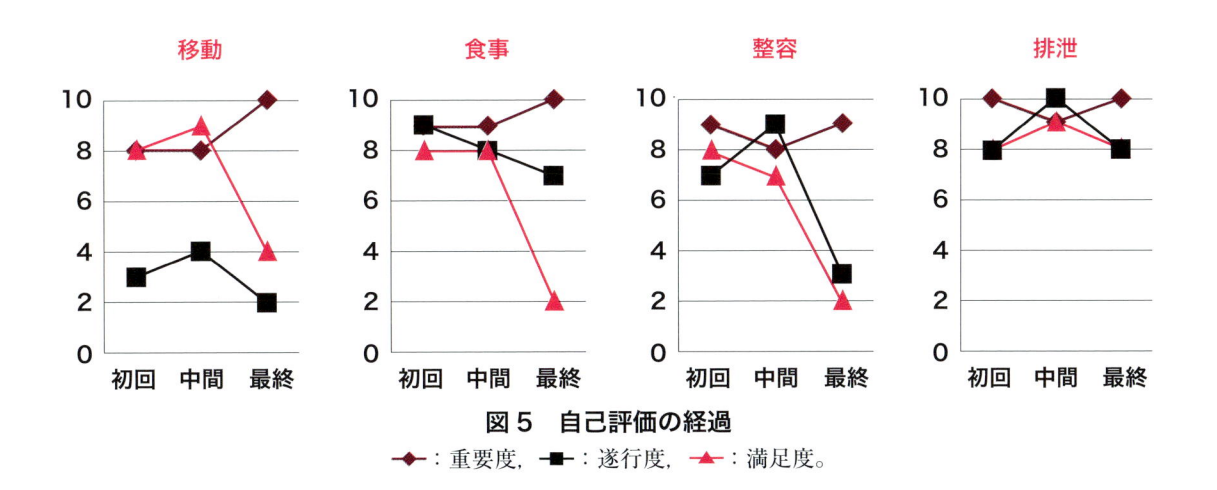

図5 自己評価の経過
◆：重要度，■：遂行度，▲：満足度。

になった結果と考えられる．また，満足度の低下は，現実を知り自身のADLに対する問題点を認識したことで，具体的な目標が立てられ，能力の向上を目指すことが可能になった結果と考えられる．今回，排泄の項目はほとんど変化がなかったが，セッションでの話題に挙げていなかったために考える機会がなかったことが原因の可能性がある．クライエントにはセッション内容以外のことに広げて考えることは結果的に難しかったが，セッションを続けることができたならば，排泄やその他の事柄に関しても認識や行動が変わった可能性がある．

(6) CBTで作業を用いること

　今回の介入では本来のCBTには含まれない"作業"を導入して実施した。記憶の低下などの認知機能に低下があるクライエント，今回のようなセッションだけでは効果が得にくいクライエントに対しても，OTとして作業やADLと組み合わせてCBTを応用していくことで効果が得られる。また，障害認識の欠如に対するアプローチ方法としてもCBTが応用できる。これらにより，CBTの応用は身体領域でも大変有用性があると考える。

7) 課　題

　今回の報告は一事例であり，介入の時期や頻度，対象者の選定などについての妥当性は検討段階であり，今後さらに事例を重ねる必要がある。また，評価方法は筆者の選択したものであり，質的な評価によるところや一部主観的な結果の解釈があり，評価バッテリーの検討が必要である。さらに，退院後の生活の詳細はわかっておらず，効果の検討のためにはCBT実施後の経過を追っていく必要がある。

文　献

1) 山鳥　重：神経心理学入門．医学書院，1985, p36
2) 田中恒孝：血管性認知症の特徴は．in 福井圀彦，藤田　勉，宮坂元麿編：脳卒中最前線—急性期の診断からリハビリテーションまで，第4版．医歯薬出版，2009, pp340-347
3) 坂野雄二：認知行動療法．日本評論社，1995, pp49-57
4) 大野　裕：認知療法・認知行動療法治療者用マニュアルガイド．星和書店，2010, pp37-47
5) 石合純夫：高次脳機能障害学，第2版．医歯薬出版，2012, pp219-220
6) 下山晴彦：認知行動療法—理論から実践的活用まで．金剛出版，2007, pp60-71

2. 明確な障害認識がもたらした好循環の失行事例
―「できない」から機能を最大限に利用した「できるかも」へ

1）事例紹介

> 🔊 **つぶやき**
> CBTの導入のきっかけの一つ。社会的背景から，退院後も課題に直面した際に，自己工夫していけることを目指した。

50代，男性。左頭頂葉出血による右片麻痺を発症した。発症2か月後にリハ目的で当院に転院した。Brunnstrom stageは右上肢Ⅳ，右手指Ⅴ，右下肢Ⅳであり，単純な動きとしては，物を把持するような操作は可能であった。高次脳機能障害では，理解に問題がないが，言葉に詰まる程度の失語症，観念運動失行，右USNに加え，左右の弁別障害や手指失認などのゲルストマン症候群の徴候がみられた。入院時FIMは運動項目40点，認知項目20点であり，食事や移乗などのため，手順や体の配置などに介助や声掛けが必要であり，整容動作や更衣動作などの手順や工程が複雑なものほど介助量が増大している状態であった。高齢の母親との二人暮らしであり，身辺処理やIADLを含め高次のレベルでの自宅退院の必要性が予想された事例である。

2）入院初期の評価

> 🔊 **つぶやき**
> 試行錯誤中には，ややイライラする様子もあり，自分でできないことへの認識もうかがえ，右手使用に修正を強く促すことは控えた。

入院時のADL評価において，歯磨き動作では動作が止まってしまい，かなり時間がかかった。右上肢の使用がなく，左上肢のみで歯ブラシを持っているにもかかわらず，「右だから…今はできないんだよ」と，左右の混同がみられ，できない箇所の具体的な表出はなかった（図1）。口頭での指示や一度右手に持ち替えるなどの動作手順の介助を行おうと試みたが，「できない」という認識が強く，どうしても右手の使用がままならないため，かなり時間を要した。

図1 入院初期

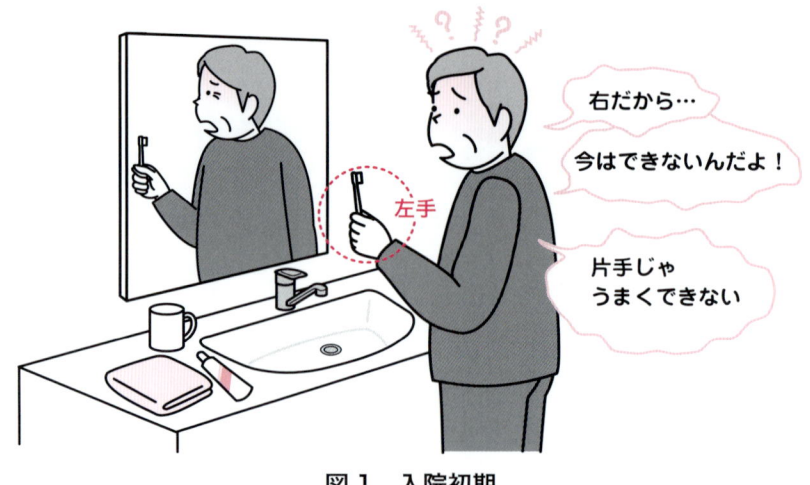

3) CBTの導入と標的課題[1～3]

歯磨き動作の観察からは，要因として，失行症状による手順の混乱，麻痺による右上肢の不使用傾向が推察された．しかし，介助下でも右手を使用しない様子，「できない」と頑なに使用しない現状と，OTの評価からみた右上肢機能との間には大きなギャップがあると評価した．さらに，発言や様子からは，そのギャップは「麻痺で右手が使用できない」という認識や，漠然と歯磨き動作を捉えてしまい，どの工程ができないのかという観点が欠けていることにより生じているのではないかと考えられた．

そこで，障害認識を扱うCBTを応用したプログラムを考案し，そのギャップを本人に認識してもらうこと，そして右上肢機能を最大限使用したADL動作を行えるようになることを目指した．その際，CBTの概念であるスキーマをクライエントの障害認識として捉え，認識を身体機能に合わせていくことでのADLの改善を目指した．

🔊 **つぶやき**

身体領域では行動の問題点について，その背景の高次脳機能障害や認知面が焦点として挙げられる．高次脳機能障害の障害認識を変えていこうとすることが従来のCBTとは異なる点の一つである．

4) CBTによる介入方法[2]

(1) 実施方法

面接形式にて，訓練とは区別してクライエントと話す時間をとった．面接はセッションと位置づけ，病棟などのベッドサイドや個室などの1対1で話

せる環境を選択した。

(2) 実施時間・期間

1回30分程度を目安とし，週1回程度の頻度で6回を1クールとして約1か月半にわたり実施した。実施日は，X月15日，X月23日，(X+1)月7日，(X+1)月11日，(X+1)月18日，(X+2)月7日であった。

(3) 評価方法

セッションは，初めは非構造的に進めていき，徐々に話題が絞れてきた段階で半構造的なものへと移行していった。セッション中に記録できた会話を要約し，発言の中からクライエント自身の気づきの変化を追っていった。セッションの内容としては，クライエントに困っていることや問題点への認識・対処方法を中心に話してもらい，受容的に傾聴・記録していった。焦点化している話題について促しはするものの，問題列挙や対処方法などは発信しないように努めた。

5) 介入の経過および結果

特に行動変容，身体機能の変化が生じた第1, 2, 4, 6セッションについて，作業療法士（OT），クライエント（CL）の会話を抜粋して以下に記載する。

(1) 第1セッション

OT リハと並行して，こうして話をしながら，○○さんのことや困っていることについて話して，一緒に解決に向けて考えていければと思っています。週に1, 2回の頻度で数回続けてみたいと思います。
CL はい，わかりました。いいですよ。
OT まず，お仕事を辞められてからはどのように過ごしていましたか？
CL 2, 3年くらい前に辞めて，いろいろ考えてたんだけど，あちこち行った中でタイに行ってたんだよね。
OT タイは数か月行って戻って…といった感じですか？
CL いや向こうにいるつもりだったの。だけど，向こうにいるときにこんな事故に会っちゃって…。
OT 向こうの病院では，どのような感じで過ごしていましたか？
CL 全くわかんない。起きたら日本にいる状態だもん。タイのときの記憶はないね。
OT 日本での前の病院では？

CL しばらく意識はなかった。リハは厳しかった（リハをすることは難しかった）。

OT リハはやっていてどうでしたか？

CL やるまでいかないんだよ。リハの前の段階だね。1日のうち40分…それ以外は寝てたり筋トレ少しやったり（自分で両手を動かしながら説明する）。

OT この病院に移ってからはどうですか？

CL 悪いね。下痢で。（ほかにも何か説明しようとするも）言葉がうまく出ないな…チッ（舌打ちするが表情は緩い）。

OT では，今困っていることは何でしょうか？

CL <u>こういう病気になったから…下痢をとりあえず治したい。トイレに行ったりでリハどころじゃない…。</u>

OT 下痢はどうしていきましょうか？

CL 薬を飲むしかないかなあ…精神的なものもあるのかも…。

OT ほかには？

CL <u>視力が落ちてきて…まあ眼鏡をかければいいんだけどさ…。</u>

OT ほかに身の回りのことではどうですか？

CL 歯磨き粉のチューブが握れない（左手のみでブラッシングや歯ブラシを口腔内に運ぶような身振りをして説明する）。準備ができないんだね。

OT 何ができれば，それができるようになりますかね？

CL <u>見るかぎりじゃ，ブラッシングだよね。でも，ずっとできないじゃ困る。せめて2, 3週間必要だね。…歯磨き粉を付けないで終わりにするか…</u>。看護師さんにいつも手伝ってもらうけど，いつでも来てくれるわけじゃないし，忙しいからさ。でも極力やりたいんだよ。

OT では，次回は実際に歯磨きの場面でやってみて，うまくできるような方法がないか一緒に考えてみましょうか。ほかにも何か困ることがまたあれば，いつでも声をかけてください。

CL わかった。よろしくね。

🔊 つぶやき

葛藤や苛立ちに対しては，OT 側のコミュニケーションスキルが必要であった。

セッションの流れとしては，クライエントのできない点を洗い出していく傾向があるため，精神面への配慮が必要である。できないことへの許容の姿勢や，一定ラインでの保障を提示するような話の進め方が必要である。

第1セッションの印象

初回セッションの全体的な印象としては，受け入れが良く導入できたが，話し方に戸惑うような印象に加え，自身の意見を述べるときにうまく言葉が出てこないことを感じ，「チッ」と舌打ちをする場面もあり，葛藤，苛立ちを感じる状況を与えていることも否めない。

困っていることの列挙・確認を行ったが，「下痢で体調が良くない」「視力が落ちて困る」など，表層的な体調にかかわる発言が主であり，OTが評価する中核の症状にはまだ認識を向けられていなかった。事実，疾患の発症の起点を「事故」と表現していることからも，現状把握に対していくらか混乱

状態であった．しかし，実際にできていないブラッシングについての意見も出てきており，細かい手順や詳細が説明できず漠然ではあるが，全く自身を振り返れていないわけではなかった．

(2) 第2セッション

OT 前に話を伺ったのは覚えていますか？
CL ああ覚えてるよ．2～3回目だよね（リハは）．
OT どんな話をしましたっけ？
CL 何か…ほら…生活のこととか，歯磨きのことで…．
OT そうですね．次は歯ブラシの話をしようとなりましたが，あれ以来歯磨きはどうですか？
CL <u>歯ブラシに何も付けないで（練習を）やってはいるけど，まだ無理なので…看護師に付けてもらって別にやってる．</u>まあ，看護師といっても歯磨き粉を付けてもらうだけだけどね．それがもどかしいんだよね．
OT じゃ，実際にやってみながら方法を一緒に考えましょうか．
CL （実際には左手のみを使用して歯ブラシを持つが，歯磨き粉が付けられず，口付近に持っていったり戻したりと混乱している）．
OT 何とか歯磨き粉を開けられないですかね？
CL （動作の随所で，一部右手の参加の兆しがみられる）．
OT そうやって右手は使えそうですか？
CL （悩みつつ歯磨き粉のチューブの蓋を開け，歯ブラシに歯磨き粉を付けるなど，右手の参加を促せば動作は可能だが，自発的には混乱する）．
OT まだ混乱するかもしれないですが，できてきそうですかね？
CL まだ練習が必要かな…．
OT では，また練習していきましょう．ほかの生活上では，困ってることは出てきましたか？
CL <u>着替えがうまくできてきた．訓練でやっていて時間はかかるけど…</u>あと1, 2回やればできるかな．
OT どんなところができないですか？
CL <u>やっぱり間違えちゃうんだよ．ゆっくりやればできるんだ．</u>

🔊 **つぶやき**

焦点化していなかった更衣動作についても発言が出てきて驚いた．結果として，ほかのADLにも波及したと前向きに捉えている．

第2セッションの印象

前セッションのことは記憶されており，スムーズに歯磨きの話題に入っていくことができた．歯磨き動作について聞くと，「歯磨き粉を付けるのは看護師にお願いする」といった代償手段の提案，「歯磨き粉を付けないでやってみる」などの自主トレーニングを思わせる発言が聞かれた．そして，実際に，そ

の発言が聞かれた後から第4セッションにかけて，毎回ではないまでも病棟で歯磨き動作を自主トレーニングしていた。

更衣動作においても，前記のような発言が聞かれたが，詳細を述べるまでには至っていなかった。この時点では，病棟 ADL は著明な変化がみられず，FIM も著変がなかった。

(3) 第4セッション

> OT 入院してから今まで1か月くらいたちましたが，どうですか？
> CL ここに入ってできるようになったのは歯磨きくらいだよ。歯磨き粉が大変だよね。まだ完全じゃないけど，<u>左手だから何とか歯磨き粉を付けて，いったん歯ブラシを置いたりして磨いてる。</u>
> OT すごいじゃないですか。だいぶ進歩ですね。
> CL まぁ，焦ってもしょうがない。初めは「何でできないんだ」ってジレンマだったけど，<u>長い目でと覚悟してきた。</u>
> OT そうですね，確かにゆっくりと向き合っていかなければなりませんね。普段から何ができていますか？
> CL ブラッシングだけなら確実にできるから。ブラッシングだけ自分でやってみたりとかしてる。
> OT 服に関しては，練習してみてどうですか？
> CL 始めたころはわかんなかったけど，だんだん慣れてきて今のやり方（ボタンを開放せず，かぶり衣として統一）になってる。あと2，3回かなあ。
> OT 今はどこら辺が難しくてできていないですかね？
> CL <u>服の前後がわかんなくなっちゃうんだよね。</u>
> OT それはどうしてですかね？
> CL 右左はしっかり変えてるつもり。わかってるつもりなんだけど，忘れちゃってイラついたりするんだよね。
> OT 左右などがわかりづらくなるのは，症状の一つですからね。でも，そういった症状はもう少し時間がたってくると落ち着いてくることもあるので，まだ焦り過ぎなくてもいいですからね。

🔊 **つぶやき**

更衣動作については，作業療法訓練で実施され，発言に大きく影響したといえる。しかし，失行を呈しているクライエントに対して，作業の場面で振り返りなどの考える機会を提供しなかったことは，逆に不要な混乱を招かなかったと考えている。

第4セッションの印象

特に誘導しなくても，「歯磨き粉が大変」や「いったん歯ブラシを置いてやっている」などの自ら工夫した手順での具体的な問題点を口頭で表出できるようになっていた。また，前セッションで述べていた病棟でのブラッシング練習は継続して行えていた。その結果，前記手順での動作獲得から右手でブラシを把持して歯磨き粉を付けるまでに至り，病棟自立レベルに至った（図2）。

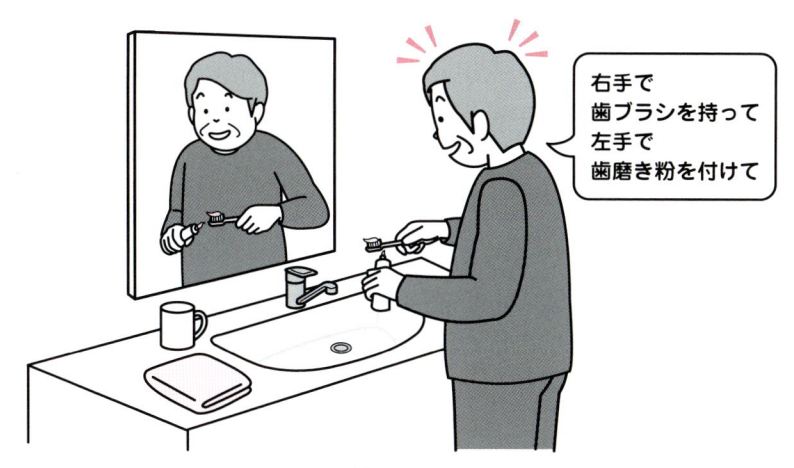

図2 第4セッション

（吹き出し：右手で歯ブラシを持って左手で歯磨き粉を付けて）

　また，第2セッションから少しずつ話に挙がっていた更衣動作についても，以前に比べて具体性が増した発言が増えた。ただし，作業療法訓練にて実施していた経緯もあった。
　以上のことは，病棟のしているADLに反映され，FIMも運動面55点，認知面26点に向上を認めた。

(4) 第6セッション

OT 今まで，こうやって話す機会を持ってきましたが，どんな印象でしたか？　初めはいつごろだったか覚えていますか？

CL 覚えてるよ。確かX月の終わりのほうだったよね。あのときは何よりも下痢のことだった。次に歯磨きとかトイレのことだったんだよね。

OT そのように途中からは歯磨きのことがよく聞かれるようになりましたが，認識の切り替えはあったのですか？

CL おなかの調子の片が付いたら，変わってきたね。でも，トイレに行きたいのに行けないのは困った。前の病院だとそんなことはなかったし。

OT 話を少し戻しますが，歯磨きについては，病棟で自分でも練習するようになったのはどうしてですか？

CL イメージトレーニングで，まあ何も付けずにこするだけだけど，慣れてきたんだね。ほら，部屋だとほかの人もいるから，ずっと洗面台で洗ってるわけにもいかないじゃん。工夫して時間をとれるなと思って，始めたんだよね。話したことで，「何かやってみよう」「俺が困ったからやっていこう」って思った。

OT 洋服も同じような感じですか？

> **CL** まあ，初めは全然できなかったけど，ある日突然できるようになったね，今でも何でかよくわからないけど。自主トレーニングも自分で工夫しなきゃ，自分でできないことをやっていかないとって思ったんだね。
> **OT** 素晴らしい考えですね。こうやって話す機会を振り返ってみてどうですか？
> **CL** 思い返すから，こんなことがあったのかって思えた。決してマイナスとは思わないよ。
> **OT** 入院当初はどうだったか覚えていますか？
> **CL** 初めは考えるまでいかなかったね。前はすぐイライラしてたけど，今はなくなった。
> **OT** 何でイライラしていたのですかね？
> **CL** 自分でできないからだね，今はだいぶできるようになったし，ゆとりを持って考えられる。もともと自分はのんびり屋だから。
> **OT** では，決して無駄ではなかったということで，また考えることがあるときには，こうやって話す機会を持ちたいと思うのでよろしくお願いします。
> **CL** ありがとう。

第6セッションの印象

　最終セッションである第6セッションでは，行ってきたセッションの感想を求めた。「思い返すから，こんなことがあったと思えた」「あのときにはできなくてイライラしていた」など，当初の自分を客観的に捉え，振り返るような発言が聞かれた。会話をするときの戸惑ったような印象はだいぶ薄れ，自分について積極的に話し，クライエント発信の気づきが増えた印象があった。何事も自分で考えてみる傾向が強まったが，その分だけ退院などについて考え込み過ぎてしまう傾向もみられ，配慮は必要であった。
　更衣動作など，歯磨き以外のADLにも向上を認め，FIMは運動項目77点，認知項目31点へと向上した。

🔊 **つぶやき**

会話の内容だけでなく，普段の生活や訓練場面においても，自分なりに考えや感想を持って取り組むような印象があった。

6）考　察

（1）事例の経過

　介入時は自身を取り巻く障害像の認識欠如から，表層的な体調面への発言が主であり，歯磨き動作においても何ができて何ができないのかを把握できていない状況下にあったと考える。しかし，潜在能力として，漠然とではあ

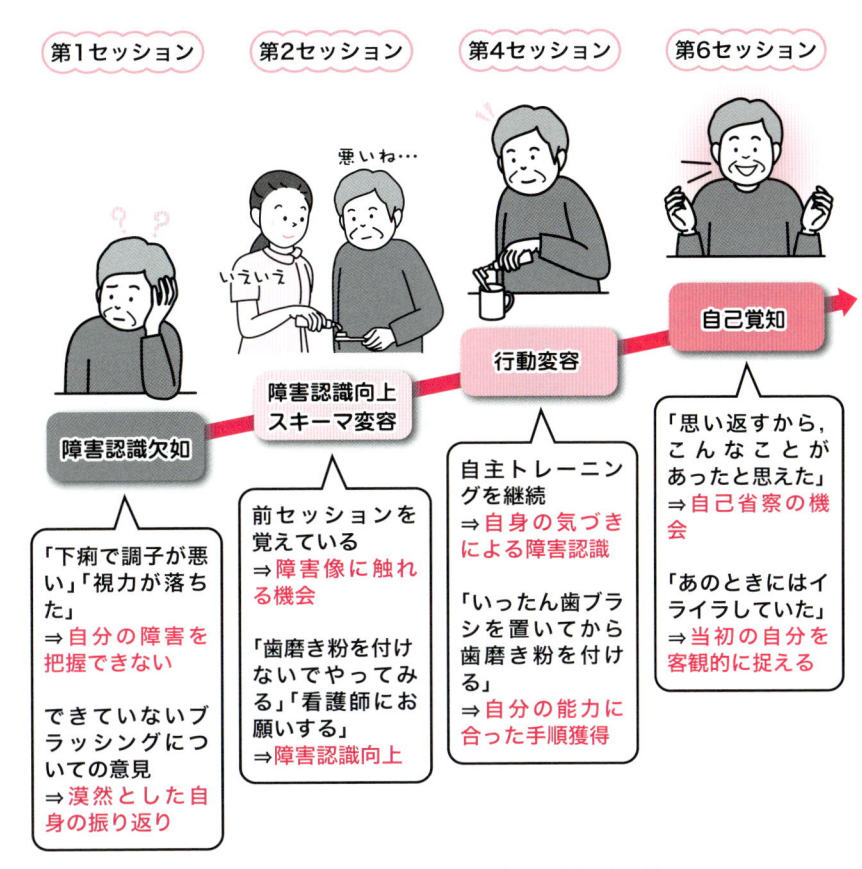

2. 明確な障害認識がもたらした好循環の失行事例

図3 障害認識（スキーマ）の変化と考察

第1セッション：障害認識欠如
「下痢で調子が悪い」「視力が落ちた」
⇒ 自分の障害を把握できない

できていないブラッシングについての意見
⇒ 漠然とした自身の振り返り

第2セッション：障害認識向上 スキーマ変容
前セッションを覚えている
⇒ 障害像に触れる機会

「歯磨き粉を付けないでやってみる」「看護師にお願いする」
⇒ 障害認識向上

第4セッション：行動変容
自主トレーニングを継続
⇒ 自身の気づきによる障害認識

「いったん歯ブラシを置いてから歯磨き粉を付ける」
⇒ 自分の能力に合った手順獲得

第6セッション：自己覚知
「思い返すから、こんなことがあったと思えた」
⇒ 自己省察の機会

「あのときにはイライラしていた」
⇒ 当初の自分を客観的に捉える

るものの歯磨き動作へ視点を向けることは可能であったため，セッションによる介入がなされたことで，自身の障害像について触れる機会となった。そして，歯磨きができないことへの気づき，歯磨き動作へ視点が向いたことから，障害認識の向上（スキーマの変容）が生じ，こういった代償手段や対策についての発言に至ったのではないかと考えられる。このようなセッションの効果が得られたことは，前セッションのことを覚えていたという，記憶面での能力も非常に重要に働いていると考えられる。第2セッションで聞かれた対策の発言内容に即した形で，単純な動作から自主トレーニングへと行動を起こせたことも，自身の気づきから生まれた障害認識だからこそではないだろうか。また補足として，このクライエントの場合には，比較的年齢が若く，行動力もあったため，そういった障害認識が自身の中で確立したことで行動に移りやすかったことも，変化を生じた一つの要因であったと考えられる。最終セッションで聞かれた感想からも，セッションを行ったことが自身をすでに客観的に捉え，自己省察の機会を提供できていることが示唆された（図3）。

View Point
失行のリハの効果維持

石合[4]は，失行のリハについて，「効果の維持には行為を自発的に行うことが重要である」と述べている。CBTによる介入においても，気づきの促しが結果として自発的な行為へと結び付いた。

(2) CBTは有効であったか[3]

　従来の高次脳機能障害への介入手段としては，認知障害の改善と代償手段の獲得，障害認識の向上といった基本戦略が挙げられる．しかし，今回のクライエントのように，自身の障害像への認識が十分でない場合には，セラピストによる教示だけで従来の戦略を試みても，うまくいかないことが多い印象を受ける．そこで，CBTを応用し，自身の障害像についてより考えてもらう機会を提供することで，自己省察を通して気づきを促し，このような障害認識の向上と行動変容というプロセスを経たと考えられる．

　さらに，介入時に着目していた歯磨き動作以外にも，更衣動作についても第2セッションから話が挙がり，同様に病棟での自主トレーニングを実施し，修正自立レベルに至った経緯があった．このことからも，自身の気づきによる障害認識と行動変容であるからこそ，ほかのADLへも自分なりの工夫を般化させることができたのではないかと考える．

(3) 身体領域でCBTを応用するメリット

　身体領域で対象とするクライエントは，今までのようにはできない自分を目の当たりにすることで，自分の能力を消極的に認識し，受身的思考となっていることが少なくない．今回行ったCBTの概念を応用し，セラピストの考えを第一に教示するのではなく，クライエントの意見・感想を引き出すことは，受身的思考から，主体的思考へと変容させるきっかけとなり得るのではないかと考える．

　今回のクライエントでは，失行の影響を考慮して作業・訓練場面での質問は控えたが，ほかのクライエントに対しても，「今日の練習はうまくできましたね！」とセラピストのフィードバックを第一に伝えるのではなく，「今日の練習はどうでしたか？」とクライエント自身の認識を第一に引き出すなど，身体領域においても，機能訓練，作業活動，ADL訓練と随所にわたって，CBTの概念を応用できるのではないかと考える．

7) 課　題

　今回のクライエントは，入院初期の段階であり，かつ前の病院では積極的なリハを実施できていなかったことから，変化を生じやすい時期であったと考えられる．さらに，今回のセッションによる介入と並行して，身体機能の向上も認めており，ADL変化に対するセッションの効果判定を示しづらいことが挙げられる．この要因の一つとして，セッションの経過をクライエントの語りから評価しているため，質的評価によるところが多かったことが考えられる．今後は，セッション自体の経過を追える量的な評価バッテリーの

View Point

失行のリハの有効性

　Baxbaumら[5]は，失行のリハについて，般化が得られたのは半数以下であり，長期的な効果も一部のみで認められたと報告している．筆者が，うまくいかないと感じる要因の一つといえる．

検討により,セッションによる効果のエビデンスを高めていく必要がある。

　また,当院で実施したのは,あくまでも CBT を応用したセッションである。すなわち,セッションの回数やその時間,介入の時期などについては,妥当性が検討段階であるため,今後も事例を重ねていく必要があると考えられる。

文　献

1) 坂野雄二：認知行動療法．日本評論社，1995
2) 大野　裕：認知療法・認知行動療法治療者用マニュアルガイド．星和書店，2010
3) 下山晴彦：認知行動療法―理論から実践的活用まで．金剛出版，2007
4) 石合純夫：高次脳機能障害学．医歯薬出版，2003, p62
5) Buxbaum LJ, Haaland KY, Hallett M, et al：Treatment of limb apraxia：moving forward to improved action. *Am J Phys Med Rehabil* **87**：149-161, 2008

3. 回復期リハ病棟に入院する患者へのCBT
―患者は何を考えている？

1）事例紹介

60代，女性。右中大脳動脈と一部前大脳動脈に脳梗塞を発症した。

Brunnstrom stageは左上肢Ⅱ，左手指Ⅱ，左下肢Ⅲであった。表在感覚，深部感覚ともに中等度低下があった。左上肢・手指に軽度の関節可動域制限があった。左側屈筋緊張が著明に亢進していた。

JCSがⅠ-2で，ぼんやり感を残していた。左USNが著明であった。HDS-Rは24/30点，MMSEは29/30点であった。記憶はADLレベルに対して良好であったが，リハの内容や新しいことの記憶が困難であった。病識は大まかには聞かれるが，動作への反映が乏しかった（左USNへの気づきはなかった）。それ以外の認知機能面は年齢相応であった。

ADLは入院時にFIMで評価した（後述）。

発症直前まで，病院の清掃員として週5日勤務し，家事を含めてすべて自立していた。息子2人は結婚し近隣に住んでいた。離婚後に再婚したが，再婚相手とは同居せず，実弟と同居していた。自宅は持ち家で，自室は1階にあった。自宅で実母を介護していた経験があった。

第一印象は，小柄な女性で，社会礼節が保たれているが，ぼんやりしていた。会話の中で易興奮的な場面があり，対話側の配慮が必要とされていた。思い込みがやや強い印象があった。

2）初期の作業療法経過

（1）病棟内の様子

「起きてなきゃいけない」との自発的な考えがあり，リハ以外のときにはベッドサイドにて車いす座位のまま過ごしているが，ほぼ傾眠傾向であった。

ほかの患者とのコミュニケーションは少なかった。

(2) 問題点

①覚醒レベルの低下，②左USN，③病識不十分，④状況判断不十分，⑤左片麻痺，⑥マンパワー不十分が挙げられた。

(3) 目標

- 長期目標（入院5か月後）

歩行レベルでのADL自立，自宅退院，IADLに関しては家族協力と介護保険サービス利用。

- 中期目標（入院4か月後）

院内歩行を導入して自宅での生活環境につなげていくこと，一般浴訓練の開始，左側の管理向上。

- 短期目標（入院2，3か月後）

車いすレベルでのADL自立（入浴以外），左上下肢の管理向上。

(4) プログラム

モビライゼーション，ROM訓練，促通法，端座位・立位の上肢到達訓練，注意訓練，ADL訓練（コミュニケーションを含む）。

3）CBTの導入と標的課題

リハには積極的に取り組み，車いすレベルでの院内ADLは向上していった。立位・移動を伴う訓練でも安定性の向上が認められていたが，患者（クライエント）からは「怖い」という発言が強く聞かれ，身体機能の向上とクライエントの認識に差を感じた。また，歩行レベルでの自宅退院に向けて行われていたプログラムがその場限りのものになっているのではないかと考えられた。

入院5か月目を迎え，更に意欲的にリハに取り組むが，日頃から行っているADL訓練などが実際のADL内に反映されていないようであった。そこには，「怖いからできない」や「息子の嫁にやってもらうから」といった不安や家族への依存的な発言が聞かれ，実際のADL内における効率性や環境が変わった場合の予測が困難になっていると推察された。

そこで，クライエントが発した言葉から，自身をどう見つめ（自己監視），自身の気づきをどう確認しているかを評価するCBTを応用したプログラムを考案した。そして，クライエント自身の振り返りがどのように捉えられているか確認できるように介入した。また，クライエント自身が自宅での生活のイメージをより具体的に認識し，安全面を考慮しながら適切に能力を発揮

できること（セルフヘルプペイシェントの育成）を目指した。

4) CBTによる介入方法

> 🔊 **つぶやき**
>
> CBTを行うにあたり，情報の混乱の影響を避けるため，ADL・IADLについて事前に自己チェックをしてもらった。評価用紙はOTが作成した。

(1) 実施方法

ADL自己評価チェック表を併用し，参考にしながら，CBTのセッションを進行した。

(2) 実施期間

退院1か月前から退院まで，6日に1回の頻度で施行した。

5) 介入の経過および結果

作業療法士（OT），クライエント（CL）の会話についてCLの発言を中心に以下に記載する。

(1) 第1セッション

入院5か月目のFIM評価時に実施した。

①更衣

> **CL** 前はいわれたとおりにやっていて，今は覚えることができたからできているつもり。片方しか手がないから両方あればもっと楽。マニュアルどおりじゃないときちんと着られない。自己流だと着られない。昔はしゃきしゃきやっていたが，今は慌てることはない。時間がかかってもその中でできればいい。だいたい10分くらいでできる。

> 🔊 **つぶやき**
>
> ADL訓練の一つとして，実際の作業・動作を訓練するが，実用的な動作につながっていくか判断が難しい。入院中にはベッド上やいす座位での病衣の更衣訓練になりやすいため，私服を自宅や浴室の脱衣所の環境の場でも更衣できるかが問題となりやすい。マニュアルどおりの着方では，クライエント自身のものになっていないのではないか。

②トイレ

> **CL** 夜見守ってもらっているから昼間も人を待ってしまうことがある。右側につかまるところがあるトイレに必ず入る。時間には余裕をみて行っている。

3. 回復期リハ病棟に入院する患者へのCBT　153

OT 現在の状況をどのように考えていますか？
CL 左側の手すりは不安。ダメだといわれているからやらない。ダメだといわれていなければやる。いいとなったら空いているほうに入る。

③入浴

CL 洗ってもらって気持ちがいい。病院じゃなきゃ，お風呂は入れない。滑ったら怖い。家でもヘルパーさんに手伝ってもらうつもり。介護用のいすを使って全部やってもらう。浴槽をまたぐときの左足が怖い。元気になったら自分で洗いたい，工夫したいと思ってる。1年か2年くらいでできるようになったらいいと思う。

④移動

・院内

CL 歩けたらいいけど，今は入院しているから何ともない（歩く必要がない）。

・自宅

CL 食器棚とか手すりを使って伝い歩きをする。

・屋外

CL 車いすで押してもらう。そんなに行くことはない。歩いてなんて行けないよ。リハに通って，家の中で歩く練習。そこでできるようになったら，家の横の路地で練習する。夏は暑いから午前中の少しでも早い時間に。人の手を煩わせないよう努力したい。もっと体が動くかと思った。体が動かないことを実感してショックだった。いつまでも，くよくよしていられない，できないことがいっぱいあるけど，孫の運動会にどうやってお弁当を持って行こうかなんて考えちゃう。

つぶやき

自己判断は，病識に加え，リスクの予測が必要とされる。ルールを守ることは，記憶保持の評価では良好とされるが，自己判断能力の評価はされにくい。入院中には，クライエント自身が安全面を考慮するため，どのように判断しているかを知る場が提供されにくい。

障害を負ってからの状態でも「家に帰ればできる」と発言するクライエントが多い中，慎重な発言が聞かれた。実際の一般浴訓練を行った後で発言（思い）は変わるかな？

自宅で歩かなくてはならないなら，院内でも歩行訓練を取り入れたいというクライエントの気持ちはあるか？

つぶやき

孫の運動会に行くという意欲を感じるが，目の前の問題点に向き合えていないのではないか。

(2) 第2セッション

入院5か月目のFIM評価時に実施した。
一般浴訓練を開始し，自宅退院の日程が決定した。

①前回との比較

CL 少しは進歩していて自分ではよくできるようになった。家に帰れる希望が出た。嬉しい。張り合いが出た。犬に会える。家で寝込まないよう，血圧が上がらないよう，平常心で。

> 🔊 **つぶやき**
> FIMの点数上では大きな変化がないが，クライエント自身の中で，自分の身体機能への印象が変化してきた？

②食事

CL お箸で食べたい。食べ物の形によってスプーンと持ち替えるのが面倒。

③歯磨き

CL ブクブクペッってできない。何ができないのか，自分でもわからない。
OT 実際に洗面台でやってみましょう。
CL 実際にやってみて上手にできた。できないと思い込んでた。

> 🔊 **つぶやき**
> 実際にやることで思い込みが解決できた。

④更衣

CL ゆっくりだけどできるようになった。靴は大丈夫だけど，装具は無理。かかとの部分が入れにくい。

> 🔊 **つぶやき**
> 前回に比べて肯定的な印象。

⑤入浴

CL 怖い。慣れてきたら大丈夫かな。少しはできるようになった。洗えない右の腕は手伝ってもらう。浴室で歩くのが怖いけど集中を保てば大丈夫。

> 🔊 **つぶやき**
> 入浴も実際にやってみたことで，発言が具体化され，自分で行うべき作業が見いだされている。

⑥移動

・屋内

> **CL** 車いすではベテランになってきた。杖を付いて歩くのは先生と一緒。体がきちんと伸びて右足に負担がかからないときはいいとき。姿勢もちゃんとしなきゃと思うけど，できないときがじれったい。いつかはできるようになると信じている。それがいつになるか，わからない。

・屋外

> **CL** 車いすで連れてってもらう。歩くのはやらなきゃいけないからやる。外を歩くのは魅力。外を歩くのは諦めているから家の横の路地くらい。退院してからリハに行くのが条件。家から駅まで歩くのが大変。家の人が付いてくれても無理。雨なんて降ったらよけい怖い。

つぶやき
屋外歩行に希望がありながらも不安を感じている。屋内歩行に比べ，状況の発言が具体的。

(3) 第3セッション

入院5か月目のFIM評価時に実施した。
家屋評価のために自宅へ外出した。また，1日分の服薬の自己管理を開始した。

①自宅への外出（家屋評価）

自宅のトイレまで車いす走行の廊下幅がないため，伝い歩行の選択となっているが，伝い歩行のための環境が不十分で，跳ね上げ式の手すりを介助者にセッティングしてもらう必要がある。今後，家族がいるときには伝い歩行でトイレを利用し，家族がいない場合や夜間にはポータブルトイレを利用する予定である。

> **CL** こんなに狭かったのかと思った。ちょっとショックだった。病院の広さに慣れてしまった。家の中を歩くときはつかまることができる。伝っていける範囲にお手洗いがある。ポータブルトイレが嫌。家族がポータブルにしてほしいというから，ポータブルトイレを使うってことになってるけど。夏場，処理してもらっても臭いから気になる。自分ではできない。犬も気にすると思う。暑いと臭くなる。消臭剤使っても臭いが染みこむ。お手洗いに行ったほうが安全と思う。ポータブルにはつかまったら危ない。ポータブルが動いたらと思うと怖い。24時間ポータブルを置いておくのは嫌。部屋の扉を閉め切

つぶやき
トイレ利用までの環境面に対しての発言が乏しいかな。現時点でポータブルトイレにつかまったら危なかったとの経験はないが，実際は怖いと思っているのか？
家族に遠慮もしている。

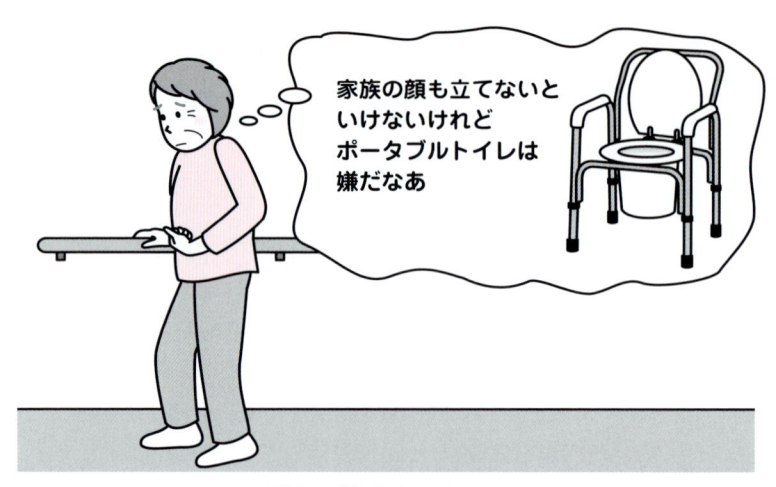

[図: 歩行練習中の患者。吹き出し「家族の顔も立てないといけないけれどポータブルトイレは嫌だなあ」。傍らにポータブルトイレのイラスト]

図1 第3セッション

> るのも嫌。長男の嫁のいうことも立てないと。悩んでる（図1）。夜はいうことを聞いて，昼間は一人でトイレへ。

②入浴

> **CL** お風呂は考えてもしょうがない。やれることはやる。自分ができるところはやる。いすに座れば大丈夫だから頭や体は洗う。右手とかは洗ってもらう。やってもらうのが楽だけど，できることはやらないといけない。

🔊 **つぶやき**

できることは自分でやろうとする意欲が出ている。全部やってもらうという依存的な発言は聞かれない。

③服薬管理

> **CL** 大丈夫。苦にならない。

(4) 第4セッション

退院直前のFIM評価時に実施した。
病棟内にて短下肢装具とT字杖を利用し，手添え歩行を導入した。
退院後は通所リハを利用する予定である。

①前回との比較

> **CL** 大丈夫。何とかなると考えるようになった。

②移動

CL 家に帰ったら外は怖くて行けない。雑音とか慣れるまでが大変。院内はぶつかることがなくて静か。外はそうはいかない。外へ出るときは車いすは押してもらう。そう思う半面、少しは練習しないと。病院の中で動けていても外はわからない。装具はできるようになってきた。時間がかかるけど。それができないと人に頼む。人に頼むのは面倒。今の目標は目の前の八百屋さんに一人で行く。お金さえ払えば届けてもらえる。

> **つぶやき**
> 屋外歩行への環境対策の発言はより具体的になった。また、自発的に身近な目標を発言するようになった。

③排泄

CL ポータブルトイレについては家族と話し合っていく（図2）。

> **つぶやき**
> 家族との関係を考えながらも解決に向けて目標を立てているが、トイレを利用するにあたり、屋内歩行へのリスクが聞かれない。

④入院生活全般

CL 病気してここに来て良かった。リハ専門とは思わなかった。「できるかなあ」とびびってた。もわもわの状態だったけど、早く来て良かった。

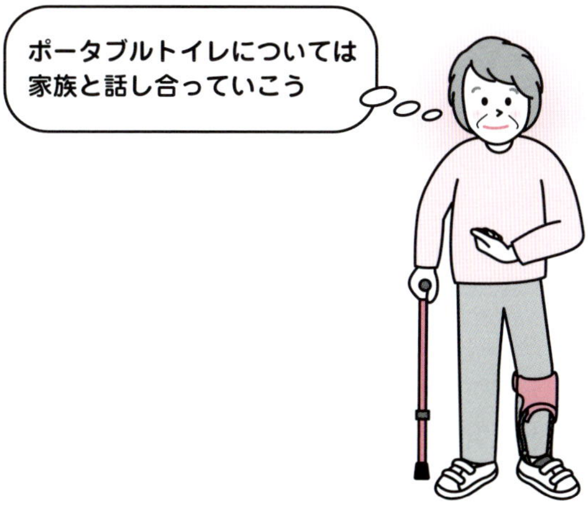

「ポータブルトイレについては家族と話し合っていこう」

図2 第4セッション

⑤退院後

CL 通所リハはお風呂のあるところに週3回通う。丸1日いるのは嫌だと思う。行けば楽しいだろうけど。ずっと団体でいるのは苦手。「大丈夫」といって無理することがある。あまりいわないけどストレスになる。

⑥CBT

CL 楽しい。今どんな状態になっているか，確認になった。

🔊 つぶやき

良かった。どのくらい，本人にとって振り返りのきっかけになれたのか？

(5) FIM と ADL 自己評価チェック表

　FIM については，入院時（**表1**），第1セッション時（**表2**），第4セッション時（**表3**）の結果を示す。また，ADL 自己評価チェック表については，第1セッション時（**表4**），第4セッション時（**表5**）の結果を示す。

6) 退院直前の評価

　Brunnstrom stage は左上肢Ⅲ，左手指Ⅲ，左下肢Ⅲであった。表在感覚，深部感覚ともに軽～中等度低下であった。左上肢・手指に軽度の関節可動域制限，左側屈筋緊張の亢進を残した。

　JCS が I-1 となり，ADL 上に左 USN の影響が残った。HDS-R は 28/30 点，MMSE は 29/30 点であった。記憶は ADL レベルや今後の利用サービスの情報などについて保たれていた。活動量の拡大に伴い，ほかの患者のポーチを勝手に開けてしまうなどが見られたが，その件について聞かれると記憶がなかった。

　入院時からの易興奮性は軽減された。通常の会話の中でも注意点やエピソードを説明してくれることが増えたが，一方的な話になりやすいことがあった。

　ADL は FIM の結果を**表3**に示した。退院までリハ室にて環境セッティングすることで自主練習を実施した。

　病棟内の様子は，同室の患者とコミュニケーションをとっているか，車いすで移動し，談話室でテレビを見るようになった。その後，実弟との同居予定で自宅退院となった。

表1 入院時のFIMの結果

	評価項目		点数	コメント	
	\multicolumn{5}{c}{入院時（1か月目）}	

		評価項目	点数	コメント	
運動項目	セルフケア	食事	5	昼食のみ車いすへのセッティング	
		整容	5	手洗い：　　洗顔：　　口腔ケア：　　整髪：　　髭剃り：	
		清拭	1		
		更衣・上半身	2	協力動作あり	
		更衣・下半身	1		
		トイレ動作	1	日中：トイレ利用	
				夜間：	
	排泄コントロール	排尿管理	4	日中：	リハビリパンツ＋尿とりパッド，ナースコールでの訴えのみ可能，間に合わなければポータブルトイレ利用
				夜間：	
		排便管理	4	日中：	
				夜間：	
	移乗	ベッド・いす・車いす	3	日中：左への崩れあり	
				夜間：	
		トイレ	2	日中：ポータブルトイレ併用，柵利用の声かけが必要	
				夜間：オムツ	
		浴槽・シャワー	1		
	移動	歩行/車いす	①	日中：リハにて練習中	
				夜間：	
			1	日中：	
				夜間：	
				現在の主な移動手段　□歩行　☑車いす	
		階段	1		
	\multicolumn{2}{l}{運動　合計}	\multicolumn{3}{c}{31/91点}	
認知項目	コミュニケーション	理解	4	繰り返し説明が必要	
		表出	7		
	社会的認知	社会的交流	5	環境に慣れが必要	
		問題解決	1	ナースコール曖昧	
		記憶	2	人：3　　依頼：2　　予定：2	
	\multicolumn{2}{l}{認知　合計}	\multicolumn{3}{c}{19/35点}	
\multicolumn{3}{l}{合計点数}	\multicolumn{3}{c}{50/126点}	

丸数字：退院時移動能力の選択

7） 考察

　CBT介入の対象としたクライエントは，自宅退院が決定していながらもADLにおける自己解決が乏しい事例であった。中等度の運動麻痺・感覚障害，高次脳機能障害，恐怖心の影響によりADLに介助を残すレベルではあるが，

表2　第1セッション時のFIMの結果

5か月目				
	評価項目		点数	コメント
運動項目	セルフケア	食事	5	
		整容	5	手洗い：　　洗顔：　　口腔ケア：　　整髪：　　髭剃り：
		清拭	2	
		更衣・上半身	5	
		更衣・下半身	3	協力動作が向上
		トイレ動作	5	日中： 夜間：
	排泄コントロール	排尿管理	7	日中： 夜間：
		排便管理	4	日中： 夜間：
	移乗	ベッド・いす・車いす	5	日中：⎫ ベッド柵利用で自立，時折監視を残す 夜間：⎭
		トイレ	5	日中：⎫ 手すり利用で自立 夜間：⎭
		浴槽・シャワー	4	OTによるシャワー浴訓練中
	移動	歩行/車いす	① 6	日中：リハにて装具・T字杖利用で手添え練習中 夜間： 日中： 夜間： 現在の主な移動手段　　□歩行　　☑車いす
		階段	1	
	運動　合計			57/91点
認知項目	コミュニケーション	理解	7	
		表出	7	
	社会的認知	社会的交流	5	
		問題解決	5	
		記憶	6	人：　　依頼：　　予定：
	認知　合計			30/35点
合計点数				**87/126点**

丸数字：退院時移動能力の選択

View Point

自発性

"ほかからの影響などではなく，自分自身の内部の原因によって行おうとすること"という意味である。そのため，自発性を促すにはクライエントの内部を探る必要があるといえる。

自発性・信念が何に向いているか疑問であり，不安に加え，現状の自分に混乱していると予測していた。しかし，セッションを進め，認知面について考察を進める中で，ただ混乱しているのではなく，自身の具体的な目標が見いだせていないのではないかと考えられるようになった。当たり前に行えていた作業（特にADLレベル）が障害により行えなくなった場合，改めて目標設定をするには発症前後でスキーマを変化させていなければ，目標に曖昧さが生じてしまうことになる。目標設定が曖昧では，結果を予期して行動すること自体が困難であり，自己効力感を持つことができず，セルフヘルプペイ

表3 第4セッション時のFIMの結果

	評価項目		点数	コメント
運動項目	セルフケア	食事	5	
		整容	7	手洗い：　　　洗顔：　　　口腔ケア：　　　整髪：　　　髭剃り：
		清拭	4	右腕・背中に介助が必要
		更衣・上半身	6	安全面に配慮が必要
		更衣・下半身	5	見守りにて可能
		トイレ動作	5	日中： 夜間：ポータブルトイレ利用，見守り
	排泄コントロール	排尿管理	7	日中： 夜間：
		排便管理	5	日中： 夜間：
	移乗	ベッド・いす・車いす	6	日中： 夜間：
		トイレ	5	日中： 夜間：
		浴槽・シャワー	4	
	移動	歩行/車いす	④	日中：装具利用，監視が必要 夜間：
			7	日中： 夜間： 現在の主な移動手段　　□歩行　　☑車いす
		階段	4	リハにて手すり利用，二足一段軽介助
	運動　合計			70/91点
認知項目	コミュニケーション	理解	7	
		表出	7	
	社会的認知	社会的交流	5	
		問題解決	5	
		記憶	6	人：　　　依頼：　　　予定：
	認知　合計			30/35点
合計点数				100/126点

丸数字：退院時移動能力の選択

シェントになることもできない。

　セッションにおけるクライエントの発言を認知的変数の変化で追った場合に，第1セッションにて更衣動作を「できているつもり」と発言したことは，発症前と比較すると時間がかかることに加え，スキーマ変化の混乱により達成を認めていなかったといえる。第2セッションでは，FIMの点数，かかる時間に変化がないが，「ゆっくりだけどできるようになった」と，自分の更衣動作に対して肯定的な発言が聞かれるようになった。日頃の更衣動作訓練にて，実際の動作に加え，言語，イメージを利用して学習させることで，"更

表4 第1セッション時のADL自己評価チェック表

生活の項目	自己評価	不便を感じることがある（○か×）	自分にとって必要か（○か×）	使っている道具	退院後に必要なこと
食事	3	×	○	スプーン	
歯磨き	3	×	○	歯ブラシ	
化粧水	3	×	○	資生堂のもの	
着替え（上）	2	○	○	上下合わせて約10分	
着替え（下）	2	○	○		
靴	2	×	○		
トイレ	2	×	○	右手すり	
入浴	0	×	○		徐々に一人でシャワーを浴びられるようになりたい
移動（屋内）	2	×	○	車いす	
移動（屋外）	0				タクシー利用
字を書くこと	3				
薬の管理	0				
お金の管理	0				

今自分にとって必要なこと：根気，家に帰ってから不安なこと：根気と明るいままの自分で！
※空欄：非実施

表5 第4セッション時のADL自己評価チェック表

生活の項目	自己評価	不便を感じることがある（○か×）	自分にとって必要か（○か×）	使っている道具	退院後に必要なこと
食事	3	×	○	スプーン，箸	カロリーを守る
歯磨き	3	×	○	歯ブラシ，歯磨き粉	今までどおり
化粧水	3	×	○		引き続き自分でやる
着替え（上）	3	×	○		引き続き自分でやる
着替え（下）	3	×	○		
靴	3	×	○	装具を一人で付けられることが多くなった	良い方法を考える
トイレ	3	×	○	車いす	良い方法を考える
入浴	3	×	OTによる入浴訓練勉強中		長男の嫁に手伝ってもらう
移動（屋内）	2				
移動（屋外）					
字を書くこと	3	×	○		
薬の管理	3	×	○		
お金の管理	3	×	○		

今自分にとって必要なこと：　家に帰ってから不安なこと：
※空欄：非実施

衣"という作業に良好な影響を及ぼすようになったのだろう。象徴的コーディング過程が成功した結果の発言ととれる。

　また，うがい動作，入浴動作のように受障後，未経験だったことに対しては，「できない」との思い込みがあり，家族への依存，未知の予測をしていたが，実際に行ってみることで現実的な概念化がなされるようになった。入浴動作に関しては第1セッションと訓練開始後のセッションの発言は違いが大きく，具体的になっている。

　退院後の屋外歩行でのリスクを予期した発言に対し，屋内の伝い歩行に関しての発言が乏しいのは，入院中の環境下での見守り～手添え歩行の状態を退院後にも予測している可能性がある。もし，日中の歩行の自立が判断されていた場合には，クライエントは屋内歩行に対し，どのような判断と発言をしただろうか。安全面の考慮を残すため，入院中には歩行の自立が提示できなかったが，自助患者への手がかりも逃してしまったといえる。日中のポータブルトイレ使用については，当初には拒否的であったが，退院時には「家族と話し合っていく」という，問題解決思考が出現したと捉えられる。

　CBT を行い，最も変化が生じたと感じられたことは，第1セッションでの「孫の運動会に行く」に対し，最終セッションでの「家の前の八百屋に行く」ことが目標との発言であった。「孫の運動会に行く」ことはクライエントらしい目標であるが，どこか希望的な面がみられる。最終セッションで得られた発言は，より身近な目標となり，生活目標の段階付けができているといえるのではないか。

　回復期リハ病棟に入院しているクライエントは ADL に介助を要する人が多いが，困っていることを聞くと「特にない」と答える人もいる。その場合に ADL 自己評価チェック表は，自身の生活をモニタリングすることで問題点を意識化する手掛かりとなる。活用されるチェック表は，セッションにおいてセラピストとともに共有できる重要な参考情報であると考える。

　セラピストは日頃からクライエントとのコミュニケーションを図っているが，CBT を定期的に実施することでクライエントの意識が集中しやすく，振り返りも行いやすかった。さらに，セラピストからの誘導や助言を行わないことで，クライエントの意識・認知的変化を追える状態に持って行くことができた。こうした CBT の活用により，周囲から課せられる目標ではなく，クライエント自身から発せられる目標設定・自己解決手段の獲得につながったものと考える。

8) 課題

　回復期リハ病棟に入院するクライエントにCBTを実施するにあたり，適切なコミュニケーションをとれない場合も少なくない．その場合には，セッションを主体とするCBTをどのように活用していくか．また，CBTで得られたクライエントの思い・変化をどのように作業療法プログラムやADL訓練に反映させていくかが課題といえる．CBTの実施時期についても，今回はFIMの認知項目の点数が安定した時期に介入したが，どのタイミングで実施するかが事例ごとの状況で重要となってくる．

　クライエントを取り巻く家族や地域環境なども生活を変化させる大きな要素である．そのため，クライエントのみでなく周囲の人にも，CBTの概念を取り入れて接していく必要があると考える．

　今回，CBTを行ったクライエントの退院後の状態は把握していないため，退院前の発言内容が在宅生活にどの程度影響しているか，検討できていない．そのため，今後，同様の事例については退院後のフォローアップと継続的な支援が必要である．

文献

1) 坂野雄二：認知行動療法. 日本評論社, 1995
2) 大野　裕：認知療法・認知行動療法治療用マニュアルガイド. 星和書店, 2010
3) 下山晴彦：認知行動療法―理論から実践的活用まで. 金剛出版, 2007
4) 伊藤絵美：ケアする人も楽になる認知行動療法入門 BOOK1. 医学書院, 2011
5) 伊藤絵美：ケアする人も楽になる認知行動療法入門 BOOK2. 医学書院, 2011

4. 脳卒中発症後に心理的変化から不安を訴えた事例

1) 事例紹介

　40代，女性。会社員。左前大脳動脈梗塞を発症した。2週間後に当院回復期リハ病棟に入院し，2か月半のリハを行った。入院中には熱心にリハプログラムに参加し，他入院患者の世話を焼く"優等生"的な印象であった。退院時には右片麻痺は軽度で，Brunnstrom stageが右上肢・手指・下肢ともにⅥ，感覚障害はみられなかった。認知機能面では明らかな高次脳機能障害はなく，IQはWAIS-Ⅲで126，また，院内ADLではFIMで満点，IADLまで自立していた。転帰先の独居自宅で，復職を視野に週1回の外来作業療法を予定していた。

　生活歴は病前にはIADLは全自立であり，心身ともに健康で，持病などはなかった。社会的・経済的にも自立し，マンションで一人暮らしをしながら，仕事をしていた。仕事は，転職して間もないが，職場の同僚との信頼関係が高く，やりがいを感じていた。

　元来勤勉で真面目な性格であったようで，子供の頃に両親の具合が悪いときには，兄弟の面倒をみてきたというエピソードがあり，家族，周囲からは頼られる存在だった。

2) CBTの導入と標的課題

　退院時は独歩自立で一人暮らしを再開した。IADLも入院中に評価・訓練がされ，運動企画から動作まで問題なく自立と判断し，ある程度の自宅生活は問題ない状態と考えられた。退院後は，復職のフォローアップを目的に週1回の外来作業療法を実施していく予定であり，当初スタッフは生活的にも，心理的にも大きな問題が生じることはないと考えていた。しかし，入院中は意欲的に過ごしていたが，退院日が具体的に決まると不安を口にすることが

増えてきた。実際，退院後すぐに不安が強くなり，自分でコントロールができず，2回目の外来リハのときには，変化に気づいた家族が同席し，「大変なことになっている」と訴えがあった。クライエントは泣き崩れ，狼狽・焦燥し混乱しているようだった。「何もできない」「不安で仕方がない」と繰り返し訴えるクライエントと話し，OTは不安が生活に重篤な影響を与えかねない状態であり，特別な対応が必要であると判断した。そして，復職にかかわる産業医や外来医師・看護師・相談員と連携をとり，外来リハを継続することにした。また，クライエントの状態から，すぐに具体的な作業活動を取り入れることは困難であると評価し，不安を和らげ，安心して生活ができる手伝いを目的に，CBTを組み込んだ面接での聞き取りを中心に作業療法を実施した。

コラム
個人認知療法の流れ

CBTは，症状や個人の状態に合わせ，内容や期間が異なることは当然であろうが，原則としての流れがある（文献1を改変）。
治療スタート：リラックスし，話ができる環境・関係を作る。
感情・認知をつかむ：現象に対し質問し，感情・認知を表出してもらう。

別の考え方をする：治療者とのやり取りの中で，認知，感情，行動に目が向くようにする。
フォーミュレーション：対象者も自身の認知，感情，行動のパターンがみえてくる。
悪循環への対策を練る：治療者，対象者で対策を考え共有する。対策を実践する。
セッション終結

3) 初期（1〜4回）

つぶやき
自宅の生活で最悪の事態（自殺）もあり得る。今後も話を聞き，思考がまとまるように支援しなくては！

認知：「何もできなくなった」「生きていても仕方がない」。
　　　自動思考が強く出現し，理論的思考が不十分。
感情：強い不安が前面に表出
行動：不安が強いときにはADLを遂行できない。
　　　不安が強くないときにはIADLが自立している。
環境
①家族との関係
　実家に戻り，家族の支援を受ける。家族は協力的な印象である。家族関係についての発言はあまりない。
②他者との関係
　友人からの電子メールを返信しないこともある。属していたコミュニ

ティに自ら距離を置いていた。
③社会的環境
　仕事は休職中で，産業医が復職についてかかわる。

プログラム経過

　クライエント，家族の不安をまず傾聴し，とにかく不安で辛いという気持ちがよく伝わった（図1）。しかし，会話の中で，クライエントが具体的に何ができなくて困っているかは十分に説明がされなかった。そのため，一通り話を聞いた後，質問をしてみると，ある程度の具体的な動作遂行は可能とのことであった。

作業療法目標

　"約束をする" "安心して話せる場を作る"

対応

　家族の協力も得ながら，「外来作業療法を続けることが迷惑ではない」「家族が大事に思っている」ことを伝えた。外来終了時には，①自殺はしない，②外来作業療法はできるだけ続ける，③外来作業療法では不安に思うことを話してもらうという3つの約束をした。

　その後，外来作業療法は，まれに休むこともあったが，不安を傾聴することを主として継続した。その結果，不安は徐々に和らぎ，訴えに具体性が出てくるようになった。また，復職にかかわる産業医（精神科医）に情報提供を行い，カンファレンスを行い，外来作業療法で傾聴し，心理的な変化があれば産業医に報告することになった。

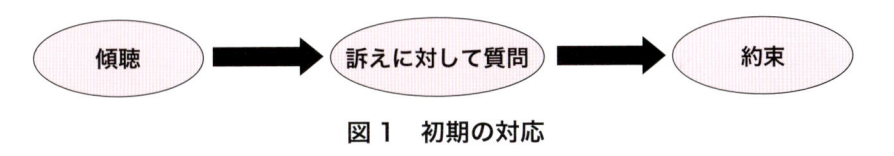

傾聴　→　訴えに対して質問　→　約束

図1　初期の対応

4) 中期（5～11回）

　不安は作業療法を重ねるごとに軽減し，泣き崩れるような衝動的不安はなくなった。表情は無表情が多くなり，平静を保とうと"装う"様子が伺えた。会話の中では，金銭や仕事に関しての不安が多くなり，より具体的な内容となった。しかし，以前の自分に戻らないための焦燥感が強くなり，同時に自分へ言い聞かせるような「焦っても仕方がない」という考えも芽生えた（図2）。

> **認知**：「以前の自分には戻っていない」「動作は全然ダメ」という失望感と，「焦っても仕方がない」と現状を受け入れ向き合おうとする考えの"両価性"の芽生え。

感情：焦燥感・不安（不安の理由は具体的に。強さは初期ほど衝動的でなく，コントロール可）
行動：家事をしていて疲れたら休む（対処行動）。（図3）。
　　　　不安になると，焦っても意味がないと考えるようにしている。

環境
①家族との関係
　一人暮らしを再開し，一定の距離をとろうとしているが，実家に帰ることもあり，家族の協力体制は感じる。障害から完全に以前の自分に戻ることを両親に期待されていると感じ，軽いストレスがある。
②他者との関係
　友人とは電子メールで連絡を取り合う（主に職場関係の様子）。趣味サークルに参加するも，続かない。職場は人間的にも恵まれていて気に入っている旨の発言を度々する。
③社会的環境
　休職中だが，いずれリハ出勤も考えると産業医から説明を受ける。

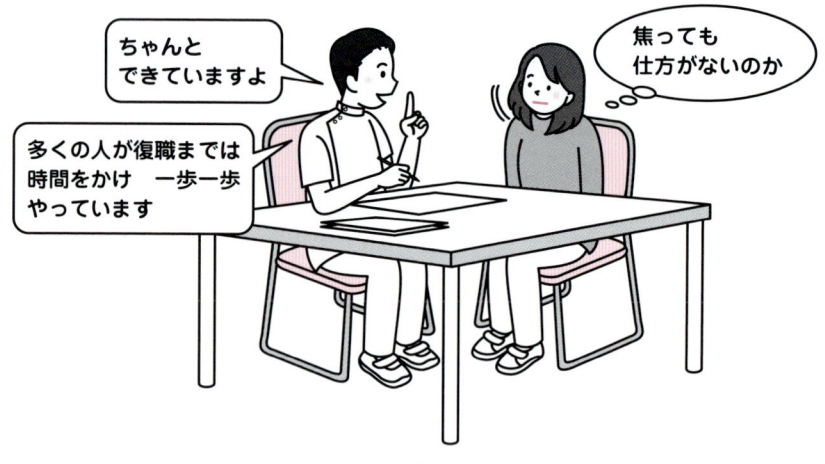

図2　中期の認知

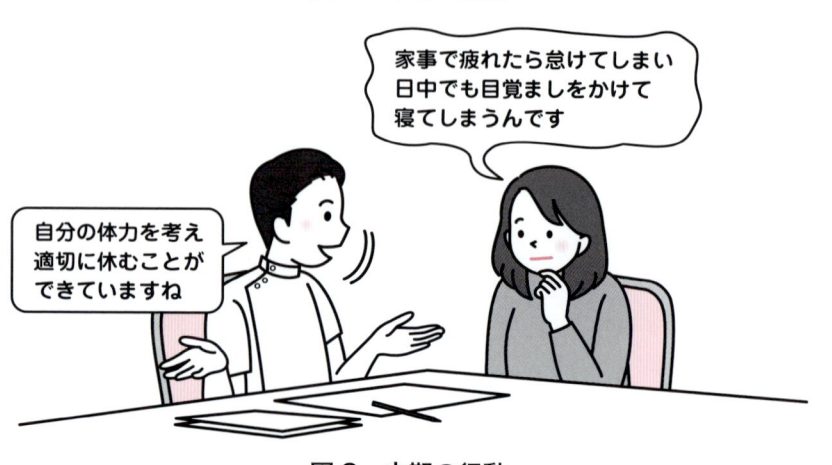

図3　中期の行動

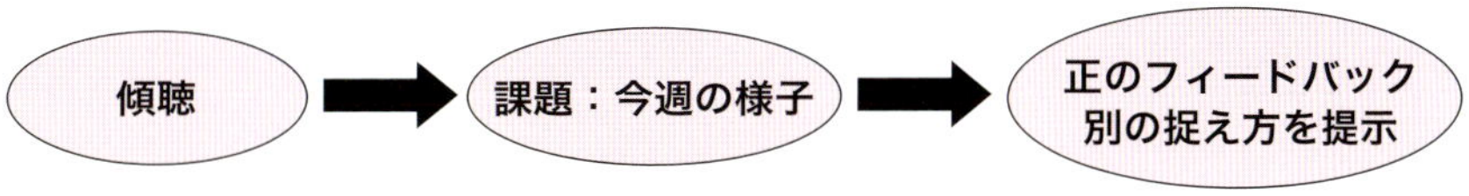

```
傾聴  →  課題：今週の様子  →  正のフィードバック
                                  別の捉え方を提示
```

図4　中期の対応

考察

不安の理由は具体化し，思考はまとまっている。客観的・冷静に自分を見いだすことが可能となってきているが，反面，メタ認知のやりすぎがみえるようになっている。①物事を行ううえで事前にあれこれ考えるが，思考がネガティブで，実施する前に不安になり行動化ができない，②「前まで何であんなに焦っていたのか」と恥ずかしい・意味がないという趣旨の発言が多いなどの弊害も出てきている。

プログラム

初期プログラムの「不安な気持ちをOTに伝える」から，「具体的な日常生活の話題をテーマにその週に行ったことをOTに伝える」に移行した。狙いとして，①正のフィードバックを与え，できていることを確認する，②OTの考え方や一般論を提示することで，現象に対して別の捉え方があることを気づくことがあり，結果として本人の認知変容を促す準備期間と考えた（図4）。

5）後期（12〜16回）

認知：「自分は障害者（高次脳機能障害）で元通りには戻らない」と認識。「前に進まなくては」「ダメな自分でも頑張ろう」という次の段階へ進みたいという欲求。

感情：不安を諦めでかき消すような印象。不安は強くなくコントロール可能である。

行動：親友に会って悩みを打ち明ける。復職に向けて，自ら職場に相談している。

環境

①家族との関係

　中期と変わらない様子。ただし，一人暮らしのために距離を置いているので，発言も少ない印象である。

②他者との関係

　旧友と会うなど，交流は広がりつつある。友人の大事さを実感しているよう。

③社会的環境

　休職中。復職については，具体的な時期やプランが不明確なことにス

View Point

諦め

上田[2]は"受容"について「あきらめが1つの要素として含まれることはあり得るが，それはあくまでも二次的・副次的な要素であり，主要な位置を占めるものではない」とし，"諦め"には「肯定的な感情は含まれない」と述べている。今回のクライエントの"諦め"は必ずしも望ましい認知の仕方ではないかもしれないが，肯定的な感情も内在され，価値転換に必要なエネルギーを含んでいることに留意したい。

トレスを感じている。

考察

後期では「前に進まなくては」という内容の発言が徐々に増えていき，解決に向けてのエネルギーが生じてきている印象があった。また，不安をコントロールするため，中期では「焦っても仕方がない」と認知していたが，後期では「障害だから完全には良くならないとわかっている」と客観的な知識を当てはめ，心のバランスをとろうとしていた。そこで，ある程度の諦めが出て，肩の荷を少し降ろせたのではないかと思えた。そのため，友人に会って悩みを相談することができ，「完璧な自分でなくても，受け入れてくれる人がいるんだ」という気づきがあったのではないだろうか。それが，スキーマに影響を及ぼし，「優等生でなくては，自分は必要とされない」というスキーマに「もしかしたら，ありのままの自分でも…」という新たな可能性を導いたのではないだろうか。そして，「失敗しても，受け入れてくれる場所があるかもしれない」という考えから，復職に対して，「（不安はやはり強いが）やってみよう」と考えることができたのではないだろうか。

6) まとめ

認知変容：自動思考や，メタ認知のやりすぎの傾向は残存した。不安をコントロールする代償方法が変わっていった。スキーマに揺らぎがあり，新たな価値観の芽生えがあった。

行動変容：中期には対処行動が出現し，後期には友人との交流，復職の相談などの前向きに（自律的に）環境に働きかける行動が出現した（図5）。

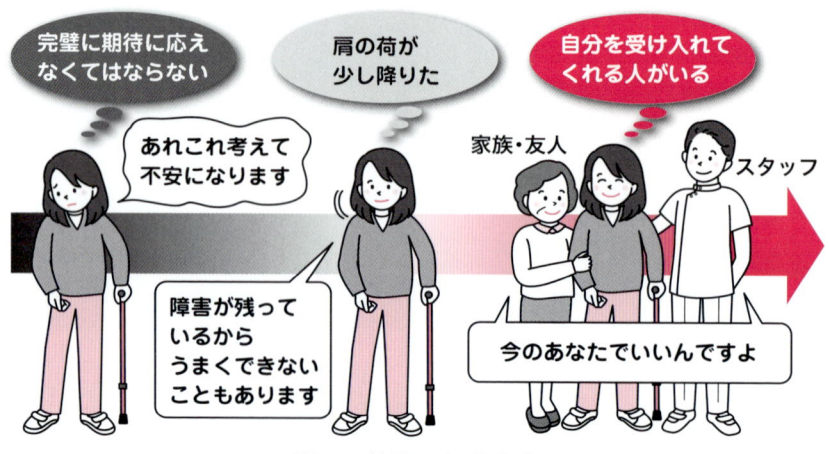

図5　後期の行動変容

7) 全体の考察

　退院後の心理的変化は，産業医（精神科医）の所見では，正常な障害後の受容の過程であるとし，特別な精神疾患ではないとしていた。それならば，強い，特徴的な心理状態の経過は，どのように説明をすれば良いのか考察したい。

　PSDや意欲障害は，高頻度に発症するとされ[3]心理的な問題を生じやすい。また，PSDの要因として，"脳機能障害説"と"心因説"の2つが考えられているが，近年では"左前頭葉障害仮説"への関心が高まっている[4]。クライエントは左前頭葉深部に梗塞が広がっており，その点に関しては"左前頭葉障害仮説"と一致するが，"自責の念が弱く，易刺激性が乏しく，意欲低下が目立つ"という特徴とは全く異なり，典型的なPSDとは考えにくい。一方，PSDが一定の時期をおいて発症することもあり，脳卒中の発症からPSDの発症までが長期であるほど，"社会的"要因で起こり得る可能性が高いことを示唆している文献もある[5]。クライエントは，不安が顕在化したのは受傷が起点でなく，退院という生活・社会背景が起点であったため，PSDの解釈では"心因的""社会的"要因との関連が考えられる。

　また，脳卒中後の心理的変化を"障害受容"という別の視点から考察した。上田[2]は，障害を受容する心理的過程について，ショック—否認—混乱—解決への努力—受容に分類している。これをクライエントに当てはめるとすると，入院中は解決への努力期であったが，退院という具体的な変化が決まった状況で初めて不安が表在化している。そして，混乱期を迎え，「何もできなくなった」などと訴える様子には，悲嘆の中にやるせない現実への怒りを内在しているように思われる。また，同時に「生きていても仕方がない」などのうつ状態と思われる訴えもみられる。つまり，悲嘆，怒り，うつ状態が流動的にみられている。これは，典型的な受容過程とは順序の異なる経過を辿っている。そのため，次がどの段階となるかは予想ができないうえ，最終的に"受容"したゴールがイメージできなかった。また，そもそもクライエントの場合には，心理状態のいろいろな段階が複雑に絡み合い，また，単に"障害"への受容だけでなく，社会や人間関係などへの適応も含まれているため，どの障害受容の段階であるかという問題はあまり適していないと思われた。

　むしろ，社会的背景との関係を考慮すると，社会受容という考え方ができる。南雲[7,8]は障害で生じる"心の苦しみ"を2つに分け，第1を"自分のなかから生じる苦しみ"第2を"社会（他人）から負わされる苦しみ"とし，第2の苦しみは，社会的アイデンティティ論＝"他人は人をどうみるか"により，自己アイデンティティ＝"私らしさ"が影響を与えることを述べている。

　しかし，ここで疑問となるのは，クライエントの社会的アイデンティティ

View Point

障害受容

道免[6]が『「障害受容」という言葉が決裁の印鑑のように使われていないか，期待通りの治療はできていないという謙虚さを忘れ，パターナリズムに陥ってはいないか，などと自問する』と述べるなど，近年では"障害受容"そのものに様々な意見が出ている。筆者もクライエントを安易に当てはめるのを躊躇する。

Key Word

†1 スティグマ

語源は奴隷などの差別に使われる刻印の意味。Goffman[9]は「未知の人が，われわれの面前にいる間に，彼に適合的と思われるカテゴリー所属の人びとと異なっていることを示す属性，それも望ましくない種類の属性…健全で正常な人から汚れた卑小な人に貶められる」属性と定義し，障害者が社会からの偏見や差別を持たれることに相当すると考えられる。

また，セルフスティグマは，（精神疾患）患者自身が持っていた（精神）疾患へのスティグマにより，患者が罹患後に自分自身をスティグマを受ける存在であるとみなすことをいう[10]。クライエントの苦しみの根源を説明するのに近いものであろう。

Key Word

†2 相互作用

（南雲と同様に）田島[11]は「障害受容」に対しての問題提起の中で，個人にのみ変化を求めることへの閉塞感を挙げている。さらに，内在的な障害観（感）と"外在的な障害観（感）"の交通の中に，再生可能なエネルギーがあることを述べている。クライエントの場合にも，自分の変化と同調して，家族や友人も，障害やクライエントへの考えが変化したのではないかと仮説づけられる。

（他者からみたその人らしさ）が強く形成され，スティグマ[†1]といえるものであったかということである。クライエントは，障害を受けたことによる身体構造に影響が少なく，恐らく無関係の人から見れば，ごくありふれた社会構成の一員とみなされる容姿，動作であり，不利益をもたらす属性があまりないと思われる。ただし，中期以降（そして恐らく元来）自分を取り巻く環境に気を配る性格で，メタ認知のやりすぎの傾向があると筆者は分析している。そのため，セルフスティグマは，予想より強く作用し，不安や自己効力感の低下を招いたと考えられる。

クライエントの心のありようをCBTの枠組みで紐解くと，"スキーマ"は障害を受ける前から「優等生でなくては，（自分は）必要とされない」であると仮定できた。この欲求を満たすためには，必ず"他者の目"が必要であることに気づく。すなわち，"優等生"であるか否か，"必要"であるか否かは，他者の評価であり，外的な目（社会）に敏感に反応していたといえる。このことは，生育歴や仕事への姿勢・病棟での模範的態度など随所にみることができた。

クライエントのスキーマを考えると，逆に優等生でない（しっかり者でない）状態（人）とはどのようなことであろうか。筆者は"それ"が障害・障害者そのものに向けられたものではないと推測する。なぜなら，クライエントは入院前から障害者と接する機会があったこと，障害を受けたほかの入院患者に対して，傲慢さや見下し，優劣を感じさせなかったことなど，病気による障害には理解があったと考えられるからである。また，心理的安定を図る過程で「障害を受けたから，焦らずやっていこう」と，障害を一部で前向きな用語として認知した面もみられている。

恐らく，"それ"は"働けるのに働かない状態（人）""できるのに真面目でない状態（人）"に向けられたのではないだろうか。そう仮定すると彼女の負った苦しみの深刻さが実感できる。「働いていた私が今（働ける能力があるのに）働いていない。働く気が起きない」。つまり，クライエントが忌んでいた状態に自分がいると推測できる。

今回，作業療法の過程の中で，安心できる場を作り，傾聴することによりクライエントが思考をまとめるきっかけとなった。さらに，考え方を提示していく中で，認知過程が次第に変化し「障害者である自分はすぐに復職できなくても仕方がない」と良い意味での諦めが生じ，自分から投射されるスティグマをそらすことができたのではないだろうか。また，友人，家族，スタッフとの心理的な相互作用[†2]の中で，受け入れられる経験を持ち，「優等生でなくても，自分を受け入れてくれる」という認知が芽生え，元来のスキーマを揺るがす可能性を見いだせたのではないかと感じた。

8) おわりに

大野[12]は「私たちは，自分が置かれている状況を絶えず主観的に判断し続けている。これは，なかば自動的に行われていて適応的な心の活動であるが，強いストレスを受けるなど特別な状況下では，現実とはかけ離れた極端な考え方や受け取り方をするようになってくる。これが認知の歪みであり，それが抑うつ感や不安感を強め，非適応的な行動を引き起こし，その結果，さらに考え方が極端になってくるようになる」と述べている。障害という視点で固定的に捉えるよりも，自然な心理反応の中で，クライエントの考え方や価値観などの特徴を実存的に捉えることが，状態を説明するために大事であると思われた。そのため，CBT的な枠組みを利用することが，理解につながりやすく，有効性を感じた。また，動作を確認するために，復職，日常生活を想定した作業活動を徐々に取り入れ，具体的なフィードバックを行うなど，面接と作業活動を適時使い分けて提供できたことは，作業療法の強みであると考える。

吉川[13]は，作業を通じて回復を促す具体的な方法として「～作業療法士はクライエントをコントロールしようという治療的な発想を捨て，共に対等な立場でやりとりを続けるという協働の姿勢が重要です。～クライエントの気持ちと同じ気持ちになろうとする共感の姿勢をとります。～そして常に心を開いて相手の声を聴くという傾聴が重要」と述べている。

よって，作業療法はその手法の中に，"傾聴し" "関係を作り" "共同して治療を行っていく" 姿勢を内在している。これはCBTの概念とも合致するものであり，CBTは作業療法を行ううえで取り入れていく意義のあるものである。

文　献

1) 清水栄司：認知行動療法のすべてがわかる本．講談社，2010，pp60-61
2) 上田　敏：障害の受容―その本質と諸段階について．総合リハ　**8**：515-521，1980
3) 木村真人：脳卒中後うつ病の診断と治療．綜合臨牀　**59**：1273-1277，2010
4) 山川百合子：リハビリテーションにおけるうつとQOL．臨床リハ　**18**：815-819，2009
5) 山下英尚，小鶴俊郎，日域広昭，他：脳血管性うつ病の診断と治療．日本医事新報　(4403)：57-62，2008
6) 道免和久：『リハビリマインド』を育てる時代．総合リハ　**32**：297，2004
7) 南雲直二：社会受容―障害受容の本質．荘道社，2002
8) 南雲直二：障害受容と社会受容．総合リハ　**37**：903-907，2009
9) Goffman E：*Stigma：Notes on the Management of Spoiled Identity*. Prentice-Hall, Englewood Cliffs, 1963（石黒　毅訳：スティグマの社会学―烙印を押されたアイデンティティ，第2版．せりか書房，2001）

10) 林　麗奈, 金子史子, 岡村　仁：統合失調症のセルフスティグマに関する研究―セルフエフィカシー, QOL, 差別体験との関連について. 総合リハ　39：777-783, 2011
11) 田島明子：障害受容再考. 三輪書店, 2009, pp192-193
12) 大野　裕：認知療法・認知行動療法の実際. 分子精神医学　**12**：229-232, 2012
13) 吉川ひろみ：「作業」って何だろう―作業科学入門. 医歯薬出版, 2008, p82

5. 集団 CBT の活用により行動変容した事例
―他者を蹴る行動から「この人たちとできて良かった」という発言・行動の変化へ

1）事例紹介

　80代，女性。脳梗塞（右頭頂葉），腰部脊柱管狭窄症と診断された。コミュニケーションは表出，理解ともに良好であった。Brunnstrom stage は左上肢Ⅴ，左下肢Ⅵ，左手指Ⅴであった。感覚は上肢に軽度鈍麻，下肢に中等度鈍麻，指尖にしびれがあった。起居，立ち上がりのときに両殿部〜大腿外側にかけて筋肉痛があった。高次脳機能は，HDS-R が 24/30 点，注意・記憶に軽度の低下がみられた。手指巧緻性の低下があるものの，生活動作は両手での作業が可能であった。Barthel index は 55/100 点。動作時に下肢の痛みが生じていたため，食事以外の動作全般に見守りを要していた。移動は車いす操作自立（後に，歩行器歩行見守り）であった。

　生活歴は幼少期から親元を離れ，奉公に出ていた。成人後は一人暮らしを始め，家政婦などをして生計を立てた。50代であん摩マッサージ指圧師の資格を取得した。結婚したものの，夫とは数年で死別し，その後は再び一人暮らしとなった。作業歴は家事全般を行い，婦人会にも参加していた。本職以外の資格取得，手工芸，旅行など，趣味や自己研鑽に意欲的に取り組み，一人でも生活を楽しめていた。2，3年前から腰痛により遠出が困難となったが，友人との交流は続けていた。

　発話量が多くほがらかな印象があるが，病棟の様子は他利用者をスタッフが見えないところで蹴ることがあり，なじみの利用者と他利用者の悪口をよく話していた。腹痛を訴えることがしばしばあり，リハを断って居室にこもることも多かった。OT との会話内容は，社会的地位の高い友人の話題や自分の武勇伝などが多く，心情や背景などに関することを避ける傾向にあった。

つぶやき

他人を蹴ってしまうのは困るな。利用者や病棟スタッフなどからの印象も良くない。リハには消極的だけど，話はできそう。話す内容にちょっと偏りはあるけれど…。心理面のアプローチが必要そうだな。

2）初期の作業療法経過

（1）目　標
①意味のある作業に取り組むため，両手動作の円滑性が向上する。
②身の回りのことを自分で行える。
③他者への攻撃的な行動が減る。

（2）問題点
①手指巧緻性の低下があり，従事できる作業がない。
②食事以外の動作全般に見守りが必要である。
③病棟にて他者への攻撃的な行動が見受けられる。

（3）プログラム
　両手動作訓練，生活動作訓練，アクティビティ（籐細工），生活聞き取り，傾聴。

（4）結　果
　生活動作訓練を行い，入浴・移動以外の動作は自立となった。発症前にも経験したことがあるという籐細工に関心を示したため提供したところ，手指巧緻性の向上，楽しむ作業の獲得ができた。心理面としては，作業中は落ち着き，楽しむことができたが，病棟での他利用者やスタッフなどに対する行動自体は変わらず，ほかの行動に波及させることはできなかった。初期の作業療法では，回復期として早急に求められる機能・能力面の介入と，アクティビティによる心理面の介入を行ったが，行動には大きな変化が見られなかったといえる。

🔊 **つぶやき**

ストレスの一時的な発散にはつながったけれど，行動は変わっていない。ほかのアプローチ方法を考えなければ。行動を変える手段として，CBT が利用できるかな。

3）CBT の導入と標的課題

（1）CBT の導入
　初期の作業療法では，問題行動の消去（弱化）はできなかったため，行動変容を促し，作業適応を目指すために CBT 導入を検討した。また，現状の状態をクライエントの"本心でない行動＝作業機能障害"と捉え，どのような行動変容が起これば，作業適応状態に近づくか，目標を再検討した。

表1 CBTの視点からの行動分析[1]

刺　激	行　動	結　果
入退院に伴い，周囲が変わる	他者への悪口，攻撃	他者と悪口を共有し，仲間意識を持てる
スタッフに悪口などを注意される	腹痛を訴え，居室にこもる	他者とかかわらない環境作り，他者の注意引き，安心感の獲得
病棟での訓練やリハへの声かけ	下肢や腰の痛みを訴え，リハを拒否	身体的苦痛を避けられる，できないことに直面しなくてよい

(2) CBTの導入にあたっての評価

　まずは行動に着目し，前後の状況も含めた"きっかけ（刺激）""行動""結果"の3つの要素で行動全体を捉えた（表1）。また，クライエントから聴取できた生活歴と作業歴の特徴は以下のとおりである。
①生活歴：人に仕えていた（奉公）。一人暮らしが長い。
②作業歴：婦人会などで他者とのかかわりを楽しむ。
　表1と①，②から，長期間の一人暮らしによる孤独感，人とのかかわりを求める，人との距離感に敏感であるという分析をした。ここから，核となる信念（スキーマ）としては"人に受け入れられることに価値がある"と考えることができる。これを"認知""感情""行動"の枠組みで整理した（図1）。クライエントの認知は，スキーマを知ることでさらに捉えやすくなる。

(3) 目標の再検討

①他者とうまくかかわりながら生活が送れる。
②身の回りのことを自分で行える。
③行きたい場所に自分で行けるようになる（具体的な手段はPTと検討）。

(4) 個人CBTの実施

　クライエントの居室でセッションを実施した。認知面へのアプローチとして，会話による思考の意識化，ソクラテス式質問法による感情・認知の引き出しを試みた。OTとクライエントの関係性自体は良好であったため，話す土壌は確保できていた。しかし，話の多くがクライエントの過去の栄光や，自分ではなく地位の高い友人の話題になってしまい，クライエントの心情を語ることはほぼなかった。心情を表出させたいが，会話が平行線であった。

🔊 つぶやき

本人らしい作業に向かうための，行動の変化を中心とした目標にしよう。

🔊 つぶやき

話はできるけれど，過去の自慢話ばかりで，現状や今後の話などを避ける傾向にあるな。これでは心情（感情），認知まで全く触れられていない気がする。

つぶやき

様々な行動から共通点を探ると，クライエントはこんな捉え方をしているのかな。根本にあるものは…。

スキーマ：人に受け入れられたい。

発症により"できない自分"がクローズアップされる。

自動思考

認知：人から認めてもらいたい。
人より上の立場にいなければ，注目されなければならない。

認知の歪みが生じる

感情：孤独感，恐怖，焦燥

行動：攻撃，悪口の共有で仲間を作る。
不調を訴えて注目される。
大げさな表現をして楽しませる（多弁）。
地位の高い友人の話題や昔の話が多い。

作業機能障害

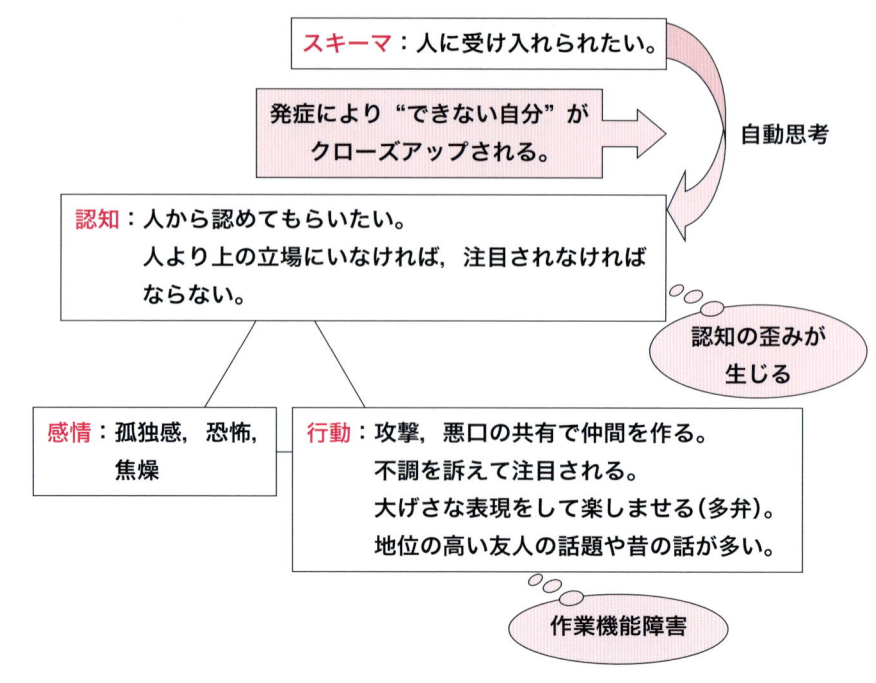

図1　CBTの"認知""感情""行動"の枠組みを使った評価

4）集団CBTによる介入

Key Word

†1　集団CBT

集団CBTは，数人の利用者が集まって実践するものである。治療に取り組むための目標，行動の結果をそれぞれが発表したり聞いたりする，全員参加の方式をとる。悩みや問題にともに取り組む仲間ができたり，集団への帰属意識が芽ばえたりするなどして，治療意欲が継続しやすくなる。個人情報を保護する，途中参加を認めない，互いに認め合うなどの基本的なルールを設けて治療の枠組みを共有している。

（1）作業を介した集団CBTの導入

個人CBTでは，結果的に気づきと行動変容を引き出せなかった。方法を再検討し，強度（OTがかかわる度合い）が個人CBTよりも低いといわれている集団CBT[†1]を検討した（図2）。

5. 集団CBTの活用により行動変容した事例

つぶやき
OTとの1対1の関係性だから，本音がいえないのかな。そもそも心情(感情)や認知などに触れられるのが嫌なのではないか。

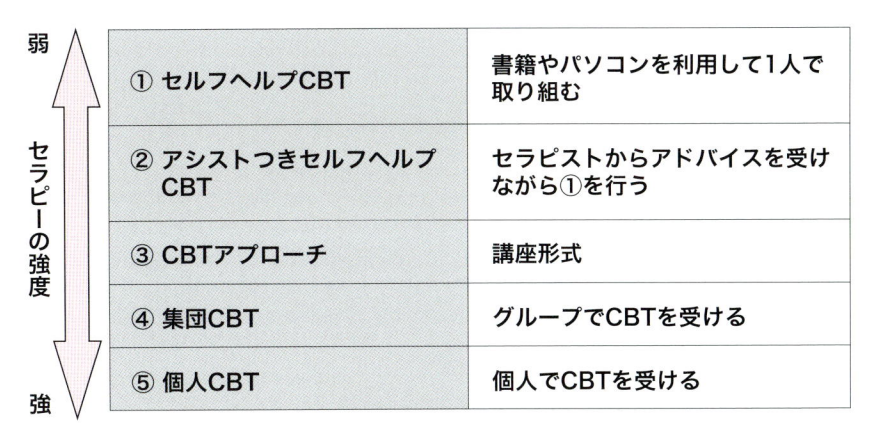

弱 ↑ セラピーの強度 ↓ 強	① セルフヘルプCBT	書籍やパソコンを利用して1人で取り組む
	② アシストつきセルフヘルプCBT	セラピストからアドバイスを受けながら①を行う
	③ CBTアプローチ	講座形式
	④ 集団CBT	グループでCBTを受ける
	⑤ 個人CBT	個人でCBTを受ける

図2　CBTの強度（文献2を改変）

いずれも自分で気づいて自己を捉えることができる"セルフヘルプ"の状態を目指す。

(2) 集団CBTの狙い

他者との作業の共有，作業を介したかかわりを通して，気づきと行動変容を促すことを狙いとした。配慮した設定は，①なじみのある作業を選択する，②タイムスケジュールを明確にし，作業全体の見通しを持たせる，③初対面でない利用者同士でグループを構成する，④何度か利用したことのある場所で実施することである。安心感を確保し，作業への集中を保障できる環境設定をした。調理の遂行が目的ではなく，調理を介して生じる交流や観察などの経験を重視した。

つぶやき
OTとの関係性でなく，なじみの利用者となじみの作業を媒介にしてみよう。その中でクライエントが気づける声かけ，環境を作ってみよう。

(3) 集団CBTの設定[3]

セッションは"前工程""実作業""後工程"の3段階に分け，時間，流れ，ルールを明確化して共有した。利用者中心で作業を進めることと，企画・運営・振り返りの構造化を目的としている。

①構成員：当院入院中の80代の女性3名（今回のクライエントを含む），各担当OT 3名の計6名
②時間：昼食前，1時間程度（準備・片付けも含む）
③場所：ADL室の台所スペース（半閉鎖環境）
④提供した作業：調理
⑤ルール：時間厳守，正のフィードバック（拍手，支持的対応）

つぶやき
クライエントを含めた利用者が主体的に動けるよう，気づけるように支援しよう。作業自体にもつながりが持てるよう，実際の作業前後のかかわりも重視すると良いかな。

5）集団 CBT の経過および結果

(1) 集団 CBT 実施中の変化

①前工程
"いなり寿司"を調理することをクライエントとの話し合いで決定した。前日までに調理の工程・食材の確認，準備をクライエントと一緒に行った。また，"自分達で行う"という意識付けを重視した。

②実作業
調理を開始するときに，改めて自己紹介，作業の流れとルールの確認を実施した。事前準備と調理の流れの確認を行っていたこと，調理自体がなじみのある作業であったことも影響し，全体的に OT の介入が少なく，逆にクライエントから OT に教授する場面も頻回に見られた。

> **つぶやき**
> 最初は皆がかしこまった様子だったけれど，調理が始まったら「よく見てなさいよ！」などといわれて，手を出す隙がなかったな。

③後工程
終了後，振り返りを集団，個別にて実施した。

- **集団での振り返り**
調理のまとめとして，実作業の最後におのおのが感想を述べる機会を設けた。「この人たちとできて良かった」との発言だけでなく，心情を含めた過去のエピソードを語る場面も見られた。また，クライエント以外の構成員からも「楽しかった」と涙ぐみながら語る様子もあった。

- **個別での振り返り**
後日，個別での介入時に担当 OT がそれぞれ 1 対 1 で感想や心情などを聴取した。発言の内容は，当日の楽しさを振り返るものが多かった。それに対して OT が正のフィードバックを行い，感情と行動の強化を図った。

(2) 実施中・実施後に見られた発言と行動

①発言の変化
「ちょっと，寄って食べていったら？　おいしいわよ」→発展的な他者とのかかわり

「病院でできるとは思わなかった。楽しい」→感情・認知の変化

「○○さんの味が良かった。この人たちとできて良かった」→互いの関係の強化

5. 集団CBTの活用により行動変容した事例

表2 個人の行動変容・作業の広がり
―集団CBTと個人CBTを併行して実施した結果

刺　激	行　動	結　果
入退院に伴い，周囲が変わる（集団CBT実施前）	他者への悪口，攻撃	他者と悪口を共有し，仲間意識を持てる
（集団CBT実施後）	消失	調理の経験など，共有できる話題と居場所がある

発展的な行動変容：新しい利用者に対し，直後には影で反発した発言があったが，本人なりに徐々に距離を縮めていけた。場や作業を共有する仲となった＝作業機能状態に近づいた。

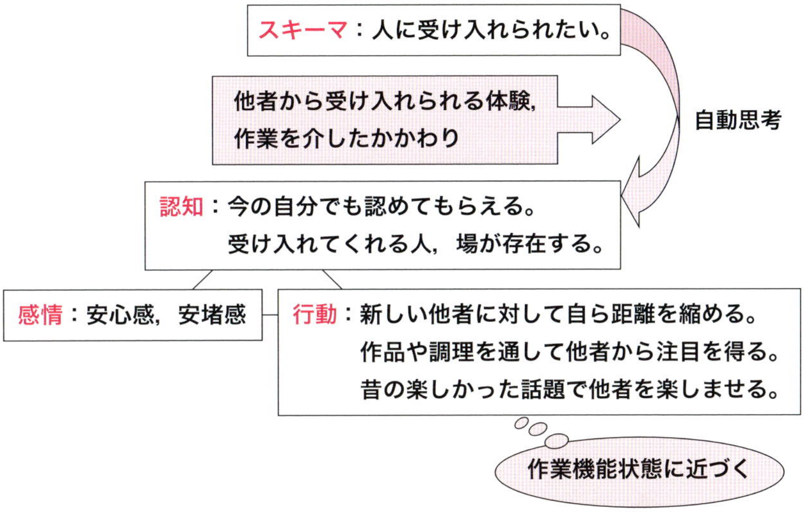

> **つぶやき**
> 本人の認知を表す言葉は相変わらないけれど，「楽しい」という言葉は増えた。他者を蹴る行動やリハへの消極さなどもなくなったし，屋外歩行，読書，ぬかづけ作り，園芸など，何より作業に向かう行動の範囲が広がった！

スキーマ：人に受け入れられたい。

他者から受け入れられる体験，作業を介したかかわり　　自動思考

認知：今の自分でも認めてもらえる。受け入れてくれる人，場が存在する。

感情：安心感，安堵感

行動：新しい他者に対して自ら距離を縮める。作品や調理を通して他者から注目を得る。昔の楽しかった話題で他者を楽しませる。

作業機能状態に近づく

図3　個人の認知の歪みの変化

②行動の変化

数日経過しても調理の話題で楽しんでいた。また，次に実施する調理内容を利用者同士で相談していた（後日，利用者の希望により計3回の調理を実施している）。

(3) 集団CBTの導入後の変化・評価

集団CBT後に再度，行動の整理をし，"認知""感情""行動"の枠組みを利用して再評価した。結果として，周囲から問題行動と捉えられていた行動が消失し，さらには屋外歩行，読書，ぬかづけ作り，園芸など，新しい作業への関心を示すようになり，従事できる作業の拡大につながった（表2）。他者から受け入れられる体験と作業を介したかかわりを通して，認知が変化したと評価できる（図3）。

6）考 察

（1）病棟生活とクライエントの語る生活歴のギャップ

　幅広い興味を持ち，婦人会などで他者とかかわってきた生活歴と，病棟での様子の差にOTとしては違和感があった．また，生活歴を聴取するときには，心情や背景などに関することを避ける傾向にあったことから，OTとの間に何らかの壁を作っていることが考えられた．

　それらの理由として考えられる一つの要因は，病院においての患者という役割の中で"自分の立場を誇示していたい"という認知があったことが挙げられる．発症や病院環境の中などで，以前より"できない自分"がクローズアップされた．その結果，過去の栄光や社会的に地位の高い友人などの話をすることで，自分の立場を保持する傾向にあったと考える．相手を統制するような強い言動を選ぶことで自分の立場を保持していた．つまり，スキーマは"人に受け入れられたい"と過去の生活から変わらないが，障害を負ったという身体・能力面の変化，病院という環境面の変化，今まで楽しんでいたことができないという作業面の変化，病棟スタッフとかかわる（ケアを受ける）という社会的な立場の変化から，"他者に認めてもらわなければ．他者より上の立場にいなければ"という認知の歪みが生じたと考える．

（2）CBTを選択した理由

　病棟での様子と生活歴のギャップから，本来の本人らしい行動がとれていないと評価した．人を蹴ったり，悪口をいったりするなどの問題行動（他者への攻撃）により自分自身の心理的安定を保つという不均衡に陥っており，趣味や自己研鑽などの本来やりたい作業を阻害していた．つまり，作業機能障害に陥っていると捉えられた．したがって，行動変容を促し，作業適応を目指すためにCBTを導入した．

　集団CBTを用いることで行動変容を促すことができたが，初期の作業療法では変化が得られなかった．その理由として，初期の作業療法でOTが焦点化した要素が，機能面，能力面，作業面，表面的な心理面であり，行動面に着目しなかったことが挙げられる．今回のクライエントのポイントとしては現在の能力面，作業面などだけでなく，今までの本人が選択してきた行動と，現在の本人が選択している行動が異なる点に着目することで，突破口を見いだせたと考える．つまり，CBTが適応であったといえる．

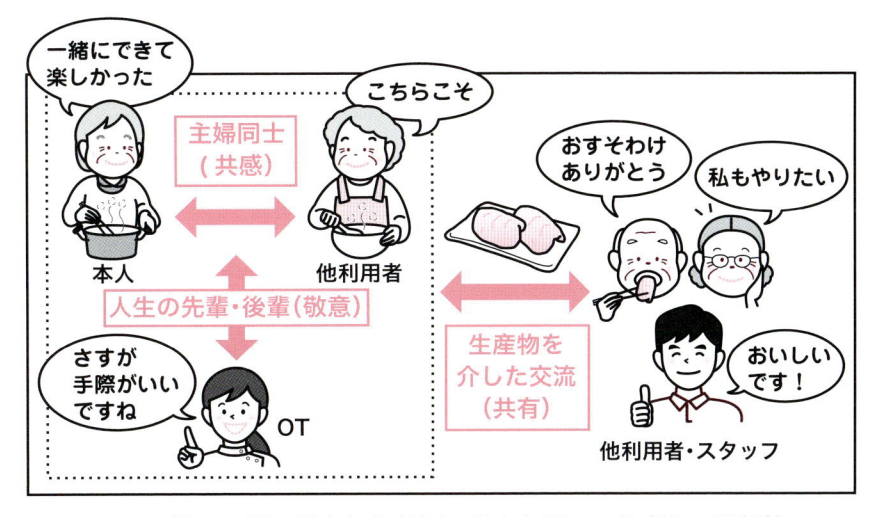

図4 集団の場で得られた効用―様々な形での他者との関係性

(3) 個人CBTがうまくいかなかった理由

クライエントとOTの関係性自体は構築できていたものの，内面を話す経験自体が少なかったことが生活歴からうかがえた。そのため，"リハの先生"としてのOTという表面上の上下関係に違和感を持った。それにより，"相手より上の立場にいたい"という認知が強化され，個人CBTで対話を重ねることに抵抗感が生じていたと思われる。そのため，方法を再検討し，OTの介入の強度がやや低い集団CBTを選択した。集団CBTの選択にあたって重視した変更要素は以下の2点である。

①OTがクライエントの変化を引き出す ─→ 利用者同士のかかわりの中で変化を促す
②対話から認知面にアプローチする ─→ 他者との交流や観察から自分の行動面を振り返る

(4) 集団の場で得られた効用

図4に示すような3つの相互作用が得られた。

①なじみの作業・できる作業の実施

長年，主婦として調理の役割を担ってきたことから，それぞれ一家言を持っており，食材と工程について議論することが可能だった。議論ができるなじみの利用者同士であったことも，同士の関係性を構築するうえで，利点であったといえる。

②社会的な場・同世代の場

調理というなじみの作業を選択したことで，同世代の利用者とは"主婦同士"として共感を得ることができた。また，OTに対しては"人生の先輩・

後輩"として，年下の者からの敬意を得ることができたといえる。通常のかかわりでは，年齢の若いOTと年配のクライエントに逆転の上下関係（OTが"先生"と呼ばれてしまうような関係）が生じてしまうことも残念ながらある。しかし，この作業を通して，年配の女性と若者という自然な人間関係が構築できたと考える。

③生産物を介した交流の輪の広がり

調理に携わっていないスタッフ，利用者に声をかけて，料理を勧めたり感想を聞いたりする様子が見られた。作業には携わっていない第三者とも，生産物を通した新たなかかわりを持ち始める契機となった。また，「みんなでやったから」と集団力動が働いたことも，他者交流の抵抗感を軽減させることにつなげられたと考える。

(5) 集団CBTは有効だったか

認知面からのアプローチでは心理的な侵襲性が大きく，気づきを引き出せなかったが，他者の行動と自分の行動を観察・比較し，適宜フィードバックを行う方法をとると，行動面の変化が得られた。"調理"というなじみの作業を同世代の利用者と年下のOTとともに実施したことが，病院という固定概念から脱却し，"普通"の作業を"普通"の人間関係の中で経験する場となった。発症により低下した身体機能・能力でも，なじみの作業を他者とともに楽しむことができた。それが，「人より上の立場にいなければ」という焦燥感を伴った認知に影響を及ぼし，行動変容につながったと考える。加えて，利用者同士の関係の強化，認め合う経験がさらなる感情・認知の基盤の向上に寄与したともいえる。よって，クライエントに行動変容を促すには集団CBTが有効であったと考えられる。

(6) 集団CBTを活用するメリット

Bandura[4]の提唱する社会的学習理論においては，人が起こす行動とその結果の関係性の間に，効力予期・自己効力感（物事に対して自分がそれを成し遂げられるかという予期）と結果予期（行動を起こすことでどのような結果が生まれるかという予期）があるとされている（図5）。行動変容を引き出すには，効力予期・自己効力感を高めることが有効で，環境調整が重要であるといわれている。その環境に必要な要素とは，①遂行行動の達成，②情動的喚起，③代理的経験，④言語的説得の4つである。今回の集団CBTにおいてはそれぞれ，①調理による遂行行動の達成，②楽しいという感情の喚起，③他者の作業も見ることができる，④他者からの賞賛，励まし，認められる経験の4つの要素が揃っており，自己効力感を高める環境が整っていたと考える。行動変容を引き出すには，適切な評価をし，プランを立案することが重要であるといわれている[1]。OTは，前記の集団CBTを効率的に行うために必要な要素をふまえた環境設定・作業選択を行うことができる（図6）。ま

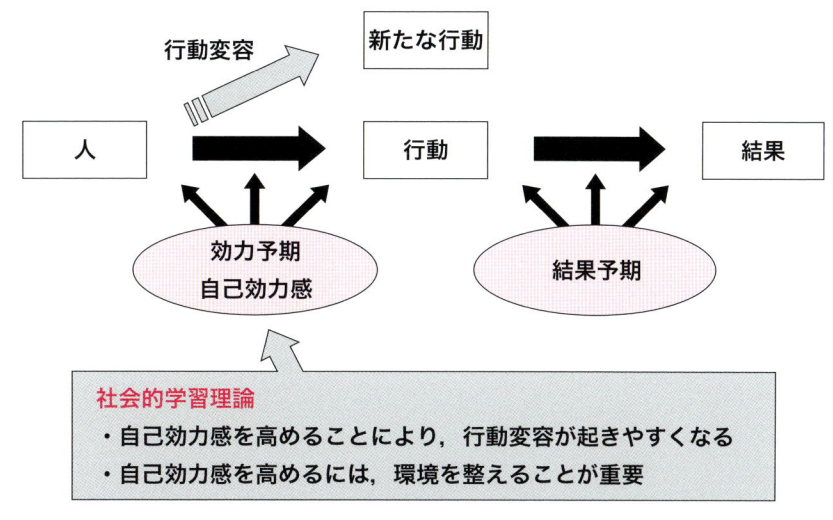

図5　CBTにおける自己効力感（文献4を改変）

社会的学習理論
・自己効力感を高めることにより，行動変容が起きやすくなる
・自己効力感を高めるには，環境を整えることが重要

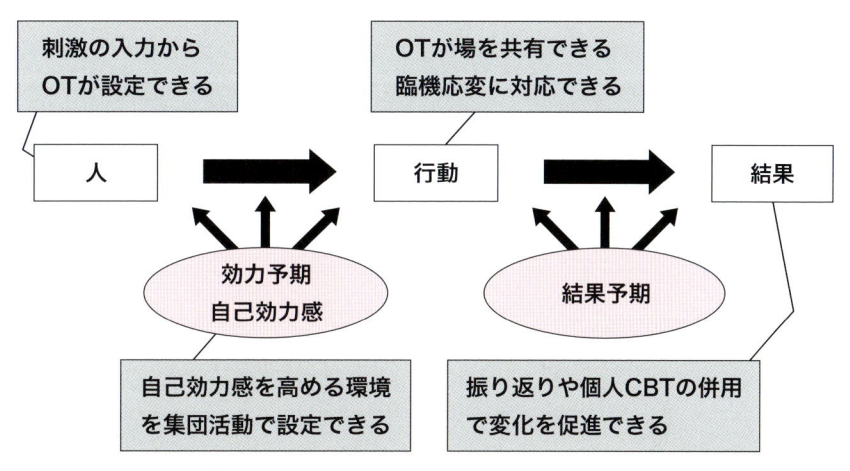

図6　集団CBTを活用するメリット（文献4を改変）

た，実施した作業の振り返りを適宜行えるため，変化の促進に貢献しやすい。そのためには，クライエントの生活歴，作業歴も含めた対象者の評価がより重要になってくるが，この部分にこそOTがかかわる意義があるといえる。

7）今後の課題

(1) 事例の蓄積

　身体領域における作業療法でのCBT実施事例数はまだまだ少ない。また，CBTはより良い作業療法を実践する一つの手段であるため，様々な取り入れ方，形があると考える。今後，CBTの作業療法への広がりや妥当性の検討などのため，事例を蓄積する必要がある。

(2) 評価バッテリーの作成

　定められた評価バッテリーがなく，今回は個人レベルの行動変容から解釈する方法をとった。行動変容自体が評価ではあるが，共通した視点があると，より効果的に実施でき，今後CBTを取り入れた作業療法を進めるうえで有用であると考える。一般的な評価バッテリーで，その後にわれわれが活用している例として，人間作業モデルの意志質問紙（VQ），コミュニケーションと交流技能の評価（ACIS）が挙げられる。

文　献

1) 竹田伸也：認知行動療法による対人援助スキルアップ・マニュアル．遠見書房，2010，p114
2) 清水栄司：認知行動療法のすべてがわかる本．講談社，2010
3) 橋本圭司：生活を支える高次脳機能リハビリテーション．三輪書店，2011
4) Bandura A：Self-efficacy：toward a unifying theory of behavioral change. *Psychol Rev*　84：191-215, 1977

6. CBTによって歩行意欲の向上につながった整形外科的疾患の事例

1) 事例紹介

　80代，女性。布団から出ようとして転倒し受傷した。右大腿骨頚部骨折と診断され，人工大腿骨頭置換術を施行された。術後にリハを開始し，全身状態は良好で，経過も安定していた。術後約2週目に当院の回復期リハ病棟へ転院となった。全身的な廃用症候群がみられていたが，入院時には端座位が安定して可能で，立位・移乗動作が見守りで行える状態であった。

　病前生活はADL・IADLともに自立し，長男夫婦と同居していた。自宅と，県外にある次女宅を往復して2週間ずつ暮らしていた。電車に乗って自分で行くこともあった。

　今回の受傷は次女宅で起き，退院後は次女宅がひとまずの転帰先であり，ADLが安定してできるようになるまで過ごすとのことであった（日中は独居，夕方からは家族がいる）。ADLが安定した後に自宅に戻る予定であった。

2) 入院時作業療法評価

　入院当初，冗談交じりで挨拶をし，「リハを頑張ります」と意欲的な発言も聞かれた。身体機能としては全身的な筋力低下・可動域制限・筋緊張亢進が著明であった。他動運動への抵抗感が強く，自動運動でも動かすと痛みが生じた。立ち上がりのときには，体幹・下肢の屈曲筋群が筋緊張亢進で伸展運動が低下し，トイレ動作のときにも同様であった。認知機能面は維持され，他者交流もできていた。生活リズムを持ち，リハへも意欲的に参加していた。しばらくは能力評価のために病棟ADLの移乗・トイレなどを見守りとしていたが，車いす操作などにすぐに慣れて車いすでの移乗・トイレ自立となった。家族は次女が1, 2日おきに1回面会し，家族関係は良好であった。リハへの協力依頼に対しても本人・家族ともに積極的・協力的であった。

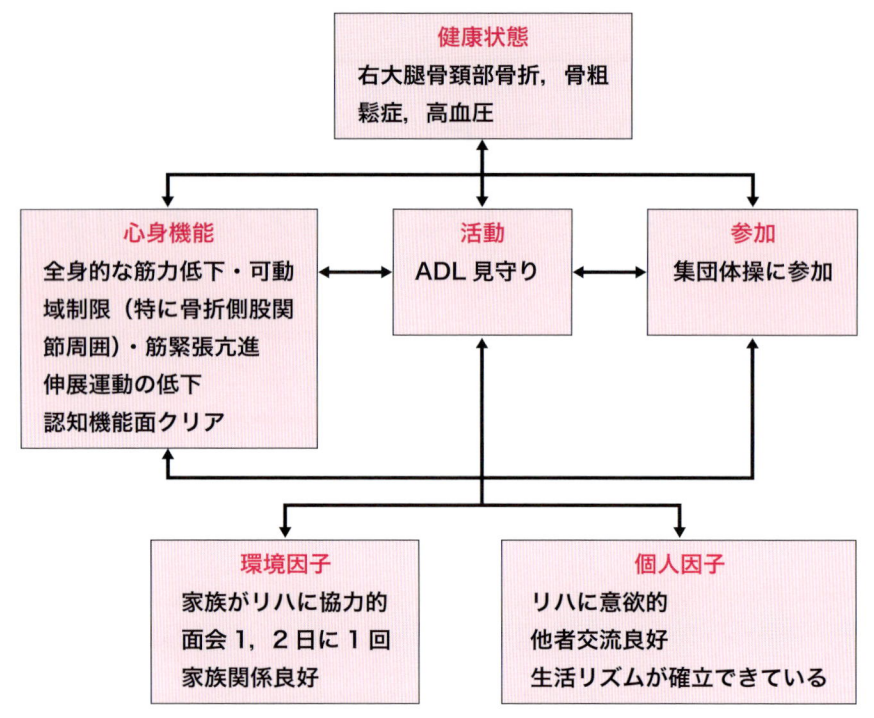

図1 ICFに基づいた入院時の初期評価

健康状態
右大腿骨頸部骨折，骨粗鬆症，高血圧

心身機能
全身的な筋力低下・可動域制限（特に骨折側股関節周囲）・筋緊張亢進
伸展運動の低下
認知機能面クリア

活動
ADL見守り

参加
集団体操に参加

環境因子
家族がリハに協力的
面会1，2日に1回
家族関係良好

個人因子
リハに意欲的
他者交流良好
生活リズムが確立できている

つぶやき

認知がしっかりし，生活リズムも確立している。他者交流もでき，リハへの意欲も十分にある。立位動作の安定と移動能力が獲得できれば，活動制限があるかもしれないが，また活動的な生活に戻れそうだ。

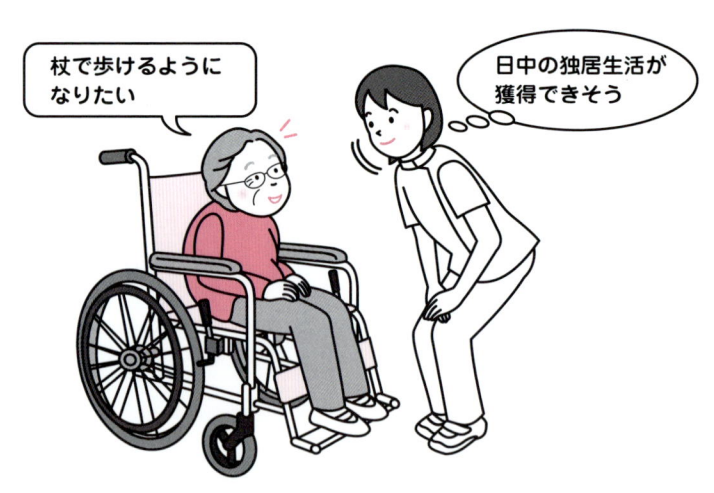

図2 入院時のクライエント

（杖で歩けるようになりたい）
（日中の独居生活が獲得できそう）

ICFに基づいて入院時の初期評価を図1にまとめた。

生活範囲を狭める最大の問題点として，筋力低下，関節可動域制限，筋緊張亢進について作業療法評価をした。初期評価の終了後から機能面へのアプローチを実施した（図2）。

> **つぶやき**
>
> 経過はゆっくりだが，移動能力獲得に近づいてきている。転帰先（次女宅）内の環境を整えれば日中の独居生活ができそうだ。

作業療法プログラム
・機能訓練（ROM訓練，感覚入力，荷重練習，抗重力伸展活動の促し）
・歩行練習
⇒約1か月の経過にて，ピックアップ歩行器歩行30 mが見守りで可能となった。また，4点杖歩行数mが軽介助で可能となった。

3）CBTの導入と標的課題

　入院から約1か月半後，本人同行のもとで家屋調査を実施した。家屋設定は，4点杖での移動の不安定性が強く，現状ではピックアップ歩行器での移動を退院時自立設定として導線を検討した。1階居室を本人の生活スペースとし，日中はトイレ，夜間はポータブルトイレを設置して使用することを自立設定とした。

　2階は次女家族の居住スペースであり，次女の希望では週に1度は2階のリビングで家族みんなで夕飯を食べる日を作りたいとのことだった。階段昇降は恐怖感が強く，また，現状の身体機能では負荷が大きいと判断し，今回の家屋調査では行わずに経過をみて検討することとした。

　家屋調査から数日後，筋緊張亢進が更に著明になり，立ち上がりの努力性が強まった。数日間は歩行練習が困難となった。その後も，筋緊張緩和へのアプローチが中心となり，機能面の改善が乏しくなってきていた。

　入院時に抱いていた目標や希望が失われ，挫折感，不安，歩行意欲低下を生じている（図3）。また，退院後の楽しみや生きがいがみえてこなくなってしまった。この身体機能の増悪と気分の落ち込み，意欲の低下という悪循環の元となっていることを知り，認知を変化させることを目的にCBTを開始した。

4）CBT開始[1,3,4]

(1) CBT開始時（前期）

　CBTの基本モデルに基づき，現状の分析，評価を行った（図4）。
　現状での行動から本人が得られる結果を分析した（表1）。

つぶやき

希望の杖歩行獲得のために歩行練習を進めたいが，筋緊張亢進がみられ，筋緊張緩和をさせることが中心のリハになり，なかなか進まない。入院前は電車に乗って出かけるなどして活動的だったが，部屋での読書だけの生活に希望や楽しみを見いだせるのだろうか？

「杖は無理かもしれない…部屋で本などを読んで過ごすだけね」

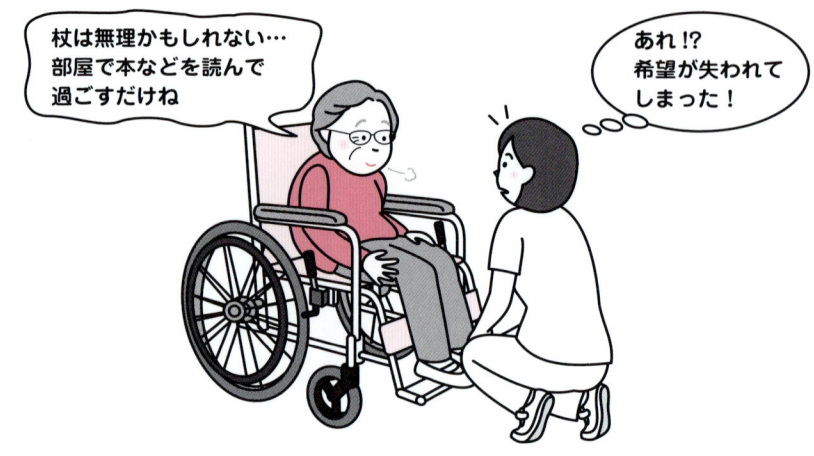

「あれ！？希望が失われてしまった！」

図3　入院1か月半後のクライエント

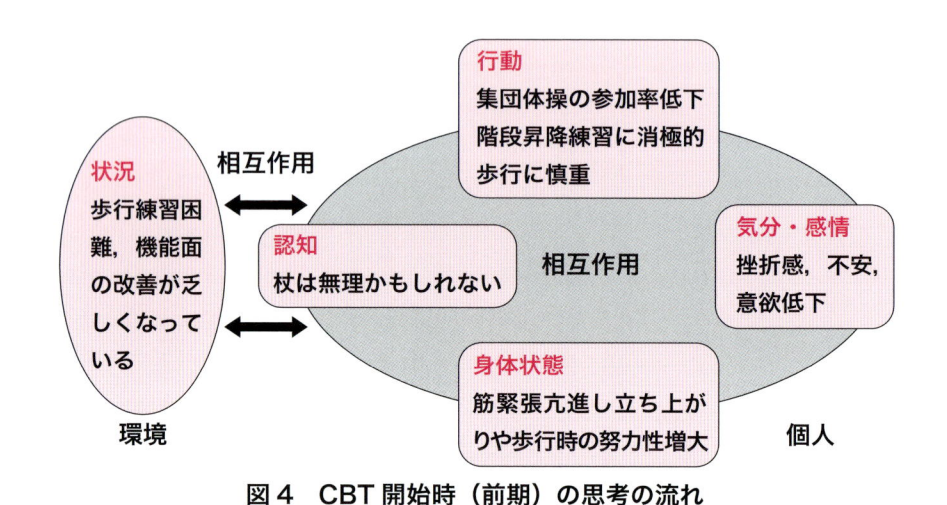

状況
歩行練習困難，機能面の改善が乏しくなっている

環境　⇔　相互作用

認知
杖は無理かもしれない

行動
集団体操の参加率低下
階段昇降練習に消極的
歩行に慎重

相互作用

気分・感情
挫折感，不安，意欲低下

身体状態
筋緊張亢進し立ち上がりや歩行時の努力性増大

個人

図4　CBT開始時（前期）の思考の流れ

　行動・行動の結果の特徴としては，自分やOT，家族から期待しない・されないようにしていること，今より悪くしないための現状維持に努めようとしていることがわかる。これらのことから，思考の流れの根底には「自信が持てない」ことが考えられる。

　根底に自信が持てないことがあることで，杖歩行を獲得できないかもしれないという不安があり，「杖は無理かもしれない」と発言することで，杖歩行の獲得ができない可能性を自分に言い聞かせている様子が伺える。また，獲得できなかったときに自分や周囲の人が落胆しないように期待から逃避していることも考えられる。さらに，挑戦意欲の低下につながっており，階段昇降練習への消極さが表れている。また，現状よりも更に機能低下が生じることへの恐怖感から歩行練習のときの歩行の慎重さにつながっている。そういった自信が持てないという不安定な心理状態は筋緊張亢進，動作の努力性増大などの身体状態へも影響しているといえる。

表1 CBT開始時（前期）の行動から本人が得られる結果

行　動	行動から本人が得られる結果
「杖は無理かもしれない」と発言	・実際にできなかったときに気持ちが楽になる ・OTや家族の期待を緩和する
退院後の生活について「今は何も考えられない」「出かけることや家事などが面倒。家族がやってくれる。自分は何もやらないで大丈夫」と発言	・現状でも生活できることをアピールすることで，新たな目標を立てずに済む
集団体操の参加率低下	・自分の生活ペースで過ごせる ・他人に気を使わなくて済む ・人に見られない ・人に声をかけられない
階段昇降練習に消極的	・現状維持ができる ・身体的苦痛を避けられる
歩行への恐怖感が強く非常に慎重	・現状維持ができる ・転倒をしない

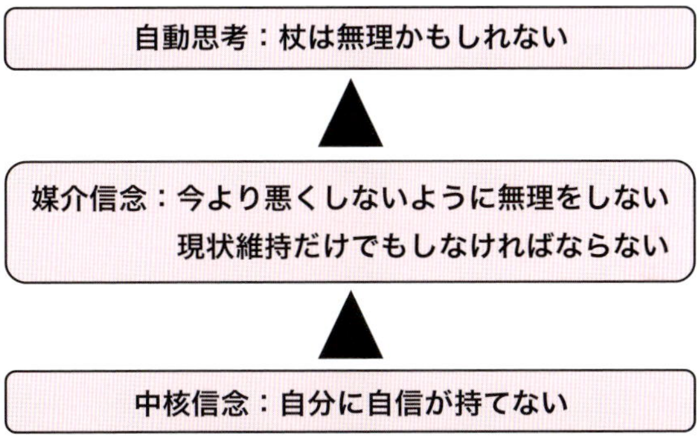

自動思考：杖は無理かもしれない
▲
媒介信念：今より悪くしないように無理をしない
現状維持だけでもしなければならない
▲
中核信念：自分に自信が持てない

図5　CBT開始時（前期）の階層的認知モデル

　本人の思考を階層的認知モデルで考える（図5）。
　家屋調査で，ピックアップ歩行器を使用して実際に転帰先内を歩いてみたことにより「杖が獲得できないかもしれない」というイメージが強まり，その結果が調査後の筋緊張亢進，歩行機能の低下に影響したのではないかと考える。
　CBTの基本モデルに基づいて行った評価の結果から，生活範囲を狭める最大の問題点は筋緊張亢進ではなく，自信が持てないことにあると考え，自信を取り戻すことに焦点を当て作業療法プログラムを再考することとした。
　まずは気分転換として外気浴を導入した。クライエントは病院近辺に約50年前に住んでいたこともあり，車いす介助移動での病院近隣の散歩を非常に

楽しんだ。また，以前にこの地域がどんな様子だったのかをOTに教えるように話す様子もあった。外気浴での観察の評価から，昔住んでいた地域を散歩することは，慣れ親しんだ環境の中で自信を持って話せる会話機会を作ることができ，生き生きとした時間を作る・生き生きとした自分を取り戻してもらうことにつながると考え，散歩を再考プログラムとして導入した。

> **作業療法プログラム再考**
> ・散歩
> ・歩行練習
> ・機能訓練（ROM訓練，感覚入力，荷重練習，抗重力伸展活動の促し）

再考プログラム①：散歩

車いすで屋外を散歩することを気にする様子はなかった。発言量は多く，地域の昔の様子などをOTに教え，散歩中に生き生きとした様子が観察された。OTに教えるという指導的立場を作ることを狙い（役割の提供），会話を進めた。作業療法プログラムに散歩を導入することで，現状にとらわれず生き生きとした・安心して過ごせる・楽しめる時間を取り戻す・作ることができた。

クライエントの話の聴取から，クライエントは非常に家族との交流が濃く，家族の誰からも受け入れられていた。また，本人もそのことを理解していることが伺えた。それについての気づきを改めて作ることは，身体の状態・能力に自信が持てないプレッシャーから逃れられることになり，気づきは有用であると考えられた。「身体の状態にかかわらず受け入れてくれる家族がある」ことを会話の中で改めてフィードバックした。

(2) CBT中期

徐々に筋緊張が緩和し，歩行練習も可能となった。歩行距離も延長し，少しずつ機能的にも再び上り調子になってきた様子が伺えたので，改めて現状の希望を確認した。

クライエントは投げやりでなく，落ち着いた様子で話した（図6）。

このときの予後予測としてはピックアップ歩行器自立で4点杖歩行（手を添える程度の介助で可能）はリハを継続であった。歩行機能が改善している中で現状を受け入れての発言なのか，それとも，これ以上良くならないという挫折や諦めの気持ちからの言葉なのか判断がつかなかった。再び違和感を持ち，改めて現状を分析することとした（図7）。

行動・行動の結果の特徴としては，無理をしないようにしているものの，杖歩行の練習を継続したり，自室での自主トレーニングを行ったりと前回の評価時に比べて可能性をつないでおこうとする傾向が伺える（表2）。

しかし，一方で根底では自信が持てないということにまだ変わりはなかっ

🔊 **つぶやき**
小さな希望・期待を持てるようになってきた!!

つぶやき

なぜ？　障害受容なのか？　諦めなのか？　本当に適切な選択なのか？

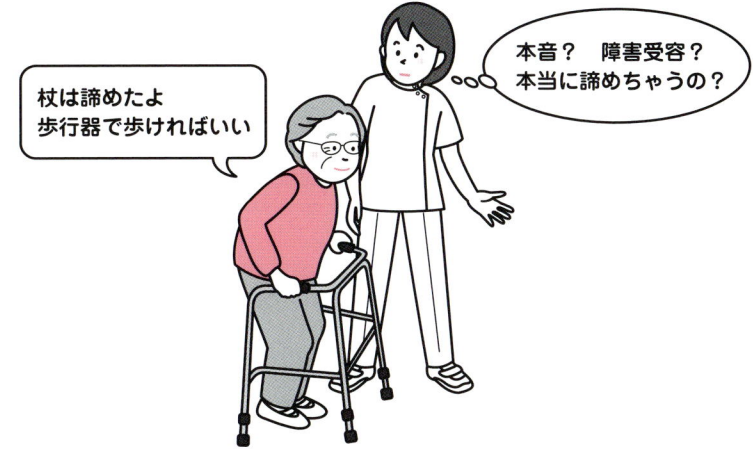

図6の吹き出し:
- (クライエント) 杖は諦めたよ　歩行器で歩ければいい
- (セラピスト) 本音？　障害受容？　本当に諦めちゃうの？

図6　CBT中期のクライエント

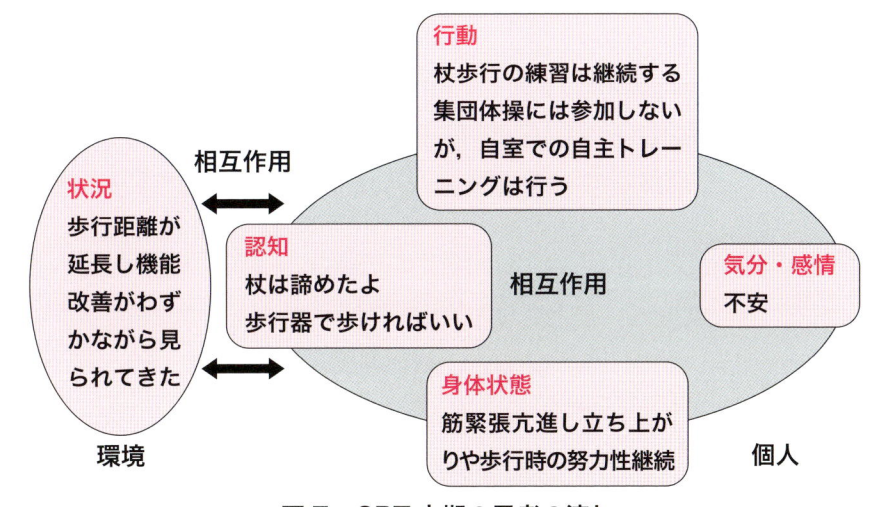

図7（CBT中期の思考の流れ）

- 状況：歩行距離が延長し機能改善がわずかながら見られてきた（環境）
- 認知：杖は諦めたよ　歩行器で歩ければいい
- 行動：杖歩行の練習は継続する　集団体操には参加しないが、自室での自主トレーニングは行う
- 気分・感情：不安
- 身体状態：筋緊張亢進し立ち上がりや歩行時の努力性継続
- 相互作用（個人）

図7　CBT中期の思考の流れ

View Point

フィードバック

自信が持てず、徐々に良くならないといけないのに自分は良くなっていないと感じているクライエントに対して、前日やこれまでの経過と比較したフィードバックは「前回よりも良い結果を出さなければいけない」という負担が考えられる。そのため、比較をせずに、そのときそのときの良かったことをフィードバックすることを心がける。

た。そこで、本人の最も気にしている機能面への正のフィードバックを多く入れていくこととした。

再考プログラム②：正のフィードバックを多く入れる

フィードバックの仕方としては、当日のリハの中で状態の良いところを中心に正のフィードバックをかけた。また、チームで情報共有し、担当OT以外からも日常やリハ中で正のフィードバックを細かくかけてもらうようにした。

痛みや筋緊張の変化に固執して敏感だったクライエントから「今日は調子いいよ」という発言が徐々に増えた。正のフィードバックが増えることでネガティブな部分に鈍感になり、ポジティブな部分に視点が変わってきたと思われる。思考がポジティブに変化してきたのを感じ、更にプログラムに挑戦的な課題を導入した。

表2　CBT中期の行動から本人が得られる結果

行　動	行動から本人が得られる結果
「杖は諦めたよ」「歩行器で歩ければいい」と発言	・自分に言い聞かせ期待が膨らまないようにする
「どこに行っても家族が受け入れてくれる」と発言	・良くならなくても受け入れてもらえる場所があることを認識
杖歩行の練習は継続する	・杖で歩ける可能性をつないでおける
集団体操の不参加，自室での自主トレーニング	・自分のペースで行い，機能低下を防げる
痛みや筋緊張の変化に敏感	・今以上に機能が悪くならないために無理をしないようにする

再考プログラム③：挑戦的課題

　現在の能力よりも低めの課題を設定し，「もう少しやってみよう！」という挑戦意欲を持ってもらう。たとえば，歩行距離を短めに設定し，「もう少し歩いてみます！」という発言が出るのを狙った。また，車いすレベルではあるが，病棟内フリーから院内フリーに病棟ADLを変更し，能力面での変化があることを感じてもらった。

> **作業療法プログラム再考**
> ・散歩の継続
> ・正のフィードバック（チームで情報共有し，担当OT以外からも声かけ）
> ・機能訓練（ROM訓練，抗重力伸展活動の促し）
> ・歩行練習
> ・挑戦的課題

(3) CBT後期

　前記のプログラム導入後から，歩行練習での不安や痛みの訴えが減少し，必要な歩行量の確保と継続的な歩行練習ができるようになった。また，発言に変化を感じた（図8）。

　身体機能としては大きく変わらず，能力としても変化が少ないが，発言に変化が起きた。自信が持てないでいたクライエントから希望が聞かれるようになった。このことから，自分に自信が持てない・期待ができないという根底にあった認知（中核信念）が，自分に自信を持つ・期待することに変化したといえる。

　退院近くの週では筋緊張の程度，歩行距離・歩容は日によって変動があり，

つぶやき

また希望が聞かれるようになった!!

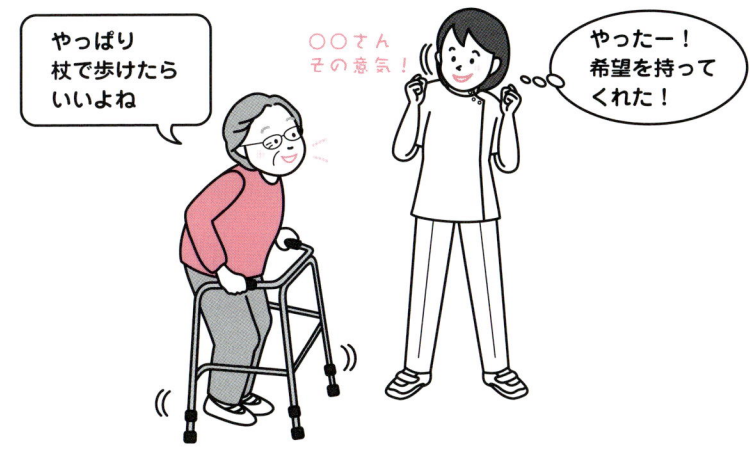

図8 CBT後期のクライエント

　機能変化がアップダウンすることが続いた。平均的にはプラトーと評価した。自宅内での動作や歩行距離は維持されていた。日によっては調子の悪そうな日もあるものの，それを気にする発言は聞かれなくなっていた。

　チームとして現状がゴールと考え，入院延長なしと判断し退院日を決定することとした。退院時予想能力としては，転帰先内で，ピックアップ歩行器歩行自立，更衣・整容・トイレ自立（夜間はポータブルトイレ使用），家族介助の入浴であった。訪問リハでは4点杖歩行練習と階段昇降練習の継続を依頼し，その他の利用サービスは必要なかった（食事準備や家事は家族が援助）。3か月間の入院で退院となった。

5) 退院時

　退院時に「階段練習をやってみようか」という挑戦的な発言が聞かれ（図9），実際に階段昇降練習も可能になった。退院少し前の「やっぱり杖で歩けたらいいよね」という希望から，更に自分への期待が高まったことによる発言と考えられる（図10，表3）。また，外出への意欲も聞かれており，退院後の楽しみに目が向いてきている。現状の自分に期待することができるようになったことで，先の生活に希望を見いだすことにつながったと考えられる。

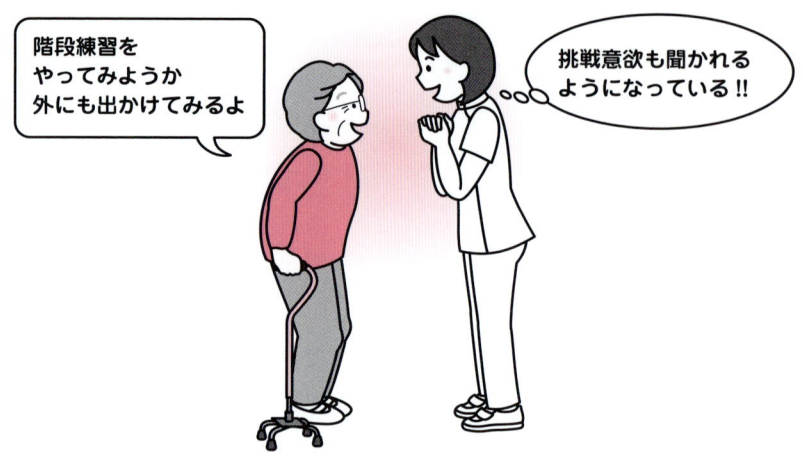

図9　退院時のクライエント

（吹き出し）階段練習をやってみようか　外にも出かけてみるよ

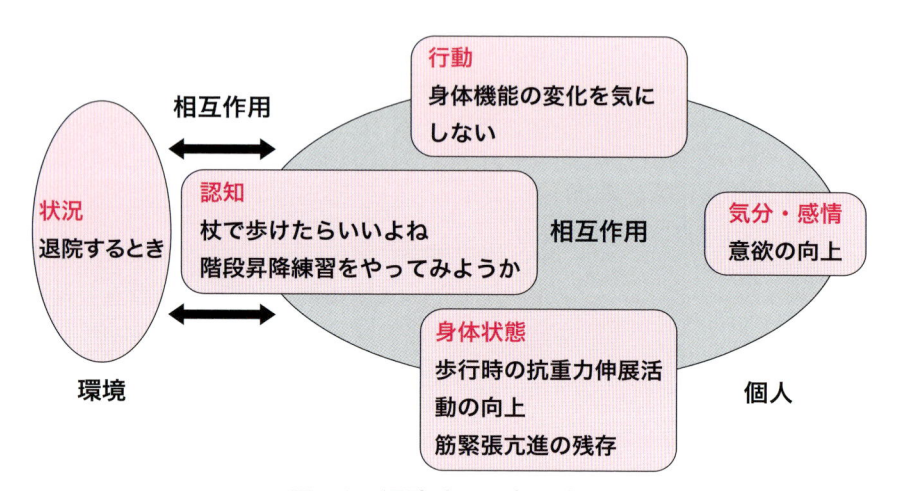

（吹き出し）挑戦意欲も聞かれるようになっている!!

図10　退院時の思考の流れ

- 状況：退院するとき
- 認知：杖で歩けたらいいよね／階段昇降練習をやってみようか
- 行動：身体機能の変化を気にしない
- 気分・感情：意欲の向上
- 身体状態：歩行時の抗重力伸展活動の向上／筋緊張亢進の残存
- 相互作用
- 環境　個人

表3　退院時の行動から本人が得られる結果

行動	行動から本人が得られる結果
「やっぱり杖で歩けたらいいよね」と発言	・杖歩行獲得への希望・可能性が持てる
「階段練習をやってみようか」と発言	・階段昇降獲得への希望・可能性が持てる
「外にも出かけてみるよ」と発言	・外出という楽しみが持てる ・生活範囲の拡大ができる ・病前に行っていたところに出かけることができる
身体機能の変化を気にしない	・体調を気にせずに活動できる

6) まとめ

入院時評価の段階では，生活範囲を狭める（活動を制限する）最大の問題点は筋緊張亢進にあると考えて作業療法プログラムを立案し，アプローチを継続した。しかし，その結果，入院時の希望が失われ，身体機能も筋緊張亢進が強まり，更なる活動制限となっていった。

CBTの基本モデルに基づいて現状の分析，評価を実施し，問題点を「自信が持てない」という認知であると評価した。アプローチとして，認知を変化させることに焦点を当て作業療法プログラムを再考した。

まずは生き生きとした自分を取り戻せる時間作りとして散歩を実施した。楽しかった・活動的に過ごしてきた日の想い出を話してもらったり，昔のことをOTに教えるなどの指導的な役割を持ってもらったりするなどした。また，家族の支援が手厚いことを伝え，安心できる・常に受け入れてもらえる環境があることをフィードバックした。

身体機能，能力が再び上り調子になったものの，認知の変化には至らず，次に正のフィードバックを増やして自信の向上を狙った。さらに，挑戦的課題を提供して更なる自信の向上へつなげた。

以上のアプローチから，自信が持てずにいたクライエントの認知が少しずつ自分に期待が持てるように変化し，再び希望が聞かれるようになった。希望が聞かれるようになると，機能訓練でも挑戦意欲がみられるようになり，積極的な歩行練習を実施することができるようになった。さらに，退院時には階段昇降練習の導入も可能となった。筋緊張亢進が残存していたものの，それによる活動制限は緩和し，動作・活動効率は向上がみられた。

今回のアプローチの結果，身体機能の問題点であった筋緊張亢進は残存し，杖で歩くという目標は到達できたわけではない。しかし，発言や行動には変化が起き，同じ身体状態でも動作・活動の自立度や効率性の向上が認められた。このことは，自分の身体機能，能力を知ったうえで，不安，挫折感を生じた状態から今後も変われるのかもしれないという希望が持てたことにより，認知・行動変容が生じたことがきっかけと考える。

7) 退院後

退院後は当院の訪問リハを利用した。訪問リハの担当スタッフから退院後の生活を聴取した。

転帰先では，早々に伝い歩行が可能となり，1階居室で入浴以外の身辺動

作は自立した生活が送れている。階段昇降練習にも意欲があり，次女の希望であった「2階で家族みんなで食事をとる」ことを目標に少しずつではあるが練習を継続している。

退院時の認知はその後の転帰先での生活に影響を与え，希望を持った退院はその後の生活範囲を拡大し，活動的な生活に変えていくことにつながる。入院中にそのような認知を作る・維持しておくことは退院後の生活に必要であると考える。

8) 今後の課題と展望

CBTの目的はクライエントのセルフヘルプを援助することにあるとされている[2]。今回は最初からクライエントに自分の認知について気づきを促し変えていったものではなく，OTが評価した問題点に対する治療を行うというCBTの考え方を基に評価や治療を進めた。

退院し，在宅生活をしていくクライエントにとって，今回の変化を自覚し，どのような対処をすれば認知の変化・行動の変化が起きるのかを理解することは，今後の生活課題への対処法につながる。セルフヘルプを確立するための治療プログラムの構成は今後の課題である。

コラム

整形外科的疾患に対する作業療法

臨床現場では整形外科的疾患のクライエントを担当するOTから「PTと同じプログラムになってしまう」「作業療法として何をしたらよいか？」という悩みをよく耳にする。

本事例においても機能障害が問題点であると判断し，機能障害に対するアプローチのみをプログラムとして行っていたが，再評価した結果，最大の問題点は認知（スキーマ）にあることがわかった。

疾患にかかわらず，問題点がどこにあるか，スキーマの部分も含めて評価し，問題点の抽出を行うこと，また，その技術が必要である。妥当性は検討段階であり事例を重ねた研究が必要になるが，今回の事例は整形外科的疾患に対して認知を含めた評価と治療の必要性，CBTが有効であったといえる。

文　献

1) 伊藤絵美：事例で学ぶ認知行動療法．誠信書房，2008
2) Neenan M, Dryden W：*Cognitive Therapy*：*100 Key Points & Techniques*. Routledge, Hove, 2004（石垣琢磨，丹野義彦監訳：認知行動療法100のポイント．金剛出版，2010）
3) 清水栄司：認知行動療法のすべてがわかる本．講談社，2010
4) 伊藤絵美：ケアする人も楽になる認知行動療法入門 BOOK1．医学書院，2011

和文索引

太字：主要ページ

【あ】

アイデンティティ　27, 34, 123
諦め　170
悪性腫瘍　56
アクティビティ　10, 11, 30, 79, 80
アサーション　88
アジェンダ　113, 114
アセスメントシート　129
アダルトチルドレン　63
アディクションアプローチ　62
アパシー　17, 24
誤った概念化　85
アルコール依存症　58, 60, 62, 63
アルツハイマー型認知症　128
安全の欲求　73
アンビバレンツ　62

【い】

言い換え技法　64
怒り　17, 61
生きがい　8, 12, 70, 78, 102, 103, 189
イギリスの作業療法　9
医師　5, 11, 32
意識障害　19
意識レベル　8
意志質問紙　119, 186
依存　61
痛み　50
痛みによる拒否　115
一貫性のなさ　66
一般的LOC尺度　27
意味のある作業　10, 38
　　──活動　104
意欲障害　16, 17, 24, 171
意欲低下　115
医療サービス　72
医療ソーシャルワーカー　5
医療保険制度　2, 6, 10, 11
陰性感情　113

【う】

上から目線　45
うがい動作　163
後ろ向きスキーマ　98, 99
うつ　23, 24, 46, 47, 84
うつ気分　24, 32
うっ血性心不全　54
うつ症状　23, 24, 16, 46, 48
うつ状態　17, 47, 52, 80
うつ病　11, 12, 46, 81, 82, 88, 113
　　──エピソード診断　47
　　──が無視されて診断されやすい病名　47
　　──のCBTの治療者用マニュアル　113
　　──の診断　25, 47
運動および処理技能評価　118
運動記憶　98
運動訓練　98
運動障害　40
運動スキーマ　88, 98
運動耐用能　55
運動療法　11

【お】

屋外歩行　155, 163
思い込み　84

【か】

外気浴　191
介護保険制度　68
介護予防　68, 73
外傷後ストレス障害　82
階段昇降　189, 195
改訂版・興味チェックリスト　119
外的統制　26, 27, 52, 91
外的補助具　132
介入技法　122
回復期　12
　　──リハ病棟　6, 36, 128, 150, 165, 187
外来での介入　20
解離性障害　82
会話技術　9, 10
カウンセラー　11, 94, 101, 103
カウンセリング　8, 10-12, 18, 93, 94, 102
　　──技術　101
　　──，ピア　20
家屋調査　189
家屋評価　155
学習性不使用　115
学習理論　69, 81, 82, 111
家族　115
　　──機能不全　63
　　──支援　19, 67
　　──システム論　59
　　──力動　59
　　──，機能不全　60, 66
　　──，多重問題　58, 60, 62
肩手症候群　2, 50
片麻痺　36, 37, 97, 110, 128, 139
語り　33, 64, 115, 120, 121
価値転換　170
　　──論　123
カットオフポイント　28
活動　4, 6
活動記録　120
可動域制限　150, 158, 187
悲しみ　24
カナダ作業遂行モデル　118
カレンダー　132
簡易抑うつ症状尺度　114
感覚障害　38, 40, 175
環境調整　30, 184
頑固さ　66
看護師　18, 32
観察の道具　118
冠疾患集中治療室　7
感謝　44
患者教育　8, 12, 103, 124
患者の目線　45
患者マネジメント　124
患者役割　26, 41, 44, 45
感情　83
関節可動域訓練　116
関節可動域制限　150, 158
関節リウマチ　50

完全主義の要素　100
冠動脈バイパス術　8
観念運動失行　139
がんのリハ　56

【き】
記憶　77, 83, 132
記憶障害　16
　──のリハ　132
機械論　3, 7, 122
気管支喘息　54
期待　85
気づき　10, 12, 80, 93, 94, 104, 120, 122, 124
　──の3つのレベル　39
　──のプロセス　39
　──，体験的　39
　──，知的　39
　──，半側空間無視と　37
　──，予測的　39
基底核病変　24
機能訓練　3, 7
機能障害　78
機能不全家族　60, 66
キーパーソン　60
気分障害　82
気分転換　191
虐待　62
急性期　3, 7, 8, 12, 123
急性疼痛　52
休養　30
共依存　60
共感　33
共感的感受性　74
共感的理解　64, 102
協業　124
協働作業　102
強迫性障害　82
恐怖　44, 61, 65, 189
興味の減退　24
虚血性心疾患　54
筋緊張　50, 187, 189
筋力低下　187
勤労者役割面接　119

【く】
空間失認　109
クライエント中心療法　12
クライエントの概念化　87

クリティカルパス　8
グループ訓練　9
グループワーク　59, 72
車いす　36, 37, 43, 150, 155

【け】
ケアの計画　32
頸肩腕症候群　50
痙性　3
傾聴　33, 94, 102, 173
結果要因　90
結果予期　90, 91, 184
ゲルストマン症候群　139
原因帰属　85
健康信念モデル　69
健康に対する意識　70
言語聴覚士　18
言語的説得　91, 184
言語療法　43
現実逃避　61, 115
現状否認　61
見当識　134, 135
　──障害　19, 128
腱板断裂関節症　50
健忘　128, 132

【こ】
行為過程嗜癖　60
更衣訓練　152
更衣動作　144, 146, 148, 161
抗うつ薬　32
高血圧　56
高脂血症　56
高次脳機能学　83
高次脳機能障害　8, 16, 37, 40, 79, 80, 115, 139, 148
後頭葉　24
行動科学　69, 111
行動活性化　88
行動的技法　87
行動的反応スタイル　89
行動と感情の障害　16, 19
行動分析　177

行動変容　11, 12, 80, 93, 120, 136, 148
　──技法　81, 111
　──の難しさ　78
　──のモデル　69
　──法　81
　──を迫る介入　123
　──，高齢者の　73
　──，集団CBTの活用による　175
行動療法　55, 81, 82
効力予期　90, 91, 184
高齢化率　68
高齢期，豊かな　74
高齢者　68
　──人口　68
呼吸機能障害　54
呼吸不全　54
国際障害分類　78
国際生活機能分類　4, 78
個人CBT　177, 181, 183
個人認知療法　166
コーピング　102
コミュニケーション　18, 33, 77, 80
　──技術　10
　──障害　63, 79
　──と交流技能　119, 186
コラム法　88
コーレス骨折　50
混合評価法　118

【さ】
罪業感　17
在宅ケア　12
在宅酸素療法　54
先読み　33
作業　88, 112, 114, 122
作業科学　118
作業活動　55, 103, 106
作業機能状態評価協業版　119
作業質問紙　119
作業状況評価─面接と評定尺度　119
作業遂行歴面接第2版　119
作業に関する自己評価　119
作業範囲を拡大していくクライエント　115

作業療法　10, 43, 101
　　──拒否　111
　　──訓練　10, 80, 106, 107
　　──と理学療法の違い　3
　　──面接　120, 121
　　──理論　4, 10, 11, 118
　　──を一言で説明　6
　　──，イギリスの　9
　　──，初期の　128, 150, 176
　　──，身体領域　2, 9, 16, 46, 47, 79, 118
　　──，整形外科的疾患に対する　198
　　──，精神科領域　9, 10
　　──，入院時　187
　　──，認知行動療法と　11, 76, 88, 97, 111
　　──，不作為の　12
作業療法士　46, 93, 101
　　──のアイデンティティ　2
　　──の介入方法　19
参加　4, 6
散歩　192

【し】
視覚障害　55
視空間失認　38
刺激-反応理論　82
自己効力感　12, 52, 77, 85, 90, 91, 103, 105, 106, 135, 184
　　──と気づき　122
　　──の喪失　80
　　──の対極　84
　　──の低下　19
　　──の要素　100
自己承認への欲求　64
自己実現の欲求　73, 74
自己統制感　91
自己に対する認識　19
自己評価　136
　　──式抑うつ性尺度　25, 28
自己報告のチェックリスト　118
仕事環境影響尺度　119
自殺　62, 113
四肢切断　50
脂質代謝の改善　55
自主トレーニング　143, 147, 148, 192
自傷行為　113

自信喪失　115
自助患者　6, 124
肢体不自由　55
失行　139
失行のリハ　147, 148
失語症　16-18, 109, 139
失認　83
失敗　40
質問紙　118, 120
しているADL　88, 145
自動思考　84, 85, 86, 88, 98, 170, 191
自動車運転支援　20
自発性　160
嗜癖　60
社会参加　17, 70, 73
社会受容　171
社会的アイデンティティ　171
社会的因子　24
社会的学習理論　82, 90, 184
社会的行動障害　16, 17
社会的交流　70
社会的な自己効力感の要素　100
社会的な場　183
視野障害　38
修正版グラウンデッド・セオリー・アプローチ　39
集団　74
集団CBT　175, 178
　　──の経過および結果　180
集団的アプローチ　20
集団の場で得られた効用　183
集中治療室　7
重複障害　54
重要度　137
就労支援　20
手指失認　139
主張訓練　88
受容　65, 77, 102, 170
受療行動　70
受療率　70
循環機能障害　54
順応する子供　63
障害受容　12, 17, 78, 123, 171, 172
障害認識　17-19, 128, 139
象徴的コーディング　85, 163
情動障害　17
情動的喚起　91, 184
情動の問題　24

承認の欲求　73
初期の作業療法経過　128, 150, 176
食品用ラップフィルム　36
処遇困難ケース　58
所属と愛の欲求　73
自立心　33
自律的な態度　100
人格変数　27, 89
腎機能障害　55
親業教育　59
心筋梗塞　8
神経因性膀胱　55
神経心理学　83
神経心理ピラミッド　77
人工大腿骨頭置換術　187
心身機能・身体構造　4, 6, 7, 78, 79
心身症　47
親切　33
身体失認　97
身体障害者　12, 54
身体図式　88
身体領域作業療法　2, 9, 16, 46, 47, 79, 118
深部感覚　150, 158
新予防給付　68
心理　83
心理学　83
心理教育　103
心理職　6
診療報酬　46, 81
心理療法　10, 11, 81

【す】
遂行機能障害　16
　　──症候群の行動評価　19
遂行行動の達成　91, 184
遂行度　137
スカート　42
スキーマ　76, 84, 85, 108, 135, 160, 170, 172, 198
　　──の変容　136, 147
　　──，後ろ向き　98, 99
　　──，自動思考と　98
　　──，認知　98
　　──，認知・行動的　76
　　──，前向き　99
　　──，リハビリテーションと　78
スティグマ　172
ストレスマネジメント　123, 124

【せ】

生活健忘チェックリスト　19
生活習慣病　54, 56
生活動作訓練　176
生活の質　54
生活様式　76, 78
整形外科疾患　46, 50, 54
整形外科的疾患　187
　　——に対する作業療法　198
生産物を介した交流の輪の広がり　184
精神医学　83
精神運動制止　17
精神科領域作業療法　9, 10
精神障害　12
精神分析　82
　　——学　62
成人用一般的 Locus of Control 尺度　27
正のフィードバック　169, 179, 193, 197
整容動作　131, 134
生理的欲求　73
責任を背負う子供　63
摂食障害　63
セッション　89, 103, 104, 106, 107, 113
　　——全体の回数と頻度　105
　　——の流れ　114
　　——のまとめ　105, 114
絶望　24
セルフアセスメントシート　108
セルフ・エフィカシー　90
セルフケア能力　18
セルフコントロール　80, 82, 89
セルフスティグマ　172
セルフヘルプ　89, 98, 103, 198
　　——ペイシェント　6, 8, 10, 78, 79, 120, 124, 152, 160
セルフモニタリング　82
セロトニン・ノルアドレナリン取り込み阻害薬　32
先行要因　90
前大脳動脈梗塞　150, 165
選択的セロトニン再取り込み阻害薬　32
前頭極　24

【そ】

躁うつ病　81
早期の心理的介入　12
相互作用　172
喪失　74
双方向的コミュニケーション　33
挿話性脱抑制症候群　17
促通者　80, 101
促通手技　3
ソクラテス式質問法　33, 95
側屈筋緊張　150, 158
その場その時暮らし　61
尊重の欲求　73

【た】

退院後の生活　136
退院直前の評価　158
大うつ病様エピソード　24
体験的気づき　39
対処可能性　85
対処行動　102-104, 170
大腿骨頸部骨折　187
代理経験　91, 184
多次元的健康統制尺度　27
多重問題家族　58, 60, 62
短下肢装具　156
短期記銘力低下　108
端座位　187
淡蒼球　31

【ち】

地域医療福祉　58, 66
地域固有の文化的背景　124
地域在宅医療　58
知覚　83
知的気づき　39
チーム　30, 32, 57, 58, 102, 194
注意障害　8, 16, 80, 128
注意の転導性　128
中核信念　86, 191
中大脳動脈梗塞　36, 150
聴覚・言語障害　55
挑戦的課題　194

【つ】

杖歩行　190
伝い歩行　155, 163, 197

【て】

低周波療法　2
適応障害　17
適度な運動　31, 55
できる ADL　88
できる作業　183
デジカメ療法　9
デジタルカメラ　108
手続き記憶　132
転嫁　94, 96

【と】

トイレ　37, 55, 155, 157, 189
統合失調症　62, 81
籐細工　176
統制感　25, 27
統制の所在　27, 91
透析　55
同世代の場　183
糖代謝の改善　55
頭頂葉梗塞　175
頭頂葉出血　139
導入，セッションの　103
糖尿病　55, 56
逃避　12, 61, 94, 115, 128
頭部外傷　8
特発性間質性肺炎　54
徒手的治療　116, 118
徒手療法　2
閉じこもり　73
　　——症候群　73

【な】

内的経験　38, 40, 41
内的統制　27, 91
内部障害　54, 55
なじみの作業　183
なだめる子供　63

【に】

日記　108
入院初期の評価　139
入院時作業療法評価　187
入院中の介入　19
入浴動作　163
人間関係　93
　　——嗜癖　60
人間作業モデル　94, 112, 118, 186
　　——スクリーニングツール　119
認知　82, 83
認知運動療法　9
認知機能障害　16, 17

認知・行動的介入　46, 76, 79
認知・行動的スキーマ　76
認知行動療法　2, 11, 59, 76, 81, 87, 93, 111, 122
　　──と作業療法　11, 76, 88, 97, 111
　　──によるカウンセリング　94
　　──の治療全体の流れ　113
認知再構成法　88
認知症　108, 128
認知スキーマ　98
認知的機能主義　89
認知的技法　87
認知的反応パターン　89
認知的評価　85
認知的変数　84, 89, 161
認知に関連した要素　100
認知の3要素　84
認知の自助具　80
認知の歪み　11, 81, 84, 173, 181
認知変容　170, 197
認知要因　90
認知療法　81, 82, 87, 113

【ね】
ネガティブな作業　122

【の】
脳萎縮　24
脳血管障害　2, 16, 17, 23
脳血管性うつ病　17
脳血管性認知症　128
脳梗塞　23, 150, 175
脳出血　23, 37, 128
脳卒中　3, 8, 16, 23, 55, 79, 88, 165
　　──うつスケール　29
　　──後うつ　23, 24
　　──後片麻痺　97
　　──治療ガイドライン　27, 31
脳損傷　132
脳の報酬系　31
ノルアドレナリン作動性・特異的セロトニン作動性抗うつ薬　32

【は】
媒介信念　84, 86, 191
肺線維症　54
排尿障害　55
廃用症候群　187

パス図　73
長谷川式簡易知能評価スケール改訂版　38
パソコン　43
パートナーシップ　30
話し合い項目　105, 106, 110
パニック障害　82
歯磨き　144
　　──動作　133, 139, 140, 147, 148
パワーリハ　31, 72
般化　94, 148
反射性交感神経性ジストロフィー　50
半側空間無視　19, 36, 104
半盲　38

【ひ】
ピアカウンセリング　20
引きこもり　17, 63
皮質下病変　24
左片麻痺　36, 37, 110, 128
左前頭極　24
左前頭葉障害仮説　171
左半球損傷　24
ピックアップ歩行器　189, 195
否定的な仮定　85
一言日記　128
泌尿器系障害　55
肥満　56
病院環境　123
評価　85, 103, 136, 139, 155, 158, 187
表在感覚　150, 158
病識　43, 45, 62
病識欠如　17, 19, 80
病前スキーマ　76, 78
病態失認　80
開かれた質問　33, 95

【ふ】
ファシリテーションテクニック　3
ファシリテーター　80, 101
不安　16, 32, 61, 79, 110, 165, 189
フィードバック　105, 114, 120, 173, 197
　　──, 正の　169, 179, 193, 197
フォローアップ, セッションの　103
複合性局所疼痛症候群タイプⅠ　50
復職　41, 165

復職支援　4
福祉臨床（研究）　58
不合理な信念　85
不作為の作業療法　12
物質嗜癖　60
物理療法　11
文化的背景　124

【へ】
閉塞性動脈硬化症　56
ベックのうつ病評価尺度　114
ヘルス・ビリーフ・モデル　69
弁別障害　139

【ほ】
防衛機制　12, 89B, 96
包括的リハ　55
保健行動　69
歩行　151, 163, 187
　　──訓練　98
　　──, 4点杖　195
　　──, 屋外　155, 163
　　──, 杖　190
　　──, 伝い　155, 163, 197
ポジティブな作業　122
ポータブルトイレ　155, 157, 189
ホームワーク　107, 114

【ま】
前向きスキーマ　99
マズローの基本的欲求　73
麻痺側　115
　　──からの刺激入力　97
　　──への感覚入力　44
慢性的うつ状態　63
慢性疼痛　50
慢性閉塞性肺疾患　54
満足度　137

【み】
右片麻痺　139
右後頭葉　24
右半球損傷　37, 38

【む】
無為　24
無価値感　24
無感情　24
無視すること　40

無力感　17, 80

【め】
命令形の要素　100
メタ認知のやりすぎ　170
面接　118

【も】
目標　128
問題解決技法　88

【や】
薬物療法　32, 115
役割チェックリスト　119
やってくれないクライエント　111
山田規畝子　37, 42, 44
やりすぎてしまうクライエント　111
やる気　31

【ゆ】
有酸素運動　31

【よ】
要介護認定者　68
要支援認定者　68
腰部脊柱管狭窄症　175
予測的気づき　39
予定表　108
喜びの減退　24
弱さに関する要素　99

【ら】
来談者中心療法　94
ライフステージ　76

【り】
理学療法　3, 6, 43

リスク管理　11
リハビリテーション　78
　——拒否　116, 120
　——とスキーマ　78
　——, がんの　56
　——, 記憶障害の　132
　——, 失行の　147, 148
　——, パワー　31, 72
　——, 包括的　55
両価性　62, 167
リバーミード行動記憶検査　19
臨床心理士　11, 18

【ろ】
論理的誤謬　85

【わ】
和式トイレ　37

欧文索引

太字：主要ページ

【数字】
4点杖　189
　　──歩行　195

【A】
A Model of Human Occupation（MOHO）　118
ACIS　186
ACTRE　119
ADL　27, 55, 88, 103, 104
ADL障害　24
ADL自己評価チェック表　158
ADL能力　25
adult children of alchoholics（ACOA）　63
adult children of dysfunctional families（AC）　63
AICS　119
anticipatory awareness　39
AOF-CV　119
Assessment of Motor Skills and Process Skills（AMPS）　118
automatic thought　84, 85
awareness　19, 37, 39, 41

【B】
Barthel index　25, 175
Beck Depression Inventory（BDI）　114
Behavioural Assessment of the Dysexecutive Syndrome（BADS）　19
body functions and structures　4
Brunnstrom stage　110, 128, 139, 150, 158, 165, 175

【C】
casual attribution　85
Catherine Bergego Scale（CBS）　39

CBT　2, 51, 57, 89, 101
　　──開始　189
　　──後期　169, 194
　　──初期　166
　　──前期　190
　　──中期　167, 192
　　──における標準的セッションの構造化　105
　　──による介入の経過および結果　130, 141, 152
　　──による介入方法　129, 140, 152
　　──の応用基本モデル　96, 102
　　──の基本モデル　96
　　──の強度　179
　　──の技法　114
　　──の導入と標的課題　129, 140, 151, 165, 176, 189
　　──, 個人　177, 181, 183
　　──, 集団　175, 178, 180
CCU　7
cerebrovascular accident（CVA）　2, 9, 37, 38, 54, 104, 108, 115, 128
chronic obstructive pulmonary disease（COPD）　54
cognitive appraisal　85
cognitive behavior therapy（CBT）　2
cognitive distortion　84
cognitive triad　84
controllability　85
CRPS type I　50

【D】
DSM-Ⅳ-TR　24, 25
Dysexecutive Questionnaire（DEX）　19

【E】
emergent awareness　39
erroneous logic　85
esteem　73
expectancy　85
external control　27, 91

【F】
FIM　128, 139, 145, 146, 158, 161, 164

【H】
HDS-R　38, 110, 134, 135, 150, 158, 175
health belief model　69
home oxygen therapy（HOT）　54

【I】
ICD-10　47
ICU　7
inner experience　40
intellectual awareness　39
internal control　27, 91
International Classification of Functioning, Disability and Health（ICF）　4, 5, 78, 188
International Classification of Impairments, Disabilities, and Handicaps（ICIDH）　78
IQ　165
irrational belief　85

【J】
Japan Stroke Scale, Depression Scale（JSS-D）　29
JCS　150, 158

【L】
locus of control（LOC）　27, 91

【M】
memory　77
M-GTA　39
misconception　85
MMSE　36, 134, 135, 150, 158
MOHOST　119
Multidimensional Health Locus of Control（MHLC）　27

【N】
NH 活動記録　119

【O】
OCAIRS 第 2 版　119
open question　33, 95
OPHI-Ⅱ　119
OQ　119
OSA　119
OT　5, 10, 11, 18, 198
OT-CBT Self Assessment Sheet　108
others help patients　12
OT-SAS　108
Oxford 大学医学部附属病院　9

【P】
participation　4
patient education　8
physiological need　73
post-stroke depression（PSD）　24, 27, 32, 33, 115, 171
PT　5, 11, 98, 198
PTSD　82

【Q】
QOL　54, 55, 57, 59
Quick Inventory of Depressive Symptomatology（QIDS-J）　114

【R】
RSD　50

【S】
safety need　73
schema　76, 84, 85
self-actualization　73
self-awareness　19, 41
self-efficacy　85
self-help patients　6, 124
self rating depression scale（SDS）　25, 28
SNRI　32
social need/love and belonging　73
S-O-R 理論　82
S-R 理論　82
SSRI　32
successful aging　74
symbolic coding　85

【T】
T 字杖　156

【U】
underlying assumption　84
unilateral spatial neglect（USN）　36, 128
　──, 左　37, 38, 97, 109, 150, 158
　──, 右　139

【V】
VQ　119, 186

【W】
WAIS-Ⅲ　165
WEIS　119
WRI　119

患者力を引き出す作業療法
―認知行動療法の応用による身体領域作業療法

発　　行	2013 年 5 月 11 日　第 1 版第 1 刷
	2018 年 2 月 28 日　第 1 版第 3 刷Ⓒ

編　集　大嶋伸雄

発行者　青山　智

発行所　株式会社 三輪書店
　　　　〒113-0033 東京都文京区本郷 6-17-9　本郷綱ビル
　　　　☎ 03-3816-7796　FAX 03-3816-7756
　　　　http://www.miwapubl.com/

装丁・本文デザイン　関原直子

イラスト　keiko

印刷所　三報社印刷 株式会社

本書の内容の無断複写・複製・転載は，著作権・出版権の侵害となることがありますので，ご注意ください．

ISBN 978-4-89590-432-2　C 3047

JCOPY ＜(社)出版者著作権管理機構 委託出版物＞

本書の無断複製は著作権法上での例外を除き禁じられています．複製される場合は，そのつど事前に，(社)出版者著作権管理機構（電話 03-3513-6969，FAX03-3513-6979，e-mail: info@jcopy.or.jp）の許諾を得てください．